Le juste milieu dans

dans

votre

assiette

DISTRIBUTEURS EXCLUSIFS:

• Pour le Canada
  et les États-Unis:
  MESSAGERIES ADP*
  955, rue Amherst
  Montréal, Québec
  H2L 3K4
  Tél.: (514) 523-1182
  Télécopieur: (514) 939-0406
  * Filiale de Sogides ltée

• Pour la France et les autres pays:
  VIVENDI UNIVERSAL PUBLISHING SERVICES
  Immeuble Paryseine, 3, Allée de la Seine
  94854 Ivry Cedex
  Tél.: 01 49 59 11 89/91
  Télécopieur: 01 49 59 11 96
  Commandes: Tél.: 02 38 32 71 00
  Télécopieur: 02 38 32 71 28

• Pour la Suisse:
  VIVENDI UNIVERSAL PUBLISHING SERVICES SUISSE
  Case postale 69 - 1701 Fribourg - Suisse
  Tél.: (41-26) 460-80-60
  Télécopieur: (41-26) 460-80-68
  Internet: www.havas.ch
  Email: office@havas.ch
  DISTRIBUTION: OLF SA
  Z.I. 3, Corminbœuf
  Case postale 1061
  CH-1701 FRIBOURG
  Commandes: Tél.: (41-26) 467-53-33
  Télécopieur: (41-26) 467-54-66

• Pour la Belgique et
  le Luxembourg:
  VIVENDI UNIVERSAL PUBLISHING SERVICES BENELUX
  Boulevard de l'Europe 117
  B-1301 Wavre
  Tél.: (010) 42-03-20
  Télécopieur: (010) 41-20-24

Pour en savoir davantage sur nos publications,
visitez notre site: **www.edhomme.com**
Autres sites à visiter: www.edjour.com • www.edtypo.com
www.edvlb.com • www.edhexagone.com • www.edutilis.com

Dépôt légal: 2e trimestre 1997
Bibliothèque nationale du Québec

ISBN 2-7619-1366-3

Dr Barry Sears
Bill Lawren

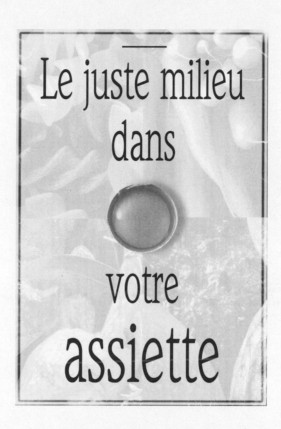

Le juste milieu dans votre assiette

*Traduit de l'américain
par Jeanne Maroun-Haddad*

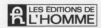
LES ÉDITIONS DE L'HOMME

REMERCIEMENTS

Nul ne travaille seul, et les douze années passées à rédiger cet ouvrage en sont la preuve. Je voudrais ainsi remercier les membres de ma famille et, en premier lieu, ma femme, Lynn Sears, qui m'a beaucoup aidé lors de la rédaction. Mais je voudrais surtout la remercier pour la confiance qu'elle m'a accordée lorsque, il y a douze ans, je lui ai annoncé que je quittais MIT pour travailler sur «quelque chose de réellement grand».

Je dois également beaucoup à mon frère, Doug, mon partenaire, mon confident, mon plus fidèle ami, surtout que je lui ai fait abandonner une carrière prometteuse dans l'industrie informatique pour l'amener travailler avec moi sur quelque chose de réellement grand.

Je suis sûr qu'il l'a parfois regretté au cours des deux hivers glacials passés à Saskatoon pour apprendre à cultiver la bourrache.

Je dois aussi remercier ma toute première employée, ma mère, dont la solide et bénéfique influence a marqué toute la période de mon travail et ce, dès le commencement en 1976; il y a également tous ceux et celles qui ont partagé ma vision et qui m'ont aussi apporté une aide sans laquelle cet ouvrage n'aurait pu être mené à terme, entre autres Harry Haveles, John Mouganis, Mike Palm, ainsi que les docteurs Paul Kahl, Sam Golden, Michael et Mary Dan Eades, Michael Norden et Daniel Wistran qui ont eu le courage de croire en de nouvelles approches pour le traitement et la prévention de la maladie.

Je suis reconnaissant aux entraîneurs Garrett Giemont, Marv Marinovich, Skip Kenney et Richard Quick, qui ont cru aux bienfaits de ma technologie alimentaire sur la performance athlétique et qui n'ont pas hésité à l'appliquer au sein de leurs équipes. Je voudrais également remercier toutes les personnes avec lesquelles j'ai travaillé au fil des années. Leur feedback a permis la mise au point finale de ma technologie.

En dernier lieu, je voudrais exprimer ma reconnaissance à Judith Regan, et au docteur Jeffrey Schwartz qui lui a présenté mon étude.

PRÉFACE

Une épée de Damoclès est suspendue au-dessus de ma tête, et c'est quelque chose que je sais depuis le début de la vingtaine. Je suis, voyez-vous, une bombe génétique à retardement. Je suis programmé par Dame nature pour mourir d'une maladie cardiaque au cours des dix prochaines années. Cette mort prématurée semble inévitable car mon grand-père, mon père, ainsi que mes trois oncles sont tous décédés à la suite de crises cardiaques avant l'âge de quarante-cinq ans.

J'ai aujourd'hui quarante-sept ans.

Les gènes qui tuent les hommes de ma famille sont insidieux. En apparence, nous sommes des personnes en santé et pleines de vitalité. Mon père, Dale Sears, était, dans les années 40, un grand athlète. Bien que mesurant seulement 1,85 m, il était centre dans l'équipe de basket-ball de l'université de Southern California. Comme il aimait le dire, il était «le dernier des centres lilliputiens». En 1940, il devait faire partie de l'équipe américaine olympique de basket-ball, mais la Deuxième Guerre mondiale lui a fait perdre cette chance. (J'ai aussi été joueur de basket-ball à l'université et j'ai continué à jouer au volley-ball au niveau national pendant quelque temps après mon doctorat.)

Après la guerre, mon père et mon oncle ont ouvert une entreprise de revêtement de sol. Mon père a pris, à cette époque, environ 10 kilos et il a commencé à fumer. Mais il était toujours actif et dans une condition physique relativement bonne. Il a continué à jouer au basketball et, de plus, il s'est remis au volley-ball.

À quarante-trois ans, il a subi sa première crise cardiaque. J'avais alors treize ans, et tout ce dont je me souviens, c'est qu'il avait passé quelques jours à l'hôpital. Les médecins avaient dit que c'était un infarctus bénin. Il est resté six semaines en convalescence à la maison. Comme tous les adolescents, je me préoccupais peu des problèmes de santé, même de ceux de mon père. Et, lui-même, ne semblait pas trop inquiet.

Au cours des dix années qui ont suivi, il y a eu des signes plus alarmants. Deux de mes oncles ont fait des infarctus. Puis, à cinquante-trois ans, sans aucun signe précurseur, mon père a subi une seconde crise qui lui a été fatale. Il est mort durant son sommeil. Au cours des années qui ont suivi, mes trois oncles sont morts à la suite de crises cardiaques. Ils étaient tous au début de la cinquantaine.

J'étais alors en âge de bien saisir que si je ne réagissais pas à temps, le destin ne tarderait pas à me réserver le même sort. J'ai donc pris les mesures normales, soit celles de me maintenir en forme en faisant de l'exercice, de surveiller mon poids et de ne manger que des aliments «sains». Mais, étant donné mon bagage génétique, j'avais le sentiment que ce n'était pas suffisant.

Il me fallait approfondir le sujet et trouver les éléments qui différencient un cœur sain d'un cœur génétiquement imparfait qui risque de flancher aux deux tiers d'un cycle de vie normal.

À cette époque, j'avais déjà obtenu mon doctorat en biochimie de l'université de l'Indiana et je travaillais à l'université de Virginia à l'étude de la structure moléculaire des lipides, nom médical d'une classe de composants qui comprend entre autres le cholestérol et les lipoprotéines HDL, LDL et VLDL.

Jusqu'alors, le but de ma recherche n'avait été que scientifique. Je voulais voir comment ces molécules complexes étaient rattachées les unes aux autres. Mais le décès de mon père (et mon destin menaçant) ont fait dévier ma recherche. Au lieu de me limiter à l'observation de l'architecture moléculaire du cholestérol et autres substances apparentées, je décidai de me mettre à l'étude de leur rôle dans les cardiopathies. C'était le début des années 70 et, au niveau scientifique, l'étude du cholestérol et de sa relation avec les troubles cardiaques ne faisait que commencer. Toutefois, c'était un champ médical naissant et passionnant.

Je connaissais bien des choses sur les lipides et presque rien sur les cardiopathies. Je suis allé à la faculté de médecine de l'université de Boston pour travailler avec Don Small qui poursuivait une recherche innovatrice sur l'impact de la structure des lipides sur les maladies cardiovasculaires. N'ayant aucune préconception et aucune base de connaissance à partir desquelles travailler, je décidai de lire tout ce qui avait été écrit jusqu'alors sur le sujet. La bibliothèque médicale de l'université est devenu mon refuge pendant un certain temps.

J'ai découvert un jour le rapport méconnu de Sanford Byers et Meyer Friedman, deux chercheurs de l'hôpital Mount Zion, à San

Francisco, qui avaient provoqué une athérosclérose (épaississement et durcissement des artères qui, souvent, causent la crise cardiaque) chez des lapins, en leur faisant suivre un régime riche en gras saturés. Ensuite, ils avaient injecté un phospholipide (le sujet de ma thèse de doctorat) à la moitié de leurs petits mammifères. Les résultats obtenus avaient été stupéfiants. Les injections de phospholipides avaient agi comme des broyeurs biologiques, dégageant complètement la plupart des artères bloquées, effaçant, en fait, toute trace de cardiopathie.

Je commençais à entrevoir une lumière au bout du tunnel. Toutefois, ce rapport publié dans un journal très peu connu n'était pas suffisant. J'ai donc poursuivi mes lectures. Peu après, j'ai trouvé un autre rapport tout aussi méconnu dans lequel Jonas Maurukas et Robert Thomas avaient reproduit l'expérience précédente avec les phospholipides, mais pour en prouver la fausseté et non la justesse. (À vrai dire, la plupart des chercheurs éminents semblaient juger stupide une telle expérience. Comment peut-on prévenir une cardiopathie par simple injection de phospholipides?) Ces chercheurs s'étaient servis d'autres animaux, plus appropriés aux expériences poursuivies, et avaient recouru à de meilleures techniques, dans le but de prouver la fausseté du premier rapport. Mais, à leur grande surprise, ils avaient abouti au même résultat, soit l'élimination de toutes traces de lésions athérosclérotiques.

Des résultats similaires apparaissaient, par intervalle de trois à cinq ans, dans les publications scientifiques ultérieures. Puis, en 1975, des chercheurs à Upjohn ont publié un rapport définitif confirmant les résultats antérieurs. L'essentiel étant que, si la maladie cardiaque ne peut être éliminée, elle peut être résorbée par simple injection de lipides naturels qui constituent le fondement de chaque cellule du corps. Cela relevait du domaine précis de la biotechnologie! J'étais à cette époque l'un des quelques scientifiques qui étudiaient les phospholipides, j'allais donc obtenir de meilleurs résultats et, par le fait même, sauver ma peau.

Lorsque les chercheurs de Upjohn ont publié leur recherche, cela aurait dû faire la une des journaux et déclencher une course acharnée entre les géants du domaine pharmaceutique pour la production et la mise en marché des phospholipides destinés aux traitements des cardiopathies chez les humains. Mais il n'en fut rien. Les firmes pharmaceutiques se sont retrouvées face à un problème commercial: les phospholipides sont des substances naturelles et, de ce fait, ils ne peuvent être brevetés. Privées de la possibilité d'en obtenir les droits exclusifs, les compagnies pharmaceutiques, incluant Upjohn, s'en sont désintéressées.

Mais mon intérêt à moi était aiguisé. J'étais alors plus jeune et plus naïf et je pensais que, pour guérir l'athérosclérose, il me suffirait de développer un phospholipide brevetable. Cette nouvelle substance agirait comme un broyeur chimique (l'équivalent d'un phospholipide naturel), qui aspirerait le cholestérol des plaques artérielles obstruantes et le transporterait jusqu'au foie où il serait métabolisé, mécanique similaire à celle d'un broyeur de déchets. Si je réussissais à trouver l'astuce, ma durée de vie serait prolongée ainsi que celle de millions de personnes menacées de cardiopathie. Et, bien sûr, dans le cours des choses, je deviendrais un homme d'affaires très important dans le domaine pharmaceutique.

Mais, comme je n'allais pas tarder à le découvrir, les choses ne sont jamais aussi simples.

Grâce à la multitude de données recueillies lors de ma recherche, j'étais déjà assez bien informé sur la manière de transformer la structure moléculaire des phospholipides. En modifiant quelque peu cette structure, je croyais pouvoir produire un médicament brevetable à base de phospholipides. J'ai pensé que cela intéresserait les grandes compagnies pharmaceutiques qui, elles, avaient l'argent et les moyens d'en assurer la mise en marché. Mes partenaires, ma mère, mon beau-frère, mes tantes et mes oncles ont avancé les fonds et, en 1976, j'ai mis sur pied une des premières compagnies biotechnologiques, la Lipid Specialties Inc. J'ai loué un laboratoire dans le centre-ville de Boston et, assisté d'un seul technicien, j'ai commencé à travailler sur le moyen de supprimer la cardiopathie.

En étirant la molécule phospholipide, ajoutant un atome de carbone par-ci et un groupe de méthyle par-là, j'ai rapidement créé une série de «nouveaux» phospholipides. Ces molécules, légèrement différentes des molécules naturelles, étaient brevetables.

Sûr et certain d'avoir trouvé la substance miracle pour soigner les maladies du cœur, j'ai fait breveter les nouvelles molécules, puis je les ai portées chez Upjohn. Les chercheurs de cette compagnie pharmaceutique ont testé ces phospholipides sur les mêmes cailles japonaises athérosclérotiques dont ils se servaient dans leurs propres recherches. Le résultat fut presque similaire à celui obtenu par injection de phospholipides naturels, soit une réduction de la masse des plaques sur les parois artérielles des animaux.

Une complication est toutefois survenue et quelques cailles sont mortes. Les phospholipides brevetables que j'avais créés étaient trop puissants. Ils délayaient certes le cholestérol des lésions athérosclérotiques, mais ils délayaient également le cholestérol des globules rouges qui se rompaient alors et laissaient s'échapper l'hémoglobine, un pigment respiratoire qui joue un rôle essentiel dans le transport de l'oxygène. C'est ce qui avait causé la mort de certaines cailles. J'ai immédiatement su, en voyant les résultats, comment résoudre le problème. Mais je me suis retrouvé face à deux obstacles: le manque de fonds et le désintéressement de la compagnie Upjohn.

La compagnie Upjohn ne voulait plus investir dans le projet. Pourquoi? Parce que les nouveaux phospholipides devaient être introduits par injection pour soustraire le cholestérol des lésions athérosclérotiques. Or, la haute direction de la compagnie ne voulait mettre sur le marché que des médicaments en comprimés.

Adieu veaux, vaches, cochons. Ma solvabilité financière n'était plus assurée et l'illusion de devenir un grand homme d'affaires dans le domaine pharmaceutique s'était évaporée. Entre-temps, bien sûr, la minuterie de ma propre bombe biologique continuait inexorablement de fonctionner.

Néanmoins, j'avais appris que, pour le traitement des maladies cardiaques, il était primordial de trouver une substance médicamenteuse qui se prend par voie buccale.

Tout n'était pas perdu. Je possédais encore toute cette technologie nouvelle et brevetable en matière de phospholipides. Il me fallait seulement un partenaire. Je rencontrai, par hasard, David Yesair, mon mentor en technologie pharmaceutique. David était vice-président chez Arthur D. Little, une importante firme-conseil de Boston. Il ne s'intéressait pas aux maladies cardiaques, mais se passionnait pour le traitement du cancer.

Les médicaments anticancéreux mis au point par David avaient des effets anti-tumoraux extraordinaires, mais en éprouvette seulement, car, n'étant guère solubles dans l'eau, ils ne pouvaient être administrés aux êtres humains. Ayant fait breveter ma technologie des phospholipides, nous nous en sommes servis pour administrer les médicaments anticancéreux, encore inusités, avec une précision et un taux infime de toxicité qu'il était même impossible d'imaginer auparavant. Parmi ces médicaments, il y avait, entre autres, l'AZT, le seul médicament actuellement approuvé pour traiter le sida.

J'ai poursuivi, par la suite, l'amélioration de ma technologie pharmaceutique afin de résoudre les nombreux problèmes reliés à l'administration des médicaments anticancéreux. (Je possède à présent la plupart des brevets les plus importants en ce qui a trait à l'administration intraveineuse de ces médicaments.)

Tout cela ne réglait pas pour autant le problème de mon cœur qui ne rajeunissait pas. Pire encore, en 1984, j'ai eu un premier avertissement. J'ai été hospitalisé une semaine pour arythmie cardiaque. Inutile de vous dire que mon intérêt pour le traitement des cardiopathies s'est intensifié.

Je voyais cependant la lumière au bout du tunnel. En 1982, des nouvelles en provenance d'Oslo allaient encore changer le cours de ma recherche et de ma vie. Cette année-là, le prix Nobel de médecine et de physiologie était remis à Sune Bergstrom et Bengt Samuelsson de la Karolinska Institute à Stockholm, et à John Vane du Royal College of Surgeons en Angleterre, pour une recherche portant sur une catégorie puissante d'hormones appelées les *eicosanoïdes*. (Souvenez-vous de ce terme qui va souvent revenir dans cet ouvrage.) Vane, lui, a reçu le prix Nobel pour sa recherche sur l'aspirine, oui, le bon vieux comprimé d'aspirine!

À l'époque, pratiquement personne n'avait entendu parler de leurs travaux mis à part une infime minorité de scientifiques qui menaient des recherches sur les lipides. Avant que ces trois hommes de sciences ne reçoivent le prix Nobel, tout le monde connaissait l'un ou l'autre des bienfaits de l'aspirine (diminuer la douleur, contrôler la fièvre, etc.), mais personne ne savait réellement comment sa magie opérait dans le corps. Les travaux récompensés de Bergstrom, Samuelsson et Vane ont livré la clé du mystère. Les merveilles de l'aspirine résultaient de son action sur les eicosanoïdes.

Ces hormones, il y en a des centaines, sont parmi les substances les plus puissantes et les plus importantes de l'organisme. Elles agissent comme des «boutons de commande» qui contrôlent toutes les fonctions du corps humain, notamment le système cardiovasculaire, le système immunitaire et le système qui gère nos réserves de graisses (et, par le fait même, notre poids). Le rôle des eicosanoïdes est primordial tant au niveau de la santé que de la bonne forme physique. Elles constituent ce que j'ai appelé une «glu moléculaire» qui maintient le corps humain ensemble.

J'avais noté la présence des eicosanoïdes au cours de ma recherche sur les lipides. Certains acides gras associés à des lipides naturels servaient de base au développement de ces hormones. Toutefois, c'est à travers les travaux de Bergstrom, Samuelsson et Vane, récipiendaires du prix Nobel, que j'ai pleinement saisi l'importance des eicosanoïdes. L'idée m'est alors venue que, si on pouvait réussir à les contrôler, on pourrait pratiquement contrôler tout aspect de la physiologie humaine, y compris le système cardiovasculaire.

J'ai également pensé que, si les eicosanoïdes jouent un rôle aussi important dans le fonctionnement de l'organisme, on pourrait, en trouvant le moyen de les contrôler, créer de nouveaux paradigmes de santé et de maladie. Il était donc logique de considérer que bon nombre de maladies, telles que la cardiopathie, le diabète, l'arthrite et le cancer, pouvaient découler d'un déséquilibre des hormones eicosanoïdales.

Si tel était le cas, il suffirait de rétablir et de maintenir le bon équilibre des eicosanoïdes pour aider à prévenir ou même à traiter ces maladies; et, mieux encore, à garder le corps toujours en santé. C'était là une définition moléculaire de la «bonne forme» qui mènerait à une meilleure qualité de vie. En fin de compte, si on réussissait à maintenir le bon équilibre des eicosanoïdes, on pourrait tous atteindre cet état d'euphorie, presque absolu, que l'on expérimente au summum d'une performance physique, mentale ou psychologique, et que les athlètes appellent le «juste milieu».

Toutefois, il est reconnu que, dans le contexte athlétique, le juste milieu est un moment fugitif, extrêmement dur à atteindre. Et, lorsqu'un athlète y parvient, il n'y reste que l'espace de quelques minutes. (J'ai moi-même éprouvé cette sensation à quelques reprises lors de tournois nationaux de volley-ball et, dans mon cas, cela ne durait que quelques secondes.) J'ai cependant réalisé que le secret pour l'atteindre et s'y maintenir se trouve dans le contrôle de l'équilibre des hormones eicosanoïdales. Je me suis alors demandé s'il ne serait pas possible d'étendre la durée de cet état d'euphorie, de l'atteindre selon notre gré, et de s'y maintenir, non pas quelques minutes (ou l'espace de quelques tournois), mais vingt-quatre heures sur vingt-quatre, tout au long de notre vie.

L'administration des médicaments anticancéreux atteint aussi un équilibre appelé juste milieu thérapeutique. Lorsque la concentration médicamenteuse est trop faible, les médicaments sont inefficaces; lorsqu'elle est trop élevée, ils deviennent toxiques; mais lorsqu'elle atteint un juste milieu, ils sont alors thérapeutiques. Les frontières du juste milieu thérapeutique sont aussi étroites que celles du juste milieu athlétique. Le juste milieu eicosanoïdal que je recherchais devait donc combiner les propriétés du juste milieu athlétique (performance optimale) et celles du juste milieu thérapeutique (mesures mathématiques très précises).

La question, bien sûr, était de savoir comment? Je savais que les eicosanoïdes ne pouvaient pas être simplement injectées dans le système sanguin comme les médicaments anticancéreux. Elles sont si puissantes qu'elles risquent de submerger l'organisme et de dérégler dangereusement ses principaux systèmes physiologiques. Les grandes compagnies pharmaceutiques, telles que Upjohn, Burroughs, Wellcome et Ono, avaient dépensé des milliards de dollars pour la recherche sur les eicosanoïdes sans pour autant réussir à mettre au point des substances médicamenteuses appropriées.

J'ai donc décidé de suivre la formation des eicosanoïdes à partir de la cellule individuelle qui les produit. Mon objectif était de voir comment renverser l'équilibre des blocs moléculaires de base des eicosanoïdes dans les membranes cellulaires afin d'inciter les cellules à fabriquer le type d'eicosanoïdes qui permettraient d'atteindre le juste milieu.

Mais comment y parvenir? En appliquant les principes pharmacologiques, dont je me servais déjà pour l'administration des médicaments anticancéreux, au système le plus approprié pour l'absorption des eicosanoïdes par voir buccale: les aliments. Voilà donc les grandes lignes de ce qui fera l'objet du présent ouvrage: comment se servir des aliments pour assurer le bon équilibre des eicosanoïdes et comment se servir de cet équilibre pour atteindre le juste milieu. Dans les chapitres qui suivent, j'expliquerai en détail comment j'ai découvert ce code alimentaire et comment je l'ai peaufiné jusqu'à ce qu'il soit finalement prêt à être présenté au grand public.

Qu'est-ce qui me dit que cette découverte est prête à être livrée au grand public? Ce programme alimentaire est le fruit de six années de recherches assidues et d'expériences menées sur la seule espèce valable, l'espèce humaine. À partir de mes premiers «cobayes» (moi-même, mon frère et ma femme), j'ai poursuivi l'expérimentation et la mise au point de ce système alimentaire propice aux eicosanoïdes, auprès d'athlètes de renommée internationale, entre autres les membres des équipes de natation de l'université de Stanford, les triathlètes d'élite et plusieurs joueurs de la National Football League (NFL), de la National Basket-ball Association (NBA) et de joueurs professionnels de base-ball. J'ai également expérimenté le programme sur des personnes souffrant de diabète, d'une maladie du cœur ou du sida, ainsi que sur des centaines de personnes ordinaires qui voulaient simplement perdre du poids et se sentir au meilleur de leur forme.

Les résultats obtenus étaient des plus convaincants. Cette technologie alimentaire est le moyen le plus puissant jamais découvert pour aider les gens à atteindre cet état de santé, de performance physique et de vigilance mentale optimales, appelé le juste milieu.

Je suis à présent convaincu que le fait d'atteindre le juste milieu et de s'y maintenir aide à prévenir la cardiopathie et permet même de renverser le cours d'une maladie. Se maintenir dans le juste milieu est le meilleur moyen d'éviter le cancer, le diabète, l'arthrite, les maladies «mentales» (la dépression et l'alcoolisme), voire la fatigue chronique.

En fait, atteindre le juste milieu et s'y maintenir aident en définitive à réaliser cet objectif universel qui est de vivre plus longtemps, en meilleure santé et au meilleur de notre forme physique et mentale. En outre, en nous maintenant dans le juste milieu, nous maintenons notre performance à son meilleur, heure après heure, jour après jour, mois après mois, et ce, pour le restant de notre vie.

Ces affirmations ne sont pas nouvelles. Les adeptes de chaque nouveau régime répètent essentiellement les mêmes choses. Mais, si vous lisez ce livre, c'est parce que les autres régimes ne vous ont pas donné entière satisfaction. Vous avez probablement essayé l'un ou l'autre sans grands résultats. Eh bien, le fait est que, pour bon nombre de raisons, ces régimes sont inefficaces. Ils ne sauraient ni vous faire perdre du poids de façon permanente ni accroître votre performance physique, même s'il est affirmé qu'ils ont été conçus à cet effet.

En fait, je suis à présent fermement convaincu que ces régimes riches en glucides peuvent être dangereux et risquent de provoquer les maladies qu'ils sont supposés prévenir. Pourquoi? Parce qu'ils violent les lois biochimiques fondamentales requises pour atteindre le juste milieu.

L'intérêt du système alimentaire présenté dans cet ouvrage provient de sa facilité. C'est un système qui ne prône pas l'absorption d'aliments bizarres et qui n'exige aucune forme d'abnégation irréaliste qui, dans les autres régimes, pousse bon nombre de personnes à y mettre un terme. C'est un système où les aliments gardent toute leur saveur, contrairement aux régimes à faible teneur en matières grasses. Je vais même vous montrer qu'il est possible d'en suivre les lignes directrices tout en mangeant dans les restaurants à service rapide, et sans même se priver d'une bonne glace Häagen-Dazs.

Cet ouvrage comprend deux parties distinctes. La première partie donne les règles et les outils diététiques pour atteindre le juste milieu. La deuxième partie explique en détail les effets du «juste milieu» sur la santé, en particulier dans le cas des maladies chroniques (cardiopathie, cancer, etc.).

J'espère que cet ouvrage éveillera l'attention des professionnels de la santé et du grand public. J'espère aussi qu'il servira à renverser les effets désastreux croissants des régimes à haute teneur en glucides que les Américains sont actuellement fortement incités à suivre.

Comprendre les répercussions que peut avoir l'atteinte du juste milieu peut changer complètement votre vie. Il vous suffit de lire cet ouvrage, de suivre les lignes directrices recommandées au niveau de l'alimentation et de les adapter à votre mode de vie.

Les résultats ne sauront que vous satisfaire!

Cet ouvrage ne remplace ni les conseils médicaux ni le médecin. Si vous êtes malade ou si vous croyez que vous êtes malade, vous devez consulter un médecin. Si vous êtes sous médication, vous ne devez jamais changer votre régime (que ce soit pour le meilleur ou pour le pire) sans consulter d'abord votre médecin, car tout changement alimentaire peut affecter le métabolisme du médicament prescrit. Toutefois, aussi puissante que puisse être la médecine moderne, elle demeure un pauvre substitut à la prévention.

La prévention reste le meilleur remède. Mais elle relève de l'individu lui-même et comprend une bonne alimentation. C'est le fondement d'un mode de vie sain. Il faut manger, alors mangeons judicieusement.

Cet ouvrage concerne surtout notre alimentation, toutefois les auteurs et l'éditeur déclinent toute responsabilité en cas de réactions contraires résultant de l'utilisation de suppléments alimentaires sans supervision médicale.

CHAPITRE PREMIER

LA VIE DANS
LE JUSTE MILIEU

Avez-vous déjà connu des journées où tout semble aller comme sur des roulettes? Vous vous réveillez du bon pied, alerte, rafraîchi et plein d'énergie. Vous arrivez au travail sans encombre, esquivant tous les embouteillages de l'heure de pointe. Au boulot, la solution d'un problème qui vous paraissait la veille insoluble se présente à vous comme par magie.

Vous accomplissez toutes vos tâches, une à une, avec efficacité et sans aucun effort apparent. Vous vous sentez léger comme une plume et infatigable au cours de votre pratique de raquetball (jogging ou exercices aérobiques) en fin d'après-midi. Lorsque vous rentrez le soir à la maison, les enfants sont heureux de vous voir, même votre jeune adolescent, celui qui a une boucle d'oreille accrochée à la narine; lorsqu'ils reprennent leurs bagarres inévitables, vous vous placez en arbitre avec tout le calme et la sagesse du roi Salomon. Après le repas, au lieu de vous écraser devant la télévision, vous éprouvez un tel restant d'énergie que vous seriez prêt à aller danser.

Vous ne vous le figuriez peut être pas ainsi, mais vous étiez probablement dans le juste milieu, cet état mystérieux et pourtant bien réel dans lequel votre corps et votre esprit fonctionnent de pair et sont à leur meilleur. Le juste milieu est généralement perçu dans un contexte sportif, comme ce joueur de base-ball qui jure être en mesure de compter les coutures d'une balle qui arrive à 120 km/h, ou ce joueur de basket-ball qui voit le panier deux fois plus grand qu'il ne l'est en réalité, ou ce gymnaste qui perçoit la barre d'équilibre aussi large qu'une autoroute.

Dans le juste milieu, l'esprit est détendu mais il n'en demeure pas moins vif et extrêmement concentré. En même temps, le corps est souple, fort et apparemment infatigable. C'est un état d'euphorie presque absolu. Aucune distraction n'a de prise et le temps se déroule au rythme d'une valse harmonieuse.

C'est Pelé, le légendaire joueur de football, qui l'a le mieux décrit. Il dit dans son livre *Jouer au football avec Pelé* (Calmann Lévy, 1976): «J'ai ressenti un calme étrange… une sorte d'euphorie. J'aurais pu courir toute la journée sans m'épuiser; j'aurais pu dribbler et déjouer n'importe quel joueur de l'équipe adverse et même tous les joueurs; j'aurais pu passer, physiquement presque, à travers eux. Rien ne pouvait me nuire. C'était un sentiment bien étrange que je n'avais jamais éprouvé auparavant. Était-ce un puissant sentiment de confiance en soi? Non, j'ai souvent éprouvé beaucoup de confiance en moi-même sans jamais éprouver ce sentiment étrange d'invincibilité.»

La plupart des athlètes, même ceux d'entre nous qui pratiquons un sport toutes les fins de semaines, ont expérimenté au moins une fois cet état presque transcendantal, et l'expérience est inoubliable. Il n'y a là toutefois rien de mystique. *Le juste milieu est un état métabolique réel que chacun peut atteindre et maintenir tout au long de sa vie.*

Qu'est-ce que le juste milieu? En termes simples, c'est un état métabolique dans lequel les performances du corps sont optimales. À l'extérieur du juste milieu, la vie suit son cours, avec ses récompenses, ses déceptions, ses problèmes compliqués, ses occasions manquées, ses maladies, graves ou bénignes. À l'intérieur du juste milieu, la vie devient plus agréable et plus facile. Le fonctionnement de l'organisme est optimal (une faim bien assouvie, une énergie et une performance physique plus grandes, une concentration et une productivité mentales accrues).

Dans le juste milieu, les problèmes ne disparaissent pas, c'est leur solution qui devient évidente. La fatigue et l'indolence font place à une sensation d'énergie et de grande compétence. La perte de poids (on devrait en fait parler de perte de gras) qui est une lutte constante et généralement frustrante pour la plupart des gens, devient presque automatique et facile.

Au niveau de la santé, les avantages sont considérables. Toutes ces maladies qui nous tourmentent (le rhume, la grippe, les allergies) disparaissent et, si parfois elles resurgissent, elles sont très bénignes. Quant aux maladies chroniques plus sévères comme, par exemple, les maladies du cœur ou le cancer, elles risquent moins de survenir et, si elles frappent, il est beaucoup plus facile de les soigner.

En fait, le juste milieu est le fondement d'une réforme nouvelle des soins médicaux, peu coûteuse et cependant très efficace. Cette réforme vise à faire prendre conscience aux gens qu'ils sont seuls responsables de leur corps et de leur santé.

Ne vous méprenez point! Je ne parle pas uniquement de «bonne forme», terme à la mode qui a pris une grande importance dans tous les milieux des soins médicaux. La bonne forme n'est rien de plus qu'une sensation agréable que procure l'absence de maladie. Le juste milieu va au-delà de la bonne forme. Le juste milieu, *c'est la santé optimale.*

Alors, comment atteindre le juste milieu? Les personnes les mieux renseignées, comme les psychologues qui travaillent auprès des athlètes ou les entraîneurs des athlètes d'élite, ont généralement recours à diverses techniques (la méditation, les exercices respiratoires, la visualisation et la relaxation) inspirées en grande partie de la psychologie occidentale conventionnelle, mais aussi des concepts religieux de l'Extrême-Orient et de l'entraînement aux arts martiaux. Certes, ces techniques permettent aux athlètes d'atteindre le juste milieu, mais c'est souvent l'effet du hasard; il est rare qu'on puisse répéter cette expérience à volonté.

Alors, si la psychologie n'est au mieux qu'un moyen fortuit pour atteindre le juste milieu, qu'en est-il de la pharmacologie, des médicaments? Parmi les athlètes d'élite qui visent la compétitivité, l'usage courant de drogues qui accroissent la performance, en particulier les stéroïdes anabolisants et les hormones de croissance, ainsi que la pratique du doping sanguin sont bien établis. Toutefois, si on mise sur les drogues pour une performance optimale, on risque de le payer très cher, voire le payer de sa vie.

Ni la psychologie ni les drogues ne sont des moyens sûrs pour atteindre le juste milieu. Les résultats sont toujours incertains.

Il n'y a qu'un seul moyen d'atteindre le juste milieu à volonté. Ce moyen permet d'atteindre le juste milieu et aussi de s'y maintenir tout au long de la journée, pendant des semaines, voire des mois. Ce moyen mise sur la médecine la plus puissante et la plus à notre portée: les aliments.

C'est bien vrai! Pas de potions magiques, pas de pilules ni herbes médicinales, pas de mantras! La vérité est que, *chaque fois que vous ouvrez la bouche pour manger, vous sollicitez un passeport pour atteindre le juste milieu.* Toutefois, pour obtenir ce passeport, vous devez traiter les aliments comme des médicaments. Ils doivent être absorbés de manière contrôlée et suivant un bon dosage comme s'il s'agissait d'une perfusion intraveineuse. L'atteinte du juste milieu relève d'une technologie pharmaceutique que j'ai développée au cours de ma carrière de chercheur scientifique.

Prenez, par exemple, les ordinateurs. Il suffit d'appuyer sur les bonnes touches pour que les merveilles de cette technologie se déploient sous nos yeux. Si vous appuyez sur les mauvaises touches, il n'y aura qu'un simple clignotement. La technologie alimentaire requise pour atteindre le juste milieu est aussi précise que n'importe quelle technologie informatique.

Les principes peuvent sembler compliqués de prime abord, mais une fois mis en pratique, vous les trouverez exceptionnellement faciles à suivre. Cependant, pour atteindre le juste milieu, comme pour apprendre à utiliser l'ordinateur, il faut suivre un ensemble de règles bien précises.

Le problème est que la plupart d'entre nous appliquent les mauvaises règles (consommer de mauvais aliments ou, ce qui est tout aussi mauvais, consommer de bons aliments mais dans de mauvaises proportions). De ce fait, l'accès au juste milieu est constamment dénié. Toutefois, si vous vous conformez aux règles établies, vous l'atteindrez assurément. C'est une simple question de mathématiques.

Qu'avez-vous à y gagner? Vous acquerrez les données de base et les moyens nécessaires pour atteindre le juste milieu. Si vous vous y conformez et n'en dépassez pas les frontières, vous ne tarderez pas à devenir des résidents permanents du juste milieu. Vous serez stupéfait par l'énergie, la vitalité et la performance accrues que vous en tirerez, tant au travail que dans vos loisirs ou dans vos relations personnelles.

Il vous semble entendre un jargon nouvel âge? Détrompez-vous. Il s'agit d'appliquer des solutions biotechnologiques du XXIe siècle à un problème du XXe siècle, soit comment augmenter l'efficacité de l'organisme humain.

LES RÉCOMPENSES DU JUSTE MILIEU

Permettez-moi d'être plus précis quant aux récompenses que vous récolterez en demeurant dans le juste milieu. La première est une réduction du gras corporel excédentaire. Si vous avez un problème de poids, le vrai problème est l'excès de gras corporel. Même si vous ne souffrez que d'un très léger embonpoint, la technologie alimentaire qui vous est présentée dans cet ouvrage vous aidera à éliminer votre gras corporel excédentaire et à ne plus jamais le reprendre. C'est bien vrai, il faut le croire même si vous avez toujours été déçu jusqu'à présent de tous les régimes et des différents modes de vie que vous avez essayés. Le plus important toutefois est que vous allez finalement comprendre pourquoi les régimes traditionnels sont si peu efficaces. Ce n'est pas vous qui êtes fautif. Ce sont tous ces régimes qui violent le fondement même des règles requises pour atteindre le juste milieu.

Si votre embonpoint, ou de malencontreux antécédents familiaux, vous font craindre les maladies du cœur, cet ouvrage vous apporte d'excellentes nouvelles. Au cours des dernières années, cette technologie alimentaire a permis de soigner des patients souffrant de *cardiomyopathie*, une maladie de cœur qui peut être fatale. La cardiopathie se caractérise par un affaiblissement graduel du muscle cardiaque, ce qui réduit sa capacité de pompage et finit par causer une insuffisance cardiaque; parfois même, il se produit une congestion dans les tissus qui entraîne l'arrêt cardiaque, le cœur n'ayant plus aucune résistance. Il n'y a aucun traitement pour cette maladie, les patients n'ont qu'un choix terrible à faire, subir une greffe du cœur ou mourir.

Vers la fin des années 70, Steve Courson était le plus fort et le plus craint des joueurs de ligne de la NFL. Il a gagné deux Super Bowl avec les Steelers de Pittsburgh. En 1989, à trente-trois ans, il est victime d'une cardiomyopathie. Une fatigue chronique rendait le moindre effort (monter un escalier, par exemple) un véritable labeur. Ses chances de survie étaient si minces qu'il avait été inscrit sur une liste d'attente pour une greffe du cœur dans l'espoir qu'il y aurait un donneur opportun avant que son cœur ne cède.

Entre-temps, toute activité physique lui fut interdite. Au cours des trois années qui suivirent, Steve absorba une multitude de médicaments expérimentaux, visant à maintenir son cœur en état de fonctionnement. Sa condition physique ne s'améliora guère. Son poids dépassa les 150 kilos. Il ne lui était même plus possible de porter le sac poubelle à l'extérieur, lui, qui, quelques années plus tôt, était le maître de toutes les lignes défensives de la NFL.

J'ai rencontré Steve en 1992 par l'intermédiaire de Jon Kolb, entraîneur des Steelers et ancien coéquipier de Steve. Lorsque je lui ai expliqué les avantages éventuels du régime du juste milieu, il s'est montré quelque peu sceptique. Il était cependant au bord du désespoir car, après trois années de traitements dispensés par les sommités du corps médical de Pittsburgh, son état ne s'était guère amélioré.

Steve a scrupuleusement suivi les règles de la technologie propice à l'atteinte du juste milieu. En l'espace de dix-huit mois, il a noté une amélioration remarquable, presque miraculeuse de son état de santé. Il a retrouvé son poids normal de 120 kilos, et même abaissé le pourcentage de son gras corporel, qui était plus élevé quand il jouait dans la NFL. Il a retrouvé ses forces. Son endurance, qui avait considérablement diminué jusqu'à le rendre presque invalide, était à présent le double de celle d'une personne normale de son âge, même si son cœur était encore en mauvais état. Le meilleur résultat toutefois a été de se voir rayé de la liste d'attente pour une greffe du cœur. Steve s'est marié, et s'attend à jouir d'une durée de vie normale.

Le cas de Steve est inusité étant donné que la cardiomyopathie est une maladie cardiaque plutôt rare. Cependant, si la technologie alimentaire propice à l'atteinte du juste milieu a un tel effet sur la cardiomyopathie, pensez à ses effets chez des patients souffrant de cardiopathies moins sévères telles que l'athérosclérose, la tension artérielle élevée (hypertension) ou le taux élevé de cholestérol (hypercholestérolémie).

Et ce n'est pas tout! Le recours à cette technologie alimentaire propice à l'atteinte du juste milieu permet de stabiliser le taux d'insuline et peut ainsi être utile pour le traitement du diabète. Prenons, par exemple, le cas du docteur Chris Kyriasis.

Lorsque Chris, après avoir pris sa retraite d'IBM, est allé s'installer à Palm Desert, en Californie, il avait devant lui un avenir heureux. En charge du marketing européen pour IBM, il avait eu, pendant vingt ans, vingt mille personnes sous ses ordres. C'était lui également qui avait aidé la compagnie à se placer en tête du marché européen.

Toutefois l'«âge d'or» de Chris ne s'est pas avéré aussi brillant qu'il aurait dû l'être. Après avoir développé le diabète, Chris s'est retrouvé avec une tension artérielle très élevée; il avait subi auparavant une crise cardiaque et il avait souffert d'un cancer du rein. «En 1992, m'a-t-il écrit plus tard, je pesais 120 kilos, ma tension artérielle était à 220/120 lorsque je ne prenais pas de médicaments, mon taux de sucre dépassait les 200 mg/dl, j'avais subi une ablation du rein droit à cause d'un cancer et mon rein gauche montrait des cellules anormales.»

Aujourd'hui, après avoir suivi pendant deux ans le régime du juste milieu, Chris écrit: «Je pèse 80 kilos, ma tension artérielle est de 125/75 sans médicaments, mon taux de sucre est de 70-90 mg/dl, il ne reste aucune séquelle de ma rétinopathie diabétique ni aucune trace de cancer dans mon rein gauche. Je vous remercie, avec tous les miens, d'avoir renouvelé mon passeport pour la vie. Ma gratitude… est des plus profondes.»

Les cardiopathies et le diabète sont deux fléaux qui ravagent la santé des Américains. Toutefois, les bienfaits de ma technologie alimentaire ont un rayonnement encore plus vaste. L'atteinte du juste milieu a un effet positif sur une foule d'autres maladies, notamment l'arthrite et même les maladies «mentales» comme la dépression et l'alcoolisme. Elle permet de combattre la fatigue chronique et d'avoir plus d'énergie, surtout si vous souffrez du syndrome de la fatigue chronique, du syndrome prémenstruel ou même du V.I.H. Théoriquement, cette technologie alimentaire nouvelle constitue votre meilleure défense contre le cancer, non seulement en prévenant l'apparition du mal, mais aussi en donnant au système naturel de défense du corps plus de prise sur les tumeurs, accroissant par le fait même l'efficacité des médicaments anticancéreux.

Il est évident que la théorie du juste milieu ne s'applique pas uniquement aux cas de cardiopathies, de cancer ou de diabète. Atteindre le juste milieu et s'y maintenir assure une performance physique maximale, une santé et une capacité mentale considérablement améliorées.

Prenons comme exemple les équipes de natation de l'université de Stanford. L'entraîneur de l'équipe féminine, Richard Quick, et l'entraîneur de l'équipe masculine, Skip Kenney, sont considérés comme les meilleurs du monde. Leur fierté est d'être toujours à la fine pointe du progrès en ce qui a trait à la performance athlétique d'élite.

Ayant fait leur connaissance par l'intermédiaire d'un ami commun, je leur ai présenté ma recherche sur le juste milieu et les effets de sa mise en application sur les patients souffrant de maladies cardiaques. Intrigués à l'idée de pouvoir améliorer la performance de leurs athlètes en les soumettant au régime du juste milieu, ils m'ont demandé, à l'approche des Jeux olympiques de 1992, de travailler avec leurs équipes de natation.

Le reste, c'est de l'histoire ancienne. Aux Jeux olympiques de Barcelone, les équipes de natation de Stanford ont raflé huit médailles d'or. Depuis lors, les deux équipes, féminine et masculine, figurent au palmarès national. Elles ont gagné les championnats de natation de la National Collegiate Athletic Association (NCAA) en 1992, 1993 et 1994.

Le plus important toutefois, c'est l'amélioration de la qualité de vie de Richard et de Skip eux-mêmes. Les deux affirment avoir plus d'énergie, une meilleure concentration et acquis un calme tonifiant dans un métier exigeant qui engendre beaucoup de tension. Comme le dit si bien Richard: «Je ne peux imaginer qu'on puisse un jour vouloir quitter le juste milieu et retourner à son ancien rythme de vie.»

Richard a mis le doigt dessus. Atteindre le juste milieu permet à *tous et à toutes* d'atteindre le plus universel des objectifs personnels, soit celui de vivre plus longtemps, en meilleure santé et au meilleur de sa forme.

RENVERSER LA SAGESSE COURANTE

Comment nous mangeons ou, du moins, les recommandations des experts sur la manière dont nous *devrions* nous nourrir, est souvent une question de mode et d'engouement, tout comme dans le cas de l'habillement et de la coiffure. Comme toute mode, les données quant aux bons ou aux mauvais régimes changent constamment. Les «principes» alimentaires d'hier deviennent souvent les tabous de demain.

Au cours des quinze dernières années, la «sagesse» alimentaire dominante (prônée tant par les commissions gouvernementales sur la nutrition, les tribunes scientifiques que par les médecins en pratique privée) a préconisé les régimes pauvres en lipides et en protéines et riches en glucides. Cette formule s'est répandue comme un feu de poudre. Une multitude d'ouvrages, portant sur toutes les variations de ce thème, ont été publiés et ont connu un vif succès. Les rayons des grands magasins alimentaires regorgent de produits à faible teneur en matières grasses et riches en glucides. Et, lorsque nous faisons fi de cette sagesse, nous sommes envahis par la culpabilité et l'anxiété. Le pire est que ces régimes ne donnent aucun résultat et, souvent, nous prenons du poids au lieu d'en perdre, même en les suivant à la lettre.

La sagesse alimentaire d'aujourd'hui prône les régimes riches en glucides et pauvres en lipides et en protéines. Eh bien, disons sans plus tarder que *cette sagesse alimentaire courante est grandement erronée*. En fait, suivre le plus extrême de ces régimes peut se révéler dangereux et mettre votre vie en péril.

Si vous souffrez d'embonpoint, vous serez condamné à en souffrir à jamais. En suivant certains de ces régimes à la mode, vous risquez même en fait de développer des maladies graves, voire fatales. Cet ouvrage se présente comme un correctif, un antidote contre les conseils alimentaires malencontreux quoique bien intentionnés qui, non seulement ne vous font pas perdre de poids, mais vous empêchent de jouir d'une excellente santé.

La confusion et la frustration ont fait naître chez les Américains la phobie des aliments. Les gens s'acharnent désespérément à croire que le régime est le meilleur moyen de s'assurer une vie plus saine et plus productive. L'objet de cet ouvrage est de vous faire connaître une nouvelle manière de se nourrir, plus simple et bien meilleure, basée sur des données scientifiques, non intuitives. Un tracé qui vous permettra de vous découvrir à votre meilleur. Pourquoi se compliquer la vie? La vie est bien plus agréable dans le juste milieu.

Vous trouverez au chapitre huit les données du régime qui est la clé pour vivre dans cet état métabolique quasi euphorique appelé le juste milieu. Dans ce programme, les aliments servent à maintenir un équilibre hormonal propice, surtout entre l'insuline, le glucagon et les superhormones appelées eicosanoïdes.

Les chapitres suivants expliquent le fondement de toutes ces données. Ceux et celles qui souhaitent commencer immédiatement et qui veulent savoir comment et quoi manger peuvent passer tout de suite au chapitre huit et revenir ensuite aux chapitres explicatifs.

CHAPITRE DEUX

L'OBÉSITÉ CHEZ LES AMÉRICAINS

On engraisse le bétail en le nourrissant de tonnes de grains à faible teneur en matières grasses. Comment engraisse-t-on les humains? De la même manière, en les nourrissant de tonnes de céréales à faible teneur en matières grasses. Ainsi, si vous avez modifié votre régime alimentaire pour donner préséance aux pâtes et au pain (tous les deux faits à base de grains), et que vous continuez à prendre du poids, pensez à ces bovins nourris aux grains la prochaine fois que vous vous installerez devant un plat de pâtes bien garni.

LA GRANDE EXPÉRIENCE DES GLUCIDES

Au cours des quinze dernières années, les Américains ont participé sans le savoir à une vaste expérience scientifique. Le but de cette expérience était tout à fait noble, soit la réduction du gras corporel excédentaire chez les Américains. La réalisation d'un tel objectif devait permettre d'augmenter le pourcentage des personnes en santé et, par conséquent, de diminuer le fardeau du système des soins médicaux, surtout au sein d'une population vieillissante. (En 1986, le coût des traitements relatifs à l'obésité s'élevait à près de 39 milliards de dollars.)

Comment atteindre cet objectif? Le message des scientifiques, des nutritionnistes et du gouvernement était simple: les Américains devaient consommer moins de lipides et plus de glucides. C'était, selon les experts, la seule façon de perdre du poids.

Quinze années se sont depuis écoulées et il ne faut pas être un génie scientifique pour constater l'échec de ces théories. En réalité, les analyses de données effectuées au cours des quinze dernières années démontrent que, en dépit du fait que la population a considérablement réduit sa consommation de gras, le pays connaît une augmentation épidémique de l'obésité.

La triste vérité est que les Américains ne font que prendre de l'embonpoint. Une étude récente menée par des hommes de science du National Center for Health Statistics du Centers for Disease Control and Prevention a montré que le nombre d'adultes obèses aux États-Unis (qui représentait le quart de la population entre 1960 et 1980) est brusquement passé au tiers de la population entre 1980 et 1991, soit une augmentation de 32 p. 100 en dix ans. Si, dans le même intervalle, on avait noté une augmentation de 32 p. 100 des maladies cardiaques ou des cancers du sein, l'état d'urgence aurait été décrété sur le plan national. (En réalité, comme je le démontrerai plus loin, il est probable que, au cours des dix à vingt prochaines années, ces maladies augmenteront dans la même proportion que l'obésité.)

Des chercheurs de la National Institutes of Health ont récemment révélé que, durant les sept dernières années, alors que la consommation de gras saturés et de cholestérol diminuait, le poids moyen des jeunes adultes américains avait en fait *augmenté* de 5 kilos!

«Ahurissant!» ont conclu les experts qui ont mené l'étude. «Absolument inattendu!» Il est évident que quelque chose ne va pas. Nous suivons des régimes alimentaires «sains», à faible teneur en matières grasses et ne contenant que peu de cholestérol, pourquoi donc prenons-nous du poids?

La réponse à cette question est toute simple: nous prenons du poids parce que bon nombre de nos «principes» alimentaires sont erronés.

De plus, les recommandations en vogue de nos jours sont déroutantes. Très peu de personnes, même parmi les scientifiques, peuvent donner une définition unique des termes «à teneur réduite» et «à teneur élevée».

Le prestigieux Committee on Diet and Health du National Research Council, par exemple, recommande aux Américains un pourcentage calorique quotidien de 30 p. 100 provenant de matières grasses et un pourcentage calorique quotidien de 55 p. 100 ou plus provenant de glucides «complexes», tels que les pâtes alimentaires et le pain. Voilà un premier ensemble de recommandations.

Toutefois, lorsque des rédacteurs du magazine *Consumer Reports* (une revue hautement respectée) ont demandé l'avis de soixante-huit experts en matière de nutrition (dont certains siègent au Committee on Diet and Health du NRC), ils ont obtenu une réponse différente. La tribune assemblée par *Consumer Reports* recommandait la limitation du pourcentage calorique quotidien à aussi peu que 20 p. 100 en provenance de matières grasses et à environ «un peu plus de la moitié» en provenance de glucides.

Qu'en est-il des protéines? Selon le National Research Council Committee, «la consommation de protéines doit être maintenue à un taux modéré». Mais qu'est-ce qu'un taux modéré? Qui le sait? Entre-temps, les experts du *Consumer Reports* disaient qu'«il ne faut pas se soucier des protéines. La plupart des Américains en consomment suffisamment.»

Ces divergences sont déroutantes pour qui veut des chiffres clairs et nets. Cependant, la confusion ne fait que commencer. Les recommandations du comité du NRC et des experts du *Consumer Reports* ne représentent que l'aspect conservateur de ce qui est en fait un vaste éventail de recommandations prônant les teneurs réduites en matières grasses et les teneurs élevées en glucides. À l'autre bout de l'éventail, il y a ceux que je considère comme les radicaux des régimes à teneur réduite en matières grasses. Menés par feu Nathan Pritikin, auteur de *The Pritikin Program for Diet and Exercise,* ccs extrémistes en matière d'alimentation sont les défenseurs ardents d'un pourcentage calorique quotidien ne dépassant pas 10 à 15 p. 100 en provenance de protéines et d'un pourcentage que je juge astronomique de 75 à 85 p. 100 en provenance de glucides.

Il n'est pas étonnant que l'Américain moyen soit complètement dérouté.

La confusion que ces recommandations contradictoires engendrent n'est cependant qu'un aspect du problème. Le vrai problème réside dans ce terrible paradoxe où les gens consomment moins de matières grasses et prennent de l'embonpoint! Or, selon toutes les autorités médicales, un excès de gras corporel ne peut que nuire à la santé. La conclusion est alarmante: un régime à teneur élevée en glucides et à teneur réduite en lipides met la santé en péril.

Pour en comprendre la raison, nous devons considérer les aliments sous une nouvelle perspective. Nous devons comprendre la relation entre les aliments consommés et l'atteinte du juste milieu. Lorsque vous vous trouvez hors du juste milieu, l'accumulation d'un excès de gras corporel est implacable, même en suivant un régime pratiquement dépourvu de matières grasses.

Voici quelques données qui vous permettront de voir les aliments sous un jour nouveau. Certaines même vous surprendront.

- *La consommation de matières grasses ne fait pas engraisser.* C'est la réaction de l'organisme à un excès de glucides qui donne de l'embonpoint. La capacité de l'organisme à emmagasiner les glucides excédentaires est limitée. Néanmoins, il les convertit facilement en gras corporel excédentaire.

- *Il est très difficile de perdre du poids en réduisant simplement le nombre des calories.* Manger moins et faire fondre le gras corporel excédentaire ne vont pas automatiquement de pair. Les régimes à teneur réduite en matières grasses et à teneur élevée en glucides déclenchent au sein de l'organisme une suite de signaux biochimiques qui vous transportent hors du juste milieu. Il devient alors plus difficile d'accéder au gras corporel pour y puiser de l'énergie. Par conséquent, vous atteignez un plateau au-delà duquel il est quasi impossible de perdre un kilo.

- *Les régimes basés sur un choix limité d'aliments et un nombre restreint de calories sont voués à l'échec.* Les personnes qui suivent des régimes restrictifs, lasses de se sentir continuellement affamées et privées, ne tardent pas à abandonner leur régime et à reprendre aussitôt les kilos perdus (principalement sous forme de gras corporel accru). Elles ont par la suite mauvaise conscience et se culpabilisent de n'avoir pas assez de volonté, de discipline et de motivation.

- *En matière de perte de poids, le rôle de la volonté est minime.* Vous avez besoin d'être informé et non de faire preuve de volonté. Il suffit de modifier votre régime alimentaire sans vous soucier de quantités. Les menus du juste milieu offrent la possibilité de manger à satiété et de perdre du poids sans que le compte des calories ou des grammes de matières grasses ne devienne une obsession.

- *Un aliment peut être bon ou mauvais.* Le rapport des éléments macronutritifs (protéines, glucides et lipides) doit être assuré à chaque repas, afin de perdre définitivement du poids et être en santé. Vous ne saurez atteindre le juste milieu sans comprendre auparavant ce qui contrôle les réactions biochimiques puissantes que les aliments provoquent dans l'organisme.

- *Les effets biochimiques des aliments sont les mêmes depuis 40 millions d'années.* Tous les mammifères, incluant l'être humain, ont fondamentalement les mêmes réactions aux aliments. Ces réactions sont génétiquement les mêmes depuis des millénaires et il y a très peu de chances qu'elles changent dans un avenir proche.

Ce qu'il faut retenir de tout cela, c'est qu'une réduction du nombre de calories n'entraîne pas nécessairement une perte de graisse. Il faut atteindre le juste milieu où la perte du gras corporel est quasi automatique. Toutefois, pour atteindre ce juste milieu et s'y maintenir en permanence, il faut d'abord saisir la différence entre perte de poids et perte de graisse.

PERTE DE POIDS ET PERTE DE GRAISSE

La nutrition, comme la religion, est extrêmement viscérale. Un grand nombre de gens sont profondément convaincus qu'un kilo de perdu est un kilo perdu, quelle qu'en soit l'origine. Permettez-moi de mettre les choses au clair. Il y a une grande différence entre la perte de poids et la perte de graisse.

L'obésité n'est pas simplement un gain de poids. C'est une accumulation de gras corporel *excédentaire*. Ainsi, pour atteindre un poids idéal, il ne suffit pas de perdre du poids. Il faut réduire le gras corporel *excédentaire*.

Le poids est composé de facteurs multiples (teneur en eau, en matières grasses, en muscles et en éléments structuraux, tels que les os, les tendons, etc.). Pour simplifier les choses, le corps est comme un système composé de deux parties: d'une part, il y a la graisse et, d'autre part, la masse maigre qui englobe tout le reste. Votre pourcentage de gras corporel est simplement le total de votre graisse divisé par le total de votre poids (total Graisse ÷ total Poids = % Gras corporel).

Lorsque vous voulez calculer votre poids *idéal*, vous ne recherchez pas un chiffre mystique. Le poids idéal est simplement le pourcentage de gras corporel propre à un corps, féminin ou masculin, en santé. Le pourcentage courant est de 15 p. 100 chez les hommes et de 22 p. 100 chez les femmes. (Le pourcentage plus élevé chez les femmes reflète les différences génétiques entre hommes et femmes.)

(Vous trouverez dans l'annexe G les tables du poids idéal de la Metropolitan Life, révisées à la hausse au fil des ans. Néanmoins, très peu d'Américains répondent aux critères établis.)

Quel est le pourcentage de gras corporel chez les Américains? Aujourd'hui, le pourcentage chez la moyenne des Américains est de 23 p. 100 chez les hommes et de 32 p. 100 chez les femmes. Cela signifie que le poids de la moyenne des hommes dépasse de 53 p. 100 le poids idéal, tandis que celui de la moyenne des femmes le dépasse de 50 p. 100. Le taux des personnes obèses aux États-Unis est indubitablement le plus élevé au monde.

Qu'est-ce qui explique un pourcentage aussi élevé? L'ignorance des conseillers experts en matière de nutrition quant à la relation qui existe entre le régime alimentaire et la perte de gras. De manière plus précise, c'est une mauvaise compréhension des effets de la teneur *macronutritive* des aliments sur le gras corporel.

Quels sont les éléments macronutritifs? Il s'agit tout simplement des protéines, des glucides et des lipides.

Ce concept peut sembler banal. Nous apprenons tous, dès la maternelle, que les aliments contiennent des protéines, des glucides et des lipides. La vérité est cependant bien plus complexe. À chaque bouchée, ces éléments macronutritifs déclenchent dans l'organisme des réactions hormonales complexes qui, en définitive, déterminent la quantité de gras corporel qui sera emmagasinée. En termes de perte de poids, le pouvoir réel de l'alimentation résulte du bon contrôle de ces réactions. C'est ce qui donne accès au juste milieu.

Sur ce, examinons un à un ces éléments macronutritifs.

LES GLUCIDES, LA CAUSE DE VOTRE EMBONPOINT

Au cours des quinze dernières années, les cercles diététiques ont fait de la promotion des vertus des glucides une véritable industrie. On nous répète sans cesse que les glucides sont de bons aliments que l'on peut consommer à volonté et qui ont des effets énergisants. Selon les experts en matière de nutrition, il ne devrait plus y avoir ni cardiopathie ni obésité. Forts de tels conseils, les Américains engloutissent pain, céréales et pâtes alimentaires, cherchant désespérément à atteindre le pourcentage calorique recommandé de 80 à 85 p. 100 en provenance de glucides.

Malheureusement, la plupart ignorent ce que sont les glucides. Pour la majorité, il s'agit des sucres et des pâtes alimentaires. Si vous leur demandez de classer les légumes et les fruits, ils vous répondront fort probablement qu'il s'agit de légumes et de fruits, comme s'il s'agissait d'un genre alimentaire indépendant qui se consomme à volonté sans donner de l'embonpoint.

Or, surprise, tous les éléments précités (sucres, pâtes alimentaires, légumes, fruits) sont des glucides. Les glucides ne sont autres que des sucres simples de formes différentes, reliés entre eux en polymères, comme une matière plastique comestible.

Bien sûr, nous avons tous besoin d'une certaine quantité de glucides. L'organisme a besoin d'un approvisionnement continu en glucides pour nourrir le cerveau qui se sert du glucose (une forme de sucre) comme source première d'énergie. En fait, le cerveau se goinfre de glucose comme un pourceau, absorbant plus des deux tiers des glucides en circulation dans le système sanguin alors que vous êtes au repos. Afin d'assouvir la faim de ce goinfre, l'organisme puise constamment dans les glucides pour les convertir en glucose.

En réalité, les choses ne sont pas aussi simples. Les glucides inutilisés sont emmagasinés sous forme de glycogène (une longue chaîne de molécules de glucose) dans le foie et dans les muscles. Le cerveau n'a pas accès au glycogène emmagasiné dans les muscles. C'est le glycogène emmagasiné dans le foie qui, seul, peut être décomposé et renvoyé dans le système sanguin afin de maintenir le taux de sucre nécessaire au bon fonctionnement du cerveau.

Cependant, la capacité d'entreposage du foie est limitée. Elle s'épuise dans un intervalle de dix à douze heures. Les réserves en glycogène du foie doivent être continuellement renouvelées. C'est la raison pour laquelle nous consommons des glucides.

La question que nul n'a pris la peine de poser à ce jour est la suivante: qu'est-ce qui arrive quand on absorbe *trop* de glucides? La réponse est que la capacité de l'organisme à absorber les glucides, qu'ils soient emmagasinés dans le foie ou dans les muscles, est réellement très limitée. Si vous êtes dans la moyenne des gens, vous pouvez emmagasiner entre 300 et 400 grammes de glucides dans les muscles, qui deviennent inaccessibles; et entre 60 et 90 grammes seulement dans le foie où il est possible de les convertir en glucose. C'est l'équivalent de deux tasses de pâtes alimentaires cuites ou de trois friandises types. C'est la capacité de réserve totale dont vous avez besoin pour assurer le bon fonctionnement du cerveau.

Lorsque le taux de glycogène est atteint, dans les muscles et dans le foie, le surplus de glucides est alors nécessairement converti en graisses et emmagasiné dans les tissus adipeux. En résumé, même si, en eux-mêmes, les glucides ne contiennent pas de matières grasses, *ils finissent toujours par être convertis en gras lorsqu'ils sont absorbés en quantités excessives.*

Cependant, le pire est que tout repas ou toute collation *riche* en glucides va générer une hausse rapide du taux de glucose dans le sang. Afin de s'ajuster à cette hausse rapide, le pancréas sécrète de l'insuline dans le système sanguin, qui, elle, réduit le taux de glucose dans le sang.

C'est parfait! Mais le problème est que l'insuline est avant tout une hormone d'entreposage, développée pour emmagasiner les calories glucidiques excédentaires sous forme de gras, dans l'éventualité d'une famine. Ainsi, l'insuline que produit un excédent de glucides va passer à l'offensive et provoquer l'accumulation de gras corporel.

En d'autres termes, lorsque nous consommons de grandes quantités de glucides, nous envoyons à notre organisme (aux cellules adipeuses, en fait), par la voie de l'insuline, un message hormonal qui dit: «Emmagasinez les graisses.»

Tenez-vous bien! Il y a pire encore. Un taux élevé d'insuline force l'organisme à emmagasiner les glucides sous forme de graisse et, de plus, le somme de n'en libérer aucune. Il vous devient donc impossible de tirer de l'énergie de votre propre réserve de gras corporel. Ainsi, un régime à teneur élevée en glucides vous fait prendre du poids et, de plus, s'assure que *jamais* vous ne puissiez le perdre. C'est une double malédiction qui risque de devenir fatale.

En d'autres termes, un excédent de glucides entraîne un excédent d'insuline; un excédent d'insuline vous force à abandonner le juste milieu; le juste milieu abandonné, vous vous retrouvez avec du gras corporel excédentaire dont vous ne pouvez pas vous débarrasser.

Voilà une image, esquissée à grands traits, de l'effet des glucides. Nous allons à présent en préciser les contours. Le point capital est la vitesse d'absorption des glucides par le système sanguin, car c'est ce qui contrôle le taux de sécrétion d'insuline. L'estomac, voyez-vous, est fondamentalement une cuve d'acides qui absorbe inconsidérément tous les glucides, que ce soit des galettes de riz soufflé, du sucre raffiné, des carottes ou des pâtes alimentaires, puis les décompose en sucres simples pour une meilleure résorption. C'est la vitesse d'absorption qui distingue entre elles les différentes sortes de glucides.

Avant 1980, nul n'a cherché à examiner plus en profondeur les effets de la vitesse d'absorption des différentes sortes de glucides par le système sanguin. Lorsque cette question a finalement été étudiée, les conclusions auraient dû bouleverser le monde de la nutrition. Pour une raison ou pour une autre, le système sanguin assimile beaucoup plus lentement les sucres «simples» comme le fructose, que les glucides «complexes» comme les pâtes alimentaires. Ce fait est de grande importance si vous espérez atteindre un jour le juste milieu.

La vitesse d'absorption des glucides par le système sanguin est ce qu'on appelle l'*indice glycémique*. Plus cet indice est bas, plus la vitesse d'absorption est réduite. Croyez-le ou non, le sucre raffiné possède un indice glycémique inférieur à celui des céréales types du petit déjeuner. À vrai dire, le glucide qui possède l'indice glycémique le plus élevé, c'est-à-dire celui qui est résorbé le plus vite par le système sanguin, est l'élément clé de nombreux régimes; il s'agit des galettes de riz soufflé dont l'indice glycémique est bien plus élevé que celui de la crème glacée qui, elle, est considérée l'ennemi numéro un de quiconque surveille son poids.

Supposons que tel n'est pas le cas.

Qu'est-ce qui détermine l'indice glycémique? Les premiers facteurs sont: (1) la structure des sucres simples dans les aliments; (2) la teneur en fibres solubles; (3) la teneur en matières grasses. Je vais d'abord vous parler des deux premiers éléments, je reviendrai plus loin sur le troisième.

Comment la structure des sucres simples influe-t-elle sur leur vitesse d'absorption par le système sanguin? Souvenez-vous que tous les glucides «complexes» doivent être décomposés en sucres simples pour être absorbés. Or, il n'y a que trois sucres simples qui regroupent tous les glucides comestibles et chaque sucre possède une structure moléculaire différente qui, en fin de compte, détermine leur vitesse d'absorption par le système sanguin. Le plus commun est le glucose, suivi du fructose puis du galactose.

Le glucose se retrouve dans les grains, les pâtes alimentaires, le pain, les céréales, l'amidon et les légumes. Le fructose est un sucre d'origine végétale qui se retrouve en premier lieu dans les fruits. Le galactose se retrouve dans les produits laitiers. Ces sucres simples sont rapidement absorbés par le foie, seul le glucose est relâché directement dans le sang. C'est pourquoi, les glucides riches en glucose comme le pain et les pâtes alimentaires repassent en sprint du foie au système sanguin, alors que le fructose et le galactose, qui doivent d'abord être convertis en glucose dans le foie, sont résorbés plus lentement.

Ce processus est particulièrement lent dans le cas du fructose. C'est la raison pour laquelle, bien qu'ils soient composés en premier lieu de sucres simples, les glucides qui contiennent du fructose (les fruits) ont un indice glycémique très bas comparés aux glucides qui contiennent du glucose ou du galactose.

Qu'en est-il de la teneur en fibres? Les fibres (des glucides indigestes) ne sont pas absorbés et, de ce fait, n'ont aucun effet direct sur l'insuline. Toutefois, ils servent à freiner la vitesse d'absorption des autres glucides par le système sanguin. Plus la teneur en fibres d'un glucide est élevée, plus sa résorption est lente. Si vous retirez les fibres d'un glucide, sa résorption est accélérée. Ainsi, les fibres sont un facteur important dans le contrôle de la vitesse à laquelle l'organisme absorbe les glucides. En effet, les fibres servent de barre de contrôle pour prévenir une absorption trop rapide des glucides. (C'est pour cette même raison qu'il y a des barres de contrôle dans les réacteurs nucléaires. Elles servent à éviter les réactions trop rapides qui risquent d'être dangereuses.)

La mode actuelle de «dépulper» les fruits (ôter les fibres pour faire des jus plus faciles à boire) est une vraie catastrophe. En dépulpant le fruit, on retire au glucide un élément de contrôle important (les fibres). Le glucide est alors résorbé trop vite par le système sanguin.

Une absorption rapide des glucides incite le pancréas à sécréter plus d'insuline. Ce qui, d'une part, a pour effet d'abaisser le taux de sucre dans le sang mais, d'autre part, signifie à l'organisme d'emmagasiner les matières grasses et de ne pas les libérer.

Ainsi, les glucides à indice glycémique élevé font prendre du poids et, de plus, empêchent de le perdre. Vous trouverez un tableau complet de l'indice glycémique des glucides à l'annexe H. En pratique, tous les fruits (à l'exception des bananes et des fruits séchés) et tous les légumes (à l'exception des carottes et du maïs) sont des glucides à indice glycémique bas; et, tous les céréales, les amidons et les pâtes alimentaires sont des glucides à indice glycémique élevé.

Ironiquement, les glucides à indice glycémique élevé (céréales, pain, pâtes alimentaires) sont les éléments de base de la nouvelle «pyramide alimentaire» dite saine, telle qu'établie par le gouvernement américain. Cependant, ce sont ces glucides mêmes qui provoquent une sécrétion accrue d'insuline et, par conséquent, une augmentation de poids.

Donc, si vous essayez de perdre du poids, vous n'obtiendrez que le résultat contraire en consommant de grandes quantités de glucides à indice glycémique élevé qui augmentent le taux d'insuline. Au lieu de brûler vos réserves de graisse, vous ne faites que les augmenter et, au lieu de maigrir, vous ne faites qu'engraisser.

La prochaine fois que vous serez tenté de prendre une galette de riz soufflé, souvenez-vous de ce qui vient d'être dit.

LES PROTÉINES, L'ÉLÉMENT MACRONUTRITIF OUBLIÉ

Dans la mythologie alimentaire contemporaine, les bons éléments macronutritifs sont les glucides et les mauvais sont les graisses et les protéines. Prenons d'abord les protéines. Leur mauvaise cote vient du fait que les deux sources protéiques les plus populaires, la viande rouge et les produits laitiers entiers, contiennent de grandes quantités de gras saturés susceptibles de nuire à la santé.

Mais, au lieu d'en réduire raisonnablement la consommation, certains régimes à la mode bannissent toutes les protéines sans distinction. C'est comme jeter à la fois l'eau et le seau. La mauvaise réputation des protéines (et les recommandations alimentaires restrictives qui en découlent) est le résultat d'une réaction trompeuse exagérée.

Les protéines constituent le fondement de toute vie. Notre organisme en contient bien plus que toute autre substance, excepté l'eau. La moitié de notre poids environ, excluant l'eau mais incluant les muscles, la peau, les cheveux, les yeux et les ongles, est constituée de protéines.

Les protéines sont les éléments structuraux les plus importants de nos cellules et des enzymes qui en assurent le bon fonctionnement. Notre système immunitaire même est essentiellement constitué de protéines. Les acides aminés qui sont le fondement de toute vie, sont par ailleurs les principaux composants des protéines.

On compte vingt acides aminés qui jouent un rôle vital. Les acides aminés essentiels, au nombre de neuf, ne peuvent être produits par synthèse; ils doivent donc être fournis à l'organisme par les aliments. Si l'alimentation de l'organisme en acides aminés essentiels n'est pas constante, la vitesse de formation de nouvelles protéines est ralentie et, dans les cas extrêmes, complètement arrêtée. Vous comprenez pourquoi il est important d'assurer à l'organisme un apport protéique quotidien approprié. Il faut sans cesse lui fournir les éléments nécessaires à la formation de nouvelles protéines. Il faut des briques pour construire un mur.

Si le rôle des protéines est si important et si l'excès de glucides fait engraisser, pourquoi alors ne pas consommer beaucoup de protéines et peu de glucides? Cela n'aiderait-il pas à éliminer le gras corporel excédentaire?

En fait, les régimes à teneur élevée en protéines et à teneur réduite en glucides assurent une perte de poids rapide. Il y a des diètes préparées et vendues en pharmacie et d'autres suivies sous supervision médicale. Le slogan de ces diètes est de «consommer des protéines et des lipides et bannir tous les glucides.»

Ces régimes sont, de prime abord, très attrayants. Ils assurent certes au départ une perte de poids rapide. Malheureusement, le poids perdu n'est pas le bon et les causes biologiques de cette perte ne sont pas les bonnes.

La vérité est que ces régimes hyperprotéiques qui provoquent une perte de poids rapide engendrent un état métabolique anormal, la *cétose*. Cet état résulte d'une insuffisance de glucides dans le foie qui empêche de combler les besoins de l'organisme et, par conséquent, du cerveau. Souvenez-vous que, même «plein», le foie n'emmagasine que de petites quantités de glucides. Lorsque la réserve de glucides est épuisée (en moins de vingt-quatre heures lorsqu'on suit un régime hypoglucidique), l'organisme va chercher de l'énergie dans la graisse. Formidable, dites-vous. N'est-ce pas notre objectif?

Malheureusement, les régimes riches en protéines et pauvres en glucides donnent rarement le résultat escompté. Dans ces régimes cétoniques, le processus qui convertit les matières grasses en énergie est court-circuité. Par conséquent, les cellules vont fabriquer des éléments biochimiques anormaux appelés les *corps cétoniques*.

L'organisme qui n'a nul besoin de ces corps cétoniques les élimine par l'urine. C'est ce qui provoque la perte de poids initiale qui n'est en réalité qu'une perte d'eau. Le régime cétonique ne réduit pas le gras corporel excédentaire.

Les régimes hyperprotéiques qui assurent une perte de poids rapide ne vous font perdre que le mauvais poids. Le pire toutefois est qu'une consommation excessive de protéines augmente le taux d'insuline parce que l'organisme refuse tout surplus d'acides aminés dans le sang. Qu'advient-il lorsque le taux d'insuline augmente? L'insuline transforme les protéines excédentaires en graisse.

De plus, on a récemment découvert que les régimes cétoniques, à teneur élevée en protéines, incitent les cellules adipeuses à accumuler la graisse dix fois plus vite qu'auparavant. Et, lorsque vous abandonnez le régime, l'accumulation de graisse se poursuit à la même allure. (C'est ce qui est communément appelé le «syndrome du yo-yo».)

Ajoutons l'insulte à l'injure. L'organisme n'est pas bête, et lorsqu'il doit s'adapter à un régime riche en protéines et pauvre en glucides, il se dit : « Je ne suis pas né de la dernière pluie. Le cerveau a besoin de glucides pour fonctionner, je vais donc défaire la masse musculaire et transformer ses protéines en glucides.» Vous vous dites peut-être que «quelques muscles affaiblis ce n'est pas bien grave, l'essentiel étant d'éliminer le gras corporel excédentaire». Toutefois, souvenez-vous qu'il y a alors une augmentation du taux d'insuline qui empêche la perte de poids. En définitive, vous allez atteindre un plateau.

Si vous faites le résumé de toutes ces données, vous comprendrez la raison pour laquelle plus de 95 p. 100 des personnes qui ont perdu du poids à la suite d'un régime cétonique l'ont repris, parfois même avec des kilos supplémentaires. Est-ce à dire que quiconque suit un régime à perte de poids rapide est un insensé, faible de volonté? Je ne le crois pas. La raison est simple. Les régimes cétoniques apportent des changements permanents aux cellules adipeuses, des changements qui, en pratique, provoquent une accumulation ultérieure accrue de gras corporel.

LA PHOBIE DU GRAS

Quel est le terme le plus craint en diététique? Le gras. Nulle part ailleurs la phobie des tissus adipeux n'est aussi prononcée qu'aux États-Unis et nulle part ailleurs les gens sont aussi gros. Les glucides sont aux yeux des Américains les sauveurs de l'humanité, et les graisses sont les messagers du diable.

Je l'ai déjà dit et je le répète, *les matières grasses alimentaires ne font pas engraisser*. De plus, et cela est encore plus choquant, vous devez consommer des matières grasses pour en perdre.

Est-ce là une hérésie alimentaire? Non, il y a des preuves scientifiques à l'appui. Dans une célèbre étude, dont les résultats ont été publiés dans les années 50, Kekwick et Pawan de l'université de Londres, en Angleterre, notent que, après avoir soumis un groupe de personnes à un régime hypocalorique (1 000 calories) mais à teneur lipidique élevée (90 p. 100 de l'apport calorique en gras), *il y a eu une perte de poids importante*. Ces mêmes personnes soumises ensuite au même régime hypocalorique mais, cette fois-ci, à teneur glucidique élevée (90 p. 100 de l'apport calorique en glucides), *n'ont montré aucune perte de poids*. Étonnant!

Prenez, par ailleurs, tous ces régimes hyperglucidiques à la mode aujourd'hui qui, *malgré une teneur réduite en matières grasses*, n'assurent aucune perte de poids. Dans le régime du juste milieu, la teneur en matières grasses est exceptionnelle. En fait, c'est la clé biochimique qui, en fin de compte, prévient l'accumulation de gras corporel excédentaire. En d'autres termes, dans ce régime, vous vous servez de la graisse pour en perdre.

Le régime du juste milieu, tel que je l'ai élaboré, est fondé sur un juste milieu alimentaire, une combinaison appropriée des proportions de protéines, de gras et de glucides. Quels en sont les effets sur les personnes souffrant d'embonpoint? Pour répondre à cette question, je me base sur les conclusions d'une étude pilote que j'ai menée en 1992 auprès de quatre-vingt-onze personnes (soixante-trois femmes et vingt-huit hommes), âgées entre vingt-cinq et cinquante-cinq ans, en bonne forme, en santé, mais souffrant d'un léger embonpoint. (Le pourcentage moyen de gras corporel était de 29 p. 100 chez les femmes et de 20 p. 100 chez les hommes, un pourcentage inférieur à celui de la moyenne des Américains du sexe correspondant, mais plus élevé que le pourcentage idéal.) Les participants représentaient cette moyenne de personnes qui ont de 2 à 5 kilos en trop et qui, quels que soient les régimes ou les exercices entrepris, ne réussissent pas à les perdre. Comme vous pouvez l'imaginer, il ne m'a pas été très difficile de trouver des participants.

Quel était mon objectif? Une perte de poids hebdomadaire d'environ 450 grammes. (Il est génétiquement impossible de perdre plus de 650 grammes de gras corporel par semaine. Vous pouvez perdre plus de poids, mais ce serait surtout une perte d'eau et de masse musculaire. C'est la raison pour laquelle les personnes qui suivent un régime à perte de poids rapide se sentent souvent abattues.)

En premier lieu, j'ai déterminé le besoin protéique quotidien de chacun des participants. (Comme je le montrerai plus loin, chaque personne a des besoins protéiques propres.) Les participants devaient prendre trois repas par jour et deux collations. Chaque repas et chaque collation devaient contenir des quantités suffisantes de protéines, de glucides et de lipides propices à l'atteinte du juste milieu. Afin d'assurer une conformité, j'ai mis au point un prototype alimentaire qui a l'apparence et le goût d'une tablette sucrée mais qui contient l'ensemble des éléments macronutritifs nécessaires à l'atteinte du juste milieu. Les participants devaient consommer une tablette nutritive tous les matins, en guise de petit déjeuner.

Après six semaines, les résultats obtenus correspondaient parfaitement à mes attentes (voir table 2-1). Les femmes avaient perdu en moyenne 2,5 kilos de graisse, soit un peu plus de 450 grammes par semaine. Leur masse maigre n'avait subi aucune perte. Le poids perdu n'était qu'une perte pure de graisse. Le pourcentage moyen de gras corporel est tombé de 29 à 26 p. 100, soit une diminution de 11 p. 100 par rapport au pourcentage initial.

L'analyse statistique des résultats montre qu'il est fort vraisemblable d'obtenir les mêmes résultats en renouvelant l'expérience. Dans le domaine scientifique, une expérience est statistiquement significative lorsque les résultats peuvent être renouvelés 95 fois sur 100 (soit un facteur p inférieur à 0,05). Le *facteur p* est la probabilité que les résultats soient dus au hasard. Plus le facteur p est bas, plus la probabilité est grande d'obtenir les mêmes résultats en répétant l'expérience. Le

TABLE 2-1

Étude pilote sur la perte de graisse
chez les personnes souffrant d'un léger embonpoint

PARAMÈTRE	DÉBUT	FIN	CHANGEMENT	SIGNIFICATION
FEMMES (63)				
Poids (kilos)	73	69	-4	p<0,0005
Graisse (kilos)	22	19	-3	p<0,0005
Masse maigre (kilos)	50	51	+1	p<0,05
% Gras corporel	29	26	-3	p<0,0005
HOMMES (28)				
Poids (kilos)	89	87	-2	p<0,25
Graisse (kilos)	18	15	-3	p<0,0005
Masse maigre (kilos)	70	72	+2	p<0,005
% Gras corporel	20	17	-3	p<0,0005

facteur p est un bon indice à l'effet que le résultat n'est pas dû au hasard.

Que révèlent les statistiques quant à la perte de poids chez les femmes? Elles étaient excellentes. Un facteur p inférieur à 0,0005 qui signifie que l'expérience peut être répétée 10 000 fois et donner 9 995 fois les mêmes résultats.

Chez les hommes, les résultats étaient aussi bons. Ils ont également diminué la masse de leur gras corporel en augmentant cependant leur masse maigre. Cette augmentation signifie que le total du poids perdu chez les hommes n'est pas statistiquement significatif. Toutefois, la perte de graisse et la diminution du pourcentage de gras corporel sont statistiquement significatifs. En fait, le pourcentage du gras corporel est tombé de 20 à 17 p. 100, soit une baisse de 15 p. 100 par rapport au pourcentage initial, similaire à la baisse de 11 p. 100 réalisée chez les femmes. Et, comme pour les femmes, les statistiques montrent que le même résultat peut être atteint 9 995 fois sur 10 000.

Le plus important est que ni les hommes ni les femmes n'ont subi une perte de masse maigre (muscles). Leur perte de poids n'était qu'une perte de graisse. Que faut-il en conclure? Selon les statistiques, le régime du juste milieu est idéal pour perdre le poids qu'aucun autre régime n'a réussi à vous faire perdre.

Il faut garder à l'esprit les deux données clés de ce régime qui assurent une perte de poids permanente, (1) les gras alimentaires ne font pas engraisser, (2) il faut consommer des matières grasses pour en perdre. Comment expliquer ces données qui vont à l'encontre de tout ce que vous avez entendu ou appris au sujet des régimes et de la perte de poids?

C'est en réalité très simple. Il suffit de comprendre comment les hormones réagissent aux aliments consommés. Cette compréhension acquise, il est aisé d'atteindre le juste milieu où vos soucis de poids deviennent choses du passé.

C'est cependant une donnée à double issue. Les réactions hormonales que provoquent les aliments peuvent être vos plus grandes alliées ou vous occasionner les plus horribles cauchemars.

CHAPITRE TROIS

LES EFFETS HORMONAUX
DES ALIMENTS

Prononcez le mot *hormone* et la plupart des gens vont immédiatement penser à sexe. Il est vrai que lesdites «hormones sexuelles»,
les testostérones et les œstrogènes, jouent un rôle vital non seulement dans la régulation des pulsions sexuelles mais aussi, en général, dans le maintien d'une bonne santé.

Quoique très importantes, les testostérones et les œstrogènes ne
sont que deux soldats dans une vaste armée d'hormones qui constituent l'équipement normal de tous les organismes vivants. Cependant, très peu d'entre nous sommes conscient du rôle crucial de ces
hormones qui, en réalité, règlent tout le fonctionnement de l'organisme humain, allant du contrôle du taux de sucre dans le sang aux
mécanismes élémentaires de survie que déclenchent le stress, la peur
et même l'amour.

Les hormones ressemblent à un système téléphonique interne qui
permet aux parties éloignées de l'organisme de communiquer entre
elles rapidement et de manière bien coordonnée. Comme dans tout
système téléphonique, il y a trois sortes de liaisons: interurbaines,
régionales et locales.

La version hormonale des appels interurbains est le système
endocrinien. Les hormones endocrines représentent les réactions
hormonales classiques et sont considérées comme l'équivalent organique d'une suite de tours à ondes courtes ou d'un réseau de fibres
optiques. Elles sont relativement aussi faciles à étudier que ces
mégastructures de la communication.

Dans le système endocrinien, l'action commence lorsqu'une
glande sécrétrice envoie une molécule hormonale informative dans le
système sanguin, qui est la version organique d'un réseau de fibres

optiques. Le message hormonal traverse le système sanguin pour atteindre une cellule cible éloignée. La cellule reçoit le message et répond en exécutant l'ordre reçu.

Afin d'illustrer le pouvoir des hormones en action, prenons l'exemple de l'insuline. Le pancréas sécrète de l'insuline dans le sang. L'insuline traverse le système sanguin pour atteindre le foie et les cellules musculaires où elle transmet l'ordre d'absorber le glucose sanguin et de l'emmagasiner. Le foie et les cellules musculaires obtempèrent.

Au fur et à mesure que le taux d'insuline augmente, le taux de glucose dans le sang diminue. Lorsqu'il tombe sous le seuil critique, le cerveau qui en a besoin pour fonctionner et qui en manque, va en demander et, s'il n'en obtient pas, il commence à s'atrophier.

Cette insuffisance de glucose est appelée, en terme médical, l'hypoglycémie ou diminution du taux de sucre dans le sang. Chez les adultes, elle cause une fatigue mentale. C'est pourquoi, lorsque vous mangez une grande assiette de pâtes à midi, vous éprouvez beaucoup de difficulté à garder les yeux ouverts à quinze heures. Lorsque cela arrive aux athlètes, ce qui n'est pas impossible même en consommant des boissons glucidiques «énergisantes», on l'appelle le «bang». Chez les enfants, comme par exemple, à la garderie, après le jus de pommes de quinze heures, c'est le «chahut» total.

Lorsque l'hypoglycémie frappe, qu'est-ce qui empêche le foie de se réapprovisionner en glucose sanguin à partir de ses réserves? La réponse est le taux élevé d'insuline. La même production excessive d'insuline provoquée par l'assiette de pâtes à midi, ou les boissons glucidiques énergisantes ou encore le jus de pommes de quinze heures, empêche à présent le réapprovisionnement en glucose sanguin qui alimente le cerveau. Vous commencez alors à vous débrancher. Comme vous pouvez le constater, les effets d'une hormone endocrine interurbaine sont vastes et puissants.

Dans les réactions hormonales paracrines, l'hormone traverse une courte distance entre la cellule sécrétrice et la cellule cible. De ce fait, les réactions paracrines n'ont pas besoin de la transmission interurbaine du système sanguin. Elles utilisent le système paracrine qui est la version organique d'un système téléphonique régional.

Finalement, il y a le système hormonal autocrine, analogue au cordon qui relie le combiné du téléphone à l'appareil lui-même. Ici, la cellule sécrétrice libère une hormone qui revient immédiatement agir sur la cellule sécrétrice elle-même.

Les hormones des systèmes paracrine et autocrine sont à effet rapide et difficiles à étudier car elles n'apparaissent pas dans le système sanguin où elles peuvent être facilement échantillonnées. Elles sont cependant plus puissantes que les hormones endocrines du fait qu'elles agissent à des concentrations plus infimes. Leur action physiologique puissante les amène à s'autodétruire en quelques secondes après avoir accompli leur tâche. Les effets physiologiques fugitifs des réactions hormonales paracrines et autocrines constituent une partie importante du fondement scientifique sur lequel repose l'atteinte du juste milieu.

L'autre partie de ce fondement scientifique est l'ajustement de l'équilibre des divers systèmes hormonaux. Les hormones agissent rarement en solitaires. Elles vont généralement en paires (une paire est appelée *un axe*), constituées de deux hormones ayant des effets physiologiques puissants complètement opposés.

Il y a plusieurs paires d'hormones endocrines, mais les plus importantes en ce qui a trait à l'atteinte du juste milieu sont celles de l'axe insuline-glucagon. L'insuline abaisse le taux de sucre dans le sang tandis que le glucagon l'augmente. En assurant le bon équilibre de ces effets physiologiques opposés, l'organisme maintient un contrôle relativement serré du taux de sucre dans le sang et, par conséquent, permet au cerveau de fonctionner à son meilleur. Si cet équilibre hormonal précaire est perturbé, si la communication interne est coupée, le taux de glucose est déséquilibré.

Si le taux d'insuline est très élevé, par exemple, ou si le taux de glucagon est très bas, l'organisme souffre d'hypoglycémie (diminution du taux de sucre dans le sang). Le fonctionnement du cerveau est alors compromis. Il y a également une situation dite de résistance à l'insuline où le taux d'insuline est élevé mais où le taux de sucre dans le sang demeure inchangé parce que les cellules cibles ne réagissent plus à l'insuline. La résistance à l'insuline associée à un *taux élevé d'insuline* (hyperinsulinémie) entraînent une accumulation de gras corporel. Une hyperinsulinémie prolongée cause le diabète et accélère le développement des cardiopathies.

Il ne s'agit pas d'une simple discussion académique sur la biochimie hormonale. Des recherches scientifiques ont prouvé que les aliments ont un effet exceptionnel sur toutes les réactions hormonales tant endocrines que paracrines et autocrines. Lorsque vous réussissez à comprendre le pouvoir des réactions hormonales que provoquent les aliments, il ne vous est plus possible de considérer les aliments comme une simple source de calories.

N'importe quel nutritionniste est capable de vous dire le nombre de grammes de gras qu'il y a dans une portion d'aliments ou le nombre de calories qu'il y a dans un repas. Toutefois, ce n'est pas le calcul des calories qui assure une santé optimale, mais une bonne compréhension des réactions hormonales complexes engendrées chaque fois que vous ouvrez la bouche pour manger (voir tableau 3-1). En comprenant l'effet des réactions hormonales, vous réaliserez que bon nombre de vos conceptions alimentaires sont totalement erronées.

Si nous examinons l'éventail des régimes conventionnels à partir du point de vue hormonal, nous constatons que, pour des raisons diverses, ils sont tous voués à l'échec. En d'autres termes, *tous les régimes amaigrissants conventionnels sont impropres du point de vue hormonal.* Même conçus avec les meilleures intentions, ils ne peuvent assurer une perte de poids permanente, ni prévenir ou traiter la maladie, ni promouvoir une santé et une performance optimales comme le fait le régime du juste milieu.

La réalité est que tous les régimes conventionnels ignorent une donnée vitale, à savoir que *les aliments sont les plus puissants médicaments que vous pourrez jamais trouver. C'est en apprenant comment contrôler les réactions hormonales provoquées par les aliments que vous obtiendrez votre passeport pour entrer et demeurer dans le juste milieu.*

TABLEAU 3-1

Les aliments à titre de médicaments

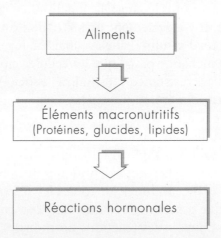

Comment utiliser les aliments pour contrôler les réactions hormonales? Il faut d'abord voir les aliments comme un système de contrôle hormonal et non comme une source de calories. Il faut ensuite considérer la composition de chaque repas comme une carte hormonale qui indique la source d'énergie dont vous aurez besoin au cours des quatre ou six heures qui suivent. Si vous entrez le bon code, vous aurez accès à une source d'énergie presque intarissable, vos propres réserves de gras corporel. Si vous entrez le mauvais code, vous vous retrouvez forcé d'utiliser un carburant à indice d'octane bas et en quantité limitée, les glucides de réserve.

Une personne normale possède environ 100 000 calories emmagasinées sous forme de gras corporel pour combler un manque éventuel d'énergie. Combien de crêpes farcies de glucides devriez-vous manger pour obtenir la même quantité d'énergie? Environ 1 700!

Le bon code hormonal, votre mot de passe secret pour atteindre le juste milieu, se cache dans l'axe insuline-glucagon. L'insuline, vous vous en souvenez, est une hormone d'entreposage. Elle a pour fonction de prendre le glucose excédentaire des glucides alimentaires et les acides aminés excédentaires des protéines alimentaires, puis de les emmagasiner dans les tissus adipeux sous forme de graisse. Il est utile aussi de considérer l'insuline comme une hormone de garde car, en plus d'emmagasiner la graisse dans les tissus adipeux, elle l'enferme et empêche sa libération.

Si l'insuline est une hormone d'entreposage et une hormone de garde, le glucagon, l'opposé biologique de l'insuline, est une hormone mobilisatrice. La fonction première du glucagon est de libérer les glucides emmagasinés dans le foie sous forme de glucose. Une fois libéré, le glucose pénètre le système sanguin et aide à maintenir le juste équilibre du taux de sucre requis pour assurer le bon fonctionnement du cerveau.

L'insuline abaisse le taux de sucre dans le sang et le glucagon le rétablit, c'est pourquoi la communication et l'équilibre entre ces deux hormones est critique pour la survie. Souvenez-vous que la production d'insuline est stimulée par les glucides, en particulier les glucides à indice glycémique élevé comme le pain et les pâtes alimentaires. Par ailleurs, la production de glucagon (qui est comme l'insuline sécrété par le pancréas) est stimulée par les protéines alimentaires.

Ainsi pour maintenir l'équilibre hormonal critique entre l'insuline et le glucagon il faut tenir compte, d'une part, de la portion alimentaire consommée (un excès de calories stimule la sécrétion d'insuline) et, d'autre part, de la proportion des protéines par rapport aux glucides dans chaque repas.

Qu'arrive-t-il si vous entrez le mauvais code hormonal en consommant, par exemple, la gigantesque portion de pâtes alimentaires qui constitue l'essentiel du repas riche en glucides et pauvre en protéines que prônent les régimes à la mode? Normalement, si vous prenez un tel plat à midi, vous avez bien du mal à garder les yeux ouverts à quinze heures. Qu'est-ce qui explique cette réaction universelle? C'est la surproduction d'insuline provoquée par un excès de glucides et une insuffisance de protéines. L'insuline réduit, d'une part, le taux de sucre dans le sang privant ainsi le cerveau de sa seule source d'énergie et, d'autre part, empêche le foie de réapprovisionner le système sanguin en sucre.

Au fur et à mesure que le taux de sucre dans le sang diminue, le cerveau s'atrophie. Trois ou quatre heures après un repas riche en glucides, le cerveau va désespérément réclamer une énergie qui lui fait défaut (bien que vous ayez l'équivalent de deux ou trois tablettes sucrées entreposées dans votre foie et cherchant en vain à être libérées). Le taux d'insuline ayant augmenté et le taux de glucagon ayant diminué suite à ce repas riche en glucides, la quantité massive de glucides emmagasinée dans le foie ne peut pas entrer dans le système sanguin.

Par ailleurs, le taux réduit de glucagon empêche l'organisme de se réapprovisionner en sucre à partir des réserves glucidiques internes du foie. En désespoir de cause, votre cerveau vous invite à manger des croustilles de maïs. Les croustilles (ou les biscuits Oréo) seront une

TABLEAU 3-2

L'équilibre optimal du rapport insuline/glucagon

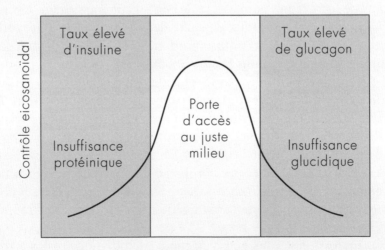

source immédiate de glucides pour le cerveau, mais ils ne feront que vous replonger dans le cercle vicieux d'un taux élevé d'insuline suivi d'un taux réduit de glucagon. En d'autres termes, vous vous retrouvez pris dans le cercle infernal des glucides.

Le cercle infernal des glucides est la source de votre fringale de sucre et de votre faim récursive (chaque deux ou trois heures) qui en est la compagne. Ce désir impérieux est la conséquence d'un repas riche en glucides ou, plus précisément, d'un rapport macronutritif beaucoup plus riche en glucides qu'en protéines.

Il est vrai qu'un mauvais code hormonal qui donne des envies glucidiques est catastrophique. Souvenez-vous que vous continuez à consommer des glucides même après que les réserves glucogéniques du foie et des muscles sont remplies. Où et comment seront entreposés ces glucides excédentaires? Ils sont convertis en graisses. L'organisme a toujours de la place pour emmagasiner les graisses. Ainsi, tant qu'à y être, autant manger du lard!

Il faut cependant faire la part des choses car tout le monde n'a pas des réactions hormonales aussi négatives aux régimes glucidiques. Il y a des personnes qui se bourrent de glucides sans jamais engraisser. Pourquoi? C'est une question de gènes.

Une recherche menée par Gerald Reaven de l'université de Stanford, en 1987, a éclairci ce mystère génétique. Il s'est avéré que, génétiquement, les glucides provoquent une production d'insuline variable. Chez 25 p. 100 de la population normale, cette production est plutôt émoussée. Lorsque ces personnes chanceuses consomment trop de glucides, leur taux d'insuline demeure pratiquement inchangé. Elles peuvent consommer des glucides à volonté sans se sentir affamées peu après et sans jamais engraisser. Les régimes hyperglucidiques conviennent parfaitement à leur organisme. Cependant, ce sont ces personnes que les sommités dans le domaine de la nutrition citent en exemple pour montrer au monde l'efficacité des régimes à teneur élevée en glucides. Une absurdité! Ces personnes ont simplement tiré un billet gagnant à la loterie génétique.

Quant à l'autre 25 p. 100 de la population normale, le tirage n'ayant pas été aussi chanceux, les glucides provoquent en eux, génétiquement, une production élevée d'insuline. Il suffit à ces personnes de regarder un glucide pour prendre du poids.

Entre ces deux extrêmes, il y a l'autre 50 p. 100 de la population. Ces personnes réagissent normalement aux glucides, c'est-à-dire qu'un excès de glucides augmente leur taux d'insuline, mais pas de manière aussi catastrophique que chez les 25 p. 100 malchanceux. Le taux demeure toutefois assez élevé pour causer les dommages cités ci-haut. Et lorsque le régime à teneur élevé en glucides qu'elles suivent ne donnent pas les résultats escomptés, c'est la faute de leur gourmandise et de leur faible volonté, alors qu'en réalité elles sont nées avec des gènes malencontreux.

Il en résulte que le quart de la population, doté de gènes propices, qui suit un régime riche en glucides, obtiendra des résultats satisfaisants. Ces personnes peuvent se gaver de glucides sans jamais engraisser parce qu'elles jouissent d'un taux constamment réduit d'insuline. Par contre, pour les trois quarts de la population, le régime à teneur élevée en glucides offre très peu de satisfaction. Ainsi, comme je l'ai déjà dit, si le régime riche en glucides ne vous convient pas, ce n'est pas votre faute, c'est la faute de vos gènes. Or, vous ne pouvez pas changer vos gènes, mais vous pouvez changer votre régime alimentaire.

Vous trouverez dans les chapitres suivants les principes du régime qui permet d'échapper aux conséquences hormonales du cercle infernal des glucides et d'atteindre le juste milieu. Le fondement de ce régime est de prendre de petits repas contenant les bonnes proportions de protéines par rapport aux glucides. En vous mettant ce principe de base en tête, vous vous placez déjà sur la voie qui mène au juste milieu.

Dans ce chapitre, j'ai surtout parlé de l'axe insuline/glucagon bien qu'il y ait dans l'organisme des centaines d'autres systèmes hormonaux. L'importance de cet axe résulte du fait qu'il contrôle le glucose, source vitale de carburant pour le cerveau. Le plus important toutefois est son influence sur la production des superhormones appelées eicosanoïdes.

Si l'insuline et le glucagon donnent accès au juste milieu, les eicosanoïdes *sont* le juste milieu.

CHAPITRE QUATRE

LES EICOSANOÏDES
LE CHEMIN LE PLUS COURT

S i l'insuline et le glucagon contrôlent le taux de sucre sanguin, qu'est-ce qui contrôle les hormones? Les eicosanoïdes, les super-hormones de l'organisme. Mystérieuses et passagères, cependant toutes-puissantes, elles sont produites par toute cellule vivante du corps humain. Elles sont la glu moléculaire qui retient l'ensemble de l'organisme humain.

Les eicosanoïdes contrôlent tous les systèmes hormonaux de l'organisme et pratiquement toutes ses fonctions physiologiques vitales (systèmes cardiovasculaire, immunitaire, nerveux central, de reproduction, ainsi de suite). La fonction des eicosanoïdes est de nous garder en vie et en santé, rien de moins! Sans les eicosanoïdes, la vie telle que nous la connaissons serait impossible.

La famille des eicosanoïdes comprend une variété de superhormones qui portent des noms assez difficiles à prononcer comme les prostaglandines, les thromboxanes, les leucotriènes, les lipoxines et les acides gras hydroxylés. Je vais reparler plus en détail de ces groupes hormonaux et de leurs effets sur la maladie dans les chapitres qui suivent. Pour le moment, souvenez-vous simplement que *les eicosanoïdes sont les agents biologiques les plus puissants que l'homme ait jamais connus. Contrôlez les eicosanoïdes et empruntez la voie qui mène au juste milieu.*

Cependant, malgré leur rôle crucial tant au niveau de la vie que de la santé, les eicosanoïdes demeurent des hormones très peu connues. Votre médecin n'en a probablement jamais entendu parler. Allez dans n'importe quelle faculté de médecine au pays et demandez aux professeurs s'ils savent ce que sont les eicosanoïdes… après quelques minutes de réflexion, la réponse sera généralement négative.

L'ignorance de la communauté médicale en matière d'eicosanoï-des est étonnante. Pourtant, les premières découvertes relatives aux eicosanoïdes ont valu à leurs auteurs le prix Nobel de médecine en 1982, et les médicaments les plus puissants qu'on retrouve dans tout cabinet pharmaceutique sont conçus pour influer sur le taux des eicosanoïdes dans l'organisme.

La raison de cette ignorance malencontreuse est que les eicosanoïdes font parties de l'axe hormonal paracrine/autocrine extrêmement complexe et presque invisible. La durée de vie de ces hormones se mesure en secondes. Elles agissent à des concentrations infimes sans traverser le système sanguin pour atteindre les tissus cibles. En d'autres termes, comme Greta Garbo, ces hormones sont rarement aperçues et, par conséquent, très peu comprises.

Les eicosanoïdes apparaissent, agissent et s'autodétruisent en un clin d'œil. Elles sont, de bien des façons, l'équivalent biologique des quarks en physique. Il est très rare de pouvoir observer les quarks. Lors-qu'on y parvient, c'est généralement dans des accélérateurs de particu-les gigantesques, souvent après de longues années et de nombreux échecs expérimentaux. Aussi difficile que cela puisse être de les mesu-rer, n'importe quel physicien vous dira qu'ils sont les particules élémen-taires de toute matière et qu'ils existent depuis la nuit des temps.

Les eicosanoïdes ne sont pas loin derrière. Ces superhormones existent depuis plus de 500 millions d'années. En fait, elles consti-tuent le premier système hormonal de contrôle développé par les organismes vivants. (Un grand nombre de nos eicosanoïdes sont identiques à celles que produit une éponge.) Cependant, les eicosanoïdes n'ont été découvertes qu'en 1936 et, isolées en premier lieu dans la prostate, on a nommé ces premières hormones eicosanoïdales, les *prostaglandines*.

À cette époque, on pensait que les eicosanoïdes étaient simple-ment un autre système hormonal endocrinien et qu'elles étaient sécrétées par la prostate puis transportées dans le sang vers quelque cellule cible inconnue. Leur rôle réel dans l'organisme n'était pas encore connu. Au cours des quarante années qui ont suivi, elles ont fait l'objet de recherches importantes

Vers le milieu des années 70, la mise au point d'instruments plus sophistiqués a permis de pousser plus loin l'étude des eicosanoïdes. Il y a depuis une prolifération de données (du moins au niveau de la recherche scientifique) et de conclusions concernant l'ubiquité et la puissance réelles de ces hormones.

Les prostaglandines se sont révélées être une petite tribu dans la grande famille des eicosanoïdes. En 1940, les scientifiques ont découvert un autre élément biochimique mystérieux qu'ils ont commencé par appeler *substance à réaction différée*. Cette découverte a permis de comprendre les *leucotriènes*, une sous-classe d'eicosanoïdes, qui contrôlent entre autres les constrictions bronchiques et les allergies.

Vers la fin des années 70, on a découvert les *prostacyclines* et les *thromboxanes*, deux des principales eicosanoïdes reliées aux cardiopathies. Dans les années 80, d'autres groupes d'eicosanoïdes ont été découverts, entre autres les *lipaxines* et les *acides gras hydroxylés* qui jouent un rôle important dans le contrôle des réactions inflammatoires et dans la régularisation du système immunitaire.

Toutes ces eicosanoïdes agissent au niveau de la cellule individuelle et leurs effets sont exceptionnellement variés et puissants. En fait, les eicosanoïdes sont les régulateurs ultimes de la fonction cellulaire, éveillant ou endormant les cellules, seconde après seconde, comme des lucioles au cœur des nuits chaudes de juillet.

LES «BONNES» ET LES «MAUVAISES» EICOSANOÏDES

Comme toutes les hormones, les eicosanoïdes agissent comme des systèmes de contrôle. Mais, comme l'insuline et le glucagon, elles ont aussi des fonctions opposées. Étant donné qu'il s'agit du système hormonal le plus puissant de tous, il faut assurer le bon équilibre de ses deux fonctions contraires pour être en bonne santé car tout déséquilibre engendre la maladie. Les eicosanoïdes constituent le mécanisme d'équilibre cellulaire ultime de votre organisme.

En termes plus simples, il y a de bonnes et de mauvaises eicosanoïdes.

Bien sûr, aucune substance naturelle n'est entièrement bonne ou entièrement mauvaise. Prenons, par exemple, le cholestérol. Les médecins aiment parler de *bon* cholestérol (lipoprotéines à haute densité, HDL) et de *mauvais* cholestérol (lipoprotéines à basse densité, LDL). Or, comme je l'ai dit, il n'y a rien d'absolument bon ou d'absolument mauvais dans la physiologie humaine. Les lipoprotéines à basse densité (les transporteurs du mauvais cholestérol) sont les camions de livraison moléculaire qui transportent les lipides, tels que les acides gras essentiels et le cholestérol, qui favorisent la croissance des cellules. Une insuffisance de mauvais cholestérol peut être fatale.

Lorsque l'*équilibre* entre le bon et le mauvais cholestérol est rompu, la menace d'un trouble cardiovasculaire apparaît à l'horizon.

Parlant d'hormones, prenons comme autre exemple l'insuline. Comme nous l'avons vu au chapitre précédent, un excès d'insuline cause l'hypoglycémie (taux réduit de sucre dans le sang), et une insuffisance d'insuline cause le diabète. L'essentiel est que Dame nature aime l'équilibre et qu'un excès de «bon» (ou une insuffisance de «mauvais») risque en définitive d'être nuisible.

Ce principe est valable aussi pour les bonnes et les mauvaises eicosanoïdes. Cependant, les enjeux dans ce cas sont plus élevés car les hormones paracrines telles que les eicosanoïdes sont beaucoup plus puissantes que les hormones endocrines telles que l'insuline et le glucagon.

Prenons comme exemple les agrégations plaquettaires. Ce terme sophistiqué est utilisé pour indiquer la tendance de certaines cellules sanguines dites plaquettes à s'agglutiner. Les bonnes eicosanoïdes empêchent l'agrégation plaquettaire, tandis que les mauvaises la favorisent. Une agrégation inopportune peut entraîner la formation d'un caillot sanguin et provoquer, par conséquent, une crise cardiaque ou une attaque d'apoplexie. Mais si vous vous coupez, l'agrégation plaquettaire favorise la coagulation et, par conséquent, arrête le saignement. Une insuffisance de mauvaises eicosanoïdes vous ferait saigner à mort.

Il en va de même pour la tension artérielle. Un excès de mauvaises eicosanoïdes provoque une hausse de la tension artérielle en causant la contraction des artères (vasoconstriction). Un excès de bonnes eicosanoïdes provoque une baisse de la tension artérielle (vasodilatation) qui peut provoquer l'état de choc.

Ce qui est vrai pour les agrégations plaquettaires et la tension artérielle l'est également pour la douleur, les inflammations, le système immunitaire, et ainsi de suite. Un déséquilibre entre les bonnes et les mauvaises eicosanoïdes entraîne la maladie.

Vous trouverez dans le tableau 4-1 quelques caractéristiques des bonnes et des mauvaises eicosanoïdes.

Vous remarquerez que les eicosanoïdes contrôlent en pratique toutes les fonctions physiologiques de l'organisme (ces fonctions que vous preniez pour acquises). Il est évident qu'un équilibre dynamique entre les bonnes et les mauvaises eicosanoïdes est nécessaire pour maintenir l'équilibre biologique. C'est le maintien de cet équilibre qui, en définitive, vous gardera en santé.

TABLEAU 4-1

Les eicosanoïdes sont contrôlées par les gras alimentaires

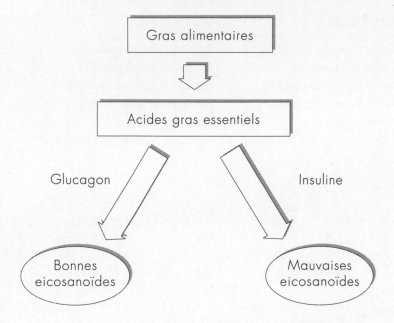

LES EICOSANOÏDES, LA MALADIE, LA BONNE FORME

Lorsque la recherche sur les eicosanoïdes a valu à ses auteurs le prix Nobel de médecine en 1982, une perspective nouvelle et différente de la maladie a vu le jour. À partir de ce nouveau paradigme, il fut possible de réunir un grand nombre de maladies, sinon toutes, dans un cadre nouveau.

Toute maladie, que ce soit une cardiopathie, un cancer ou une maladie auto-immune (arthrite et diverses scléroses), est, au niveau moléculaire, la conséquence d'une surproduction de mauvaises eicosanoïdes et d'une production insuffisante de bonnes. Pour certains, ce déséquilibre signifie cardiopathie, pour d'autres, cancer, arthrite ou obésité.

Si nous renversons cet énoncé, nous constatons que la redéfinition de la maladie en termes de «bonnes» et de «mauvaises» eicosanoïdes donne, pour la première fois dans l'histoire médicale, une définition moléculaire simple mais élégante de la bonne forme, soit un organisme qui produit plus de «bonnes» eicosanoïdes et moins de «mauvaises».

TABLE 4-1

Actions des bonnes et des mauvaises eicosanoïdes

BONNES EICOSANOÏDES	MAUVAISES EICOSANOÏDES
Entravent l'agrégation plaquettaire	Favorisent l'agrégation plaquettaire
Favorisent la vasodilatation	Favorisent la vasoconstriction
Entravent la prolifération cellulaire	Favorisent la prolifération cellulaire
Stimulent la réaction immunitaire	Ralentissent la réaction immunitaire
Anti-inflammatoires	Pro-inflammatoires
Diminuent la transmission de la douleur	Augmentent la transmission de la douleur

BONNE FORME ET SANTÉ OPTIMALE

La bonne forme est généralement définie comme le fait de ne pas être malade. Or, la grande majorité des Américains aujourd'hui, sans être malades, ne se sentent pas au meilleur de leur forme. La santé *optimale*, un état métabolique où le corps et l'esprit fonctionnent à capacité maximum, va au-delà de la bonne forme. La santé optimale est un état que, tous, nous souhaitons atteindre.

La santé optimale requiert un équilibre entre les bonnes et les mauvaises eicosanoïdes. Comme je l'ai dit plus tôt, il faut pour survivre autant de mauvaises eicosanoïdes que de mauvais cholestérol. Pour jouir d'une santé optimale, l'état métabolique recherché doit refléter un équilibre dynamique entre les bonnes et les mauvaises eicosanoïdes. C'est la définition moléculaire du juste milieu.

Quels sont les effets d'une santé optimale? La prévention de la maladie. Un grand nombre de maladies chroniques telles que l'obésité, la cardiopathie, le cancer, le diabète, la dépression et l'alcoolisme ont un lien génétique puissant. Leur origine est enfouie dans votre code génétique. L'atteinte du juste milieu réduit la possibilité de les voir surgir. Dans l'immédiat, vous obtenez un meilleur accès au gras corporel (plutôt qu'aux réserves glucidiques) pour chercher de l'énergie. Vous bénéficiez d'une concentration mentale accrue et, par conséquent, d'une productivité accrue et d'une amélioration de votre performance physique.

Qui peut refuser la chance de profiter de ces avantages incroyables?

LES ALIMENTS, LES EICOSANOÏDES ET LE JUSTE MILIEU

Vous voulez oublier la maladie, vous sentir en forme et même allez au-delà et connaître une santé optimale? La seule voie à suivre est celle du juste milieu. Comment y accéder? La réponse est très simple: par l'intermédiaire des aliments.

Il est bon de vous répéter que *si vous suivez le régime du juste milieu, vous y parviendrez assurément et vous y resterez pour le restant de votre vie.*

En quoi consiste ce régime? C'est un régime où l'équilibre des éléments macronutritifs (protéines, glucides et lipides) est soigneusement contrôlé pour chaque repas, chaque collation, chaque journée. Quel rapport y a-t-il entre l'équilibre des éléments macronutritifs et les eicosanoïdes? En premier lieu, le gras alimentaire est la *seule* source d'acides gras essentiels qui sont les éléments chimiques structuraux de toutes les eicosanoïdes. Par ailleurs, l'équilibre des protéines et des glucides contrôle l'axe insuline/glucagon qui, à son tour, détermine la production par l'organisme de «bonnes» ou de «mauvaises» eicosanoïdes. C'est en réalité très simple.

Imaginez que l'organisme est un billard électrique biologique. Les billes (les acides gras essentiels) sont constamment mises en jeu par le piston (le gras consommé à chaque repas). Les billes resteront en jeu (production de bonnes eicosanoïdes) ou tomberont dans le puits (production de mauvaises eicosanoïdes) selon la dextérité avec laquelle vous manipulez les boutons latéraux du billard. Le billard électrique représente la combinaison macronutritive de chaque repas ou de chaque collation.

En connaissance de cause ou non, vous jouez au jeu des eicosanoïdes toutes les quatre à six heures, chaque jour de votre vie. Plus vous améliorez votre jeu, plus vous obtenez de meilleurs résultats, et plus vous vous rapprochez du juste milieu.

Si vous suivez le régime riche en glucides recommandé aux malades cardiovasculaires, aux athlètes et à tous les Américains, votre jeu est mauvais. Vous faites en réalité tout ce qui est en votre pouvoir pour produire plus de mauvaises eicosanoïdes. Pourquoi? Parce que le régime hyperglucidique entraîne une surproduction d'insuline et, par conséquent, une production accrue de mauvaises eicosanoïdes qui va perturber le taux de sucre dans le sang. L'accès au gras corporel est entravé et vous vous retrouvez à la merci de la maladie. Un excès de glucides vous oblige à abandonner le juste milieu.

Donc, si vous avez un régime alimentaire riche en glucides, si vous vous sentez de plus en plus fatigué, si vous avez de moins en moins d'énergie et si vous avez de plus en plus de gras corporel, vous en connaissez la cause à présent. Vous avez mal joué au jeu des eicosanoïdes ce qui a court-circuité les mécanismes de contrôle de base (les eicosanoïdes) qui, depuis 500 millions d'années, évoluent pour accéder à vos propres réserves de gras corporel et maintenir le taux de sucre dans le sang.

Qu'est-ce qui m'a démontré les avantages d'un jeu bien mené, c'est-à-dire du régime du juste milieu? Ce sont les essais effectués auprès de personnes souffrant de cardiopathie, de diabète, d'obésité, de maladies auto-immunes et même auprès de personnes atteintes du V.I.H. Cependant, les expériences les plus concluantes ont été celles menées dans le meilleur laboratoire vivant, soit l'organisme des athlètes d'élite.

CHAPITRE CINQ

LES ATHLÈTES D'ÉLITE ET LE JUSTE MILIEU

Huit médailles d'or en natation aux Jeux olympiques de Barcelone. Ce n'est pas un mauvais score pour un grand pays, voire une seule université américaine. Ajoutez à cela six championnats consécutifs de natation de la NCAA au cours des trois dernières années. Quelle usine athlétique a pu obtenir des résultats aussi impressionnants? C'est une institution académique des plus solides aux États-Unis, l'université de Stanford.

Les nageurs de Stanford sont parmi les centaines d'athlètes d'élite avec qui j'ai travaillé pour démontrer les avantages du juste milieu en compétition. Les changements hormonaux que les athlètes d'élite recherchent par l'entraînement sont ceux-là mêmes dont un malade cardiovasculaire a besoin pour être en bonne forme. Il s'agit dans les deux cas de produire plus de bonnes eicosanoïdes et moins de mauvaises. Il s'agit dans les deux cas d'atteindre le juste milieu.

Vous avez appris qu'un régime glucidique était le moyen le plus sûr de rester hors du juste milieu. Cependant, ces régimes constituent le fondement même de l'alimentation courante des sportifs, en particulier les athlètes d'élite. Les nutritionnistes se trompent sur toute la ligne.

La performance des athlètes d'élite n'est pas établie le jour même de la compétition et elle ne dépend certainement pas d'une tablette ou boisson «énergisante» quelconque. (Cela dit, la plupart des soi-disant «tablettes énergisantes» offertes sur le marché aujourd'hui ont une teneur très élevée en glucides et une teneur très réduite en protéines et en lipides. Leur composition macronutritive se rapproche de celle des tablettes sucrées traditionnelles à l'exception du meilleur goût de ces dernières. Le message est donc le suivant: quelle que soit la quantité de «tablettes énergisantes» que vous consommez, vous n'atteindrez jamais le juste milieu.)

La performance des athlètes d'élite dépend de l'entraînement et de la cohérence du régime alimentaire suivi pendant des semaines, voire des mois, *avant* la course ou l'événement. Il n'y a rien dans la documentation scientifique qui appuie la croyance répandue qu'une consommation à long terme (plus de cinq jours) d'aliments glucidiques améliore la performance athlétique. Par contre, un régime propice à l'atteinte du juste milieu accroît de façon significative la performance athlétique, et cela se mesure scientifiquement. Comment puis-je l'affirmer? J'ai passé les quatre dernières années à étudier cette notion et à l'expérimenter auprès de quelques-uns des meilleurs athlètes du monde. Par essence, ces athlètes et leurs entraîneurs sont devenus des laboratoires vivants.

J'ai eu ma première occasion de travailler avec des groupes importants d'athlètes d'élite dans un cadre quasi médical en 1991 lorsque Marv Marinovich, l'ancien entraîneur des Raiders de Los Angeles, a pris contact avec moi. Chaque été, Marv dirige un camp d'entraînement ultra-intensif en Californie du Sud pour les joueurs universitaires de football et les joueurs professionnels de basket-ball. Il avait entendu parler du juste milieu par l'intermédiaire de Garriet Giemont, l'entraîneur des Rams de Los Angeles, et de plusieurs joueurs des Rams avec qui je travaillais alors.

La première fois que j'ai rencontré Marv, il avait 12 kilos en trop, bien qu'il fut un des entraîneurs les plus renommés des États-Unis. Comme presque toutes les personnes impliquées dans le sport d'élite, Marv était un adepte du régime glucidique. Le premier conseil que je lui ai donné fut de modifier son régime pour atteindre le juste milieu.

Marv s'est montré quelque peu sceptique. Était-il possible que tous les experts en matière de nutrition sportive fussent dans l'erreur? Mais, en même temps, il voyait le grand succès que Garrett Giemont remportait avec les joueurs des Rams de Los Angeles qui avaient adopté le régime du juste milieu. Il a finalement décidé de l'essayer.

Deux semaines plus tard, Marv m'a appelé pour me dire que quelque chose d'extraordinaire se passait durant l'entraînement. Il a dit que, au cours d'une séance, «un souffle anti-gravité a soudain balayé la salle». Il était à présent réellement intéressé à changer toute son approche alimentaire pour l'entraînement.

Marv était convaincu mais son équipe demeurait sceptique. Pourquoi voulait-il tout bouleverser? Les stratégies alimentaires passées n'avaient-elles pas toujours donné d'excellents résultats? Oui, mais la possibilité d'obtenir un rendement encore meilleur est ce qui motive des gens comme Marv, à l'affût des meilleures techniques d'entraînement.

Marv m'a demandé si j'étais intéressé à mener une étude pilote auprès d'un groupe de neuf athlètes d'élite s'il me garantissait qu'ils suivraient le régime propice à l'atteinte du juste milieu. J'ai immédiatement accepté.

Cette offre était très intéressante parce que ce genre d'étude allait me permettre de travailler avec un plus grand nombre d'athlètes bien entraînés et, par conséquent, de faire une analyse statistique qui confirmerait scientifiquement la possibilité de répéter les résultats comme je l'avais prouvé à la suite de l'étude menée auprès de personnes souffrant d'un léger embonpoint. Les statistiques donnent la probabilité de répétition des résultats. Un facteur de probabilité supérieur à 95 p. 100 (un facteur p inférieur à 0,05) signifie que, en répétant la même expérience 100 fois, on doit obtenir 95 fois le même résultat. Toutefois, pour mener une bonne analyse statistique, il faut un nombre suffisant de participants disposés à suivre les directives nécessaires à la bonne marche de l'étude. Les athlètes de Marv correspondaient à ce profil.

Cette étude pilote allait me permettre également de déterminer si cela valait la peine que je poursuive ma recherche auprès des athlètes d'élite. Si je ne réussissais pas à obtenir une amélioration de performance statistiquement significative sous des conditions soigneusement contrôlées, je n'y arriverais jamais.

Ainsi, au cours de l'été 91, nous avons soumis neuf des athlètes de Marv, dont six joueurs universitaires de football du plus haut niveau et trois joueurs professionnels de basket-ball, au régime du juste milieu et ce, pendant six semaines. Chaque repas était vérifié quotidiennement. Si quelqu'un ramenait au camp un aliment non recommandé, Marv lui donnait un premier et dernier avertissement. La fois d'après l'athlète était retiré de l'étude et mis à la porte.

Certes, les conditions du camp de Marv étaient dures, mais c'était le meilleur moyen d'assurer un contrôle serré du régime.

Avant que la période de six semaines ne commence, Marv a pris le poids et le pourcentage de gras corporel de chaque athlète, puis il a calculé la masse maigre de chacun. Il leur a également fait passer des tests cardiovasculaires, de puissance (force multipliée par vitesse), d'endurance, d'agilité et de force coordonnée basée sur le saut en hauteur (pour la force de la partie inférieure du corps) et le lancement d'un poids de 3 kilos (pour la force de la partie supérieure du corps).

Après les six semaines de régime (incluant deux séances quotidiennes d'entraînement intensif), Marv a repris les mesures des athlètes et leur a fait repasser les tests. Les résultats étaient étonnants, pour ne pas dire incroyables (voir table 5-1). Le poids des athlètes avait augmenté en moyenne de plus de 5 kilos, tandis que leur gras corporel *avait diminué d'environ 3 kilos*. Cela signifiait un gain de plus de 7 kilos en masse musculaire maigre.

TABLE 5-1

PARAMÈTRE	% CHANGEMENT	SIGNIFICATION STATISTIQUE (FACTEUR DE PROBABILITÉ)
COMPOSITION DU CORPS		
Poids	+5 %	$p < 0,005$
% Gras corporel	-20 %	$p < 0,005$
Masse maigre	+8 %	$p < 0,005$
PERFORMANCE		
Temps à compléter		
Test d'agilité NFL	-2 %	$p < 0,0005$
Forme cardiovasculaire	+118 %	$p < 0,0005$
Puissance	+30 %	$p < 0,0005$
DERNIER TEMPS EN SPRINT		
Après 15 sprints de 100 m	-7 %	$p < 0,0005$
Lancement de poids	+7 %	$p < 0,0005$
Saut en hauteur	+10 %	$p < 0,0005$

Ces résultats étaient étonnants, compte tenu de la période de temps relativement courte (six semaines) sur laquelle s'était déroulée cette expérience, surtout qu'aucun des athlètes n'avait consommé plus de 2 500 calories par jour. Mais, comme ils étaient continuellement dans le juste milieu, le régime alimentaire leur a fourni la quantité suffisante de protéines pour réparer et reformer de nouveaux tissus musculaires tout en maintenant leur masse maigre initiale.

Cependant, la question à laquelle je cherchais une réponse ne concernait pas les changements corporels. Je voulais surtout analyser l'amélioration de la performance. Les athlètes avaient été choisis parce qu'ils avaient déjà suivi au printemps un programme intensif de conditionnement physique et s'apprêtaient à poursuivre leur entraînement jusqu'en septembre. Comme vous le dira n'importe quel entraîneur qualifié, une fois que vous êtes au faîte de votre conditionnement physique, toute amélioration ultérieure de la performance est généralement infime. Toutefois, sans un entraînement continu, vous risquez de perdre beaucoup de votre performance de pointe. C'est ce qu'on appelle le «désentraînement». Pour les athlètes d'élite, il suffit de quelques jours pour être désentraînés. Aussi, le vrai test quant aux avantages du juste milieu est de noter un *accroissement* significatif de la performance au cours de cette période expérimentale de six semaines.

Lorsque Marv m'a envoyé les résultats pour en faire l'analyse, j'en étais si étonné que j'ai dû le rappeler pour me les faire confirmer. En fait, Marv lui-même en était si stupéfié qu'il n'osait en parler à personne. Aucun physiologiste ne l'aurait cru. *À chaque catégorie de performance mesurée, on notait une amélioration statistiquement significative supérieure à 99,95 p. 100.* Cela signifiait que si je renouvelais la même expérience 10 000 fois, j'obtiendrais 9 995 fois la même amélioration de performance. Il ne faisait plus de doute que les résultats étaient bien réels et non dus au hasard.

Quels étaient ces résultats? Tout d'abord, il y eut une amélioration de 10 p. 100 dans le saut en hauteur (qui indique la force coordonnée des jambes). Voilà des athlètes qui, avec 5 kilos de plus, réussissaient à accroître d'un autre 8 cm leur performance déjà impressionnante au saut.

Ensuite vint l'endurance. Marv avait calculé l'endurance en faisant faire aux athlètes quinze sprints de 100 m à vitesse maximale (avec soixante-quinze secondes de repos entre chaque sprint), puis en comparant leurs temps à celui du *dernier* sprint couru. (Je vous ai dit que Marv était un entraîneur rigoureux.) Les résultats indiquaient une rapidité accrue de 7 p. 100 au dernier sprint, *malgré le surplus de 5 kilos.* De plus, les résultats du test d'agilité de la NFL (souvenez-vous que Marv était l'ancien entraîneur des Raiders) indiquaient aussi une nette amélioration.

Ces résultats impressionnants étaient cependant minimes comparés aux améliorations notées au niveau de la puissance et de la forme cardiovasculaire. Au football, la force est moins importante que la puissance qui mesure la vitesse à laquelle le poids du corps est déplacé. Or, les résultats indiquaient une amélioration de 30 p. 100 au niveau de la puissance. Quant à la force cardiovasculaire, la catégorie la plus importante en termes de santé générale, l'amélioration était de 118 p. 100.

Les résultats étaient, selon Marv, «incroyables».

Aujourd'hui, tous les athlètes qui s'entraînent avec Marv doivent se mettre au régime du juste milieu. À noter que Marv lui-même a perdu 9 kilos et a gagné plus de force et d'endurance qu'il n'en avait lorsque, il y a vingt-cinq années, il jouait comme arrière défensif dans l'équipe des Raiders.

Cette étude expérimentale a été, à mon avis, fort concluante à l'effet que la performance des athlètes d'élite peut être considérablement améliorée grâce au régime du juste milieu. Mais qu'en est-il des athlètes d'élite qui ne suivent pas un entraînement contrôlé et qui n'ont pas Marv pour inspecter leurs choix alimentaires? Après tout, Marv dirigeait son camp d'entraînement comme si c'était le pavillon métabolique d'un hôpital.

C'est alors que j'ai eu une deuxième chance. Par l'intermédiaire d'un ami commun, j'ai rencontré Richard Quick et Skip Kenney, les entraîneurs des équipes masculine et féminine de natation de l'université de Stanford. Richard et Skip sont sans nul doute les deux meilleurs entraîneurs de natation du pays et même du monde. Ils étaient, comme Marv, à la fine pointe de l'entraînement athlétique et toujours à l'affût des astuces susceptibles d'améliorer la performance de leurs athlètes.

Et, comme Marv, ils se sont montrés plutôt sceptiques au départ. Je leur ai donc suggéré de suivre eux-mêmes le régime pour commencer. Je leur ai donné deux semaines, comme je l'avais fait avec Marv et Garrett Giemont.

Les deux semaines écoulées, ils m'ont appelé pour me dire qu'ils ne pouvaient croire la différence qu'ils avaient notée. Leurs propres résultats, jumelés à ceux des athlètes de Marv, les ont convaincus du fait que le juste milieu était la toute dernière touche à mettre pour maximiser la performance des nageurs d'élite de niveau international. À l'approche des Jeux olympiques 1992, Richard et Skip m'ont demandé de travailler avec leurs athlètes tout au long de l'année précédant les Jeux. Une occasion extraordinaire!

Ainsi, la piscine de Stanford a été transformée en laboratoire où s'opéraient les comparaisons entre les performances des nageurs soumis au régime du juste milieu et les performances des autres nageurs d'élite soumis au régime à teneur élevée en glucides couramment recommandé par les experts en nutrition.

L'année 1992 était une année importante tant pour l'équipe que pour les nageurs. Au cours des deux dernières années, les équipes masculine et féminine de natation de l'université du Texas avaient constamment et sévèrement battu celles de Stanford lors des championnats de natation de la NCAA. (À l'époque, le programme de natation de l'université du Texas était considéré du plus haut niveau à l'échelle nationale.) À titre individuel, les athlètes de Stanford essayaient de former l'équipe américaine de natation qui participerait aux Jeux olympiques de 1992, à Barcelone. C'était un défi formidable qui s'est compliqué du fait d'un calendrier brusquement trop chargé lorsque les épreuves olympiques préliminaires ont été fixées au mois de mars et que les championnats de la NCAA devaient se tenir quelques semaines plus tard.

Pour ne rien vous cacher, ce ne sont pas tous les nageurs de l'équipe de Stanford qui ont accepté de suivre le régime du juste milieu. Après tout, ils avaient toujours consommé des quantités industrielles de glucides et avaient réalisé de belles performances, alors pourquoi changer? Cependant, ceux qui ont suivi le programme aussi scrupuleusement que les athlètes de Marv, ont complètement modifié leur avenir athlétique.

Aux épreuves olympiques préliminaires, à Indianapolis, six nageurs de Stanford se sont qualifiés pour faire partie de l'équipe olympique. Ces nageurs étaient, bien sûr, de ceux qui avaient fidèlement suivi le régime du juste milieu. Deux semaines plus tard, l'équipe féminine de Stanford, quoique désavantagée par le fait que les championnats se tenaient sur le campus de l'université du Texas, à Austin, triomphait de l'équipe du Texas et lui arrachait le titre de la NCAA par un score de 735 à 651. La semaine suivante, l'équipe masculine de Stanford répétait le même triomphe et brisait le monopole du titre que l'équipe du Texas détenait depuis quatre années.

Aussi agréables que puissent être ces victoires, la gloire de l'équipe de Stanford n'en était qu'à ses débuts. L'été suivant, aux Jeux olympiques de Barcelone, les équipes de natation de Stanford ont remporté huit médailles d'or, trois en nage individuelle et cinq en nage relais. Il s'agissait en fait du tiers des médailles d'or remportées par les équipes américaines de natation et une médaille de moins que le total remporté par l'ensemble de l'équipe allemande qui avait dominé les épreuves olympiques de natation en 1976. Au cours de cette glorieuse année, les équipes de natation de Stanford ont établi deux nouveaux records mondiaux et plusieurs records nationaux et universitaires.

«Nous savions que nous possédions le potentiel pour avoir une année 92 extraordinaire, a dit plus tard l'entraîneur Skip Kenney, mais les réalisations de nos athlètes ont été bien au-delà de toutes nos espérances.»

Par exemple, le régime du juste milieu a permis à l'ancienne étoile de Stanford, Angie Wester-Krieg, d'être, à vingt-huit ans, la nageuse la plus vieille à faire partie d'une équipe olympique américaine de natation. Le même régime a permis à Pablo Morales, après trois années en coulisses, de reprendre la compétition et de gagner deux médailles d'or aux Olympiques à l'âge incroyable de vingt-sept ans.

Parmi les nageurs individuels de Stanford, il n'y a pas de meilleur exemple que celui de Jenny Thompson. Au secondaire, Jenny était championne nationale en nage libre. Au collégial, sa performance a toutefois atteint un plateau. Comme elle devait faire partie de l'équipe de Stanford à la rentrée universitaire, l'entraîneur Quick m'a demandé de lui parler avant qu'elle ne fasse le voyage en septembre.

Aux épreuves préliminaires, à Indianapolis, Jenny a fait ses preuves. Elle a nagé les 100 m nage libre en 54,48 secondes, dépassant ainsi d'environ une seconde son propre record, et brisant un record mondial vieux de six ans. (Si vous suivez les compétitions de natation, vous savez qu'un record mondial dure rarement plus de six mois; toutefois, ce dernier avait été établi par une nageuse de l'Allemagne de l'Est qui prenait des stéroïdes anabolisants, d'où la longévité inusitée de son record.) Quelques semaines plus tard, aux championnats de la NCAA, à Austin, Jenny a pulvérisé le record américain du 100 m nage libre. Et, aux Jeux olympiques de Barcelone, elle a remporté une médaille d'argent au 100 m nage libre et deux médailles d'or comme pilier au 4 x 100 m quatre nages et au 400 m relais nage libre.

«Il y avait des gens qui disaient que Jenny prenait certainement quelque drogue illégale pour pouvoir nager ainsi», a dit l'entraîneur Quick dans un article publié en 1993 dans *Swimming World*. «Ils ne pouvaient croire qu'elle puisse aller aussi vite sans l'aide d'aucune drogue. Je peux toutefois vous assurer qu'il n'en est rien et que la performance de Jenny résulte du fait qu'elle a suivi le régime alimentaire du docteur Sears.»

Les athlètes de Marv Marinovich et les nageurs de Stanford n'étaient pas les seuls athlètes de renommée mondiale à récolter les fruits du régime du juste milieu. Au cours des cinq dernières années, ce programme a permis à quelques centaines d'athlètes d'élite de réaliser un vaste éventail d'objectifs personnels. Le régime a permis à

l'étoile de la NBA, James Donaldson, de prolonger sa carrière professionnelle. «À trente-cinq ans, dit-il, je dépassais les joueurs dans la
vingtaine et j'avais plus d'endurance qu'eux.» Aujourd'hui, à trente-
neuf ans, il est centre de départ dans l'équipe des Jazz de Utah; il a
également permis à la championne de ski de descente, Lisa Feinberg,
de remporter le U. S. Masters; au sprinter hollandais, Miguel Jannsen,
de briser le record national néerlandais du 200 m sprint, avec un vent
contraire soufflant à 3 km/h; au nageur des Masters, Phil Whitten, de
briser quatre records de tranches d'âge; à la triathlète, Laura Lowe, de
gagner le Maui Ironman 1994; et à Dave Scott, le parrain des triathlètes, de terminer en seconde position au Gatorade Ironman Triath-
lon 1994, à l'âge de quarante ans et après une absence de cinq ans.

Qu'est-ce qui explique ces résultats remarquables? Comment le
régime du juste milieu a-t-il permis à ces athlètes d'accroître aussi
considérablement leur performance? Pour répondre à ces questions,
il faut pénétrer dans le corps des athlètes et voir ce qui se passe réellement dans l'organisme lorsqu'il est soumis à des épreuves ultimes.

Toute performance athlétique au niveau d'élite dépend en définitive de l'adaptation à un entraînement continu. Sur le plan moléculaire, cette adaptation requiert une orchestration complexe des divers
systèmes hormonaux qui permettent aux athlètes de performer sous
des charges de travail plus élevées.

La clé pour atteindre une performance athlétique maximale est
de bien comprendre comment l'entraînement et le régime influent
sur les systèmes hormonaux. Une fois que vous avez saisi quels sont
les effets défavorables d'un régime riche en glucides, la raison pour
laquelle il ne peut, du point de vue hormonal, assurer une performance maximale devient évidente. En termes plus simples, les athlètes d'élite qui consomment des aliments glucidiques ne peuvent
jamais atteindre et demeurer dans le juste milieu où se réalise le
potentiel maximal.

Si tout cela est vrai, comment expliquer les records des athlètes
d'élite qui suivent des régimes à teneur élevée en glucides? Les athlètes qualifiés obtiennent certes d'excellents résultats même en étant
hors du juste milieu et ce, du fait de leurs capacités naturelles et d'un
entraînement rigoureux. Mais s'ils atteignent le juste milieu, leur performance sera considérablement améliorée.

L'atteinte du juste milieu donne à ces athlètes un réel avantage sur
ceux qui croient encore au mythe des glucides. Vous voyez que le
régime alimentaire type des athlètes est fondamentalement le même

que celui qui fait engraisser l'Amérique. Pour comble de malheur, les glucides que ces athlètes consomment proviennent surtout de sources à indice glycémique élevé, «défavorables», telles que les pâtes alimentaires. (Habituellement, lorsque les athlètes parlent de «charger du carburant», la veille d'une compétition, ils entendent par là se gaver d'énormes quantités de pâtes.)

Quelles sont les conséquences hormonales? Les athlètes qui suivent des régimes riches en glucides forcent leur organisme à produire un excès d'insuline qui, à son tour, pousse les cellules à surproduire de «mauvaises» eicosanoïdes. Cette combinaison malheureuse réduit le transfert d'oxygène vers les cellules musculaires et, par conséquent, diminue l'endurance et la performance physique générale. Par ailleurs, l'hyperinsulinémie continue provoque une faim constante et, pour l'assouvir, les athlètes consomment des glucides. Le cercle infernal des glucides est ainsi reconstitué.

La surproduction d'insuline et de «mauvaises» eicosanoïdes empêche les athlètes d'avoir accès à leurs réserves de gras corporel. La majeure partie de l'énergie dont ils ont besoin provient donc d'une source très limitée, les glucides. Un fait également important est que le régime riche en glucides engendre une fatigue musculaire accrue et diminue la vigilance.

Les recherches scientifiques récentes démontrent que le régime riche en glucides n'est pas une panacée, du moins en ce qui concerne les athlètes d'élite. Une de ces recherches, menée en 1990 par une équipe de chercheurs de l'université de l'État de l'Ohio, a comparé les effets de deux régimes différents sur l'intensité d'entraînement d'un groupe de nageurs universitaires. Dans le premier régime, le pourcentage calorique en provenance des glucides était d'environ 40 p. 100 et, dans le second, le pourcentage se chiffrait à 80 p. 100.

À la fin des neuf jours d'essai, les chercheurs ont chronométré le temps de chaque nageur pour diverses distances. Quels étaient les résultats? Les temps des deux groupes (nageurs soumis au régime glucidique et nageurs soumis à un régime moins rigoureux) étaient plus ou moins identiques. Les scientifiques en ont conclu que, au niveau de l'intensité de l'entraînement, «un régime à 80 p. 100 glucidique ne procure aucun avantage».

Le même essai repris par la même équipe de scientifiques de l'Ohio, en 1993, auprès de coureurs et de cyclistes, a abouti au même résultat, à savoir qu'un régime riche en glucides n'améliore pas la performance des athlètes.

Ces résultats n'apportaient sûrement pas de bonnes nouvelles aux physiologistes du domaine sportif. Les résultats d'une autre étude contrôlée, publiés en 1994 par David Pendergast et ses collègues de la Sports Medicine Institute de l'université de l'État de New York, à Buffalo, n'étaient guère plus rassurants quant aux répercussions des régimes glucidiques sur les athlètes d'élite.

L'étude comparait les effets d'un régime à haute teneur en gras à ceux d'un régime à haute teneur en glucides sur l'endurance de six coureurs de fond d'élite. Dans les deux cas, la quantité de protéines est restée constante, mais le régime à haute teneur en gras fournissait plus de 150 grammes de matières grasses par jour. (C'est une quantité bien supérieure à celle jamais recommandée dans un régime du juste milieu.)

Dans cette étude, les coureurs étaient traités comme les athlètes de Marv Marinovitch. Chaque repas était planifié et les athlètes devaient chaque fois remettre un rapport écrit aux chercheurs. (Par essence, ces athlètes d'élite étaient traités comme des rats de laboratoires.) Chaque coureur était soumis à l'un et à l'autre régime, pendant une période de sept jours. Le septième jour, il passait un test d'endurance, courant sur un tapis roulant jusqu'à épuisement.

Les résultats? Les coureurs soumis à un régime à haute teneur en gras, soit le régime à faible teneur en glucides, ont marqué le meilleur temps pour l'endurance. Lorsqu'ils ont suivi le régime glucidique, à teneur réduite en protéines, leur endurance a chuté de 20 p. 100 et leur consommation d'oxygène maximale a chuté de 10 p. 100. Une baisse considérable de la performance dans un intervalle de sept jours seulement. La conclusion est que le régime à teneur élevée en glucides *limite* la performance de ces athlètes d'endurance extrêmement bien entraînés.

Bien sûr, cette étude confirmait mes travaux précédents avec les athlètes de Marv Marinovich et les nageurs de Stanford. Elle expliquait également pourquoi il n'y avait aucun Américain en tête dans les marathons ou les épreuves de nage longue distance. La raison étant que les athlètes américains d'endurance considèrent les glucides comme une manne divine réduisant par le fait même leurs chances d'améliorer leur performance d'endurance.

Ce n'est pas tout. Des recherches menées à l'université du Texas ont montré que, pour remplacer le glycogène des muscles et favoriser la libération des hormones de croissance après une période d'exercices intensifs, les repas à base de protéines et de glucides étaient de loin plus efficaces que les repas uniquement à base de glucides. Ces deux événements biochimiques sont très importants pour améliorer le temps de récupération après un exercice physique intense. Les nageurs de Stanford y sont parvenus grâce à une collation propice à l'atteinte du juste milieu après chaque séance d'entraînement.

Bien sûr, toutes ces études se sont tenues sur de courtes périodes de temps, aucune n'ayant durée plus de neuf jours. Qu'advient-il après neuf semaines ou neuf mois? La meilleure référence est de comparer les performances respectives des nageurs de Stanford et des nageurs de l'université du Texas à partir de 1992. Après tout, les équipes masculine et féminine de natation de l'université du Texas étaient des équipes championnes jusqu'en 1992. Les championnats de la NCAA à la fin de la saison donnent une plate-forme de comparaison idéale du fait que tout est conforme, au même moment et au même lieu.

Les résultats des championnats de 1992 ne sont pas réellement scientifiques mais ils sont néanmoins intéressants. Comparée aux années précédentes, la différence entre le nombre de points marqués par les équipes masculine et féminine de Stanford et celles de l'université du Texas montre un renversement total. Ces résultats apparaissent dans le tableau 5-1. Quelle est la cause d'un tel renversement? Les entraîneurs de Stanford considèrent que c'est l'introduction du régime du juste milieu. Je ne peux qu'approuver.

Au niveau élite, tous les athlètes sont génétiquement doués. Ils ont tous une excellente discipline et des entraîneurs de renom. La différence entre la première et la cinquième place est infime. De ce fait, le régime alimentaire joue un rôle primordial dans la détermination de celui qui franchira la ligne d'arrivée premier ou cinquième. Cependant, les régimes opèrent dans les deux sens. Comme toutes ces études l'ont démontré, un régime à teneur élevée en glucides a bien des chances de réduire la capacité de l'athlète à atteindre une performance maximale.

Si un athlète espère donner sa meilleure performance, il doit d'abord comprendre comment se servir d'un régime pour s'entraîner et compétitionner dans le juste milieu. Le régime du juste milieu, et le bon équilibre eicosanoïdal qu'il procure, offre à l'athlète un certain nombre d'avantages immédiats. Sa consommation de calories est généralement réduite de moitié parce qu'il a accès à ses réserves de gras corporel comme première source d'énergie au lieu de devoir recourir à une consommation accrue, surtout de glucides à très faible teneur énergétique,

De plus, bien que la consommation calorique soit réduite dans le régime du juste milieu, toute sensation de faim constante est éliminée, en particulier ce besoin impérieux de glucides et ce, parce que le taux de sucre dans le sang demeure plus ou moins constant pendant quatre à six heures, soit l'intervalle entre chaque repas.

Les avantages hormonaux du régime du juste milieu entraînent une amélioration considérable de la performance. Les tissus adipeux libèrent les acides gras plus rapidement, ce qui signifie une plus grande endurance musculaire parce que le glycogène des muscles est conservé. Il est fait un meilleur usage des réserves de graisse, durant l'entraînement et durant les périodes de repos, ce qui permet de réaliser cette perte de graisse que tous les athlètes recherchent. Le transfert d'oxygène est accru et la fatigue musculaire est réduite. Un taux de sucre stable suscite une plus grande vigilance, indispensable pour un athlète qui vise la performance maximale.

Si tout cela est vrai, et mes propres recherches et les études les plus récentes menées par d'autres chercheurs l'ont prouvé, pourquoi les experts en matière de nutrition sportive ne le reconnaissent-ils pas?

Tableau 5-1

Stanford contre Texas
Championnats de natation de la NCAA

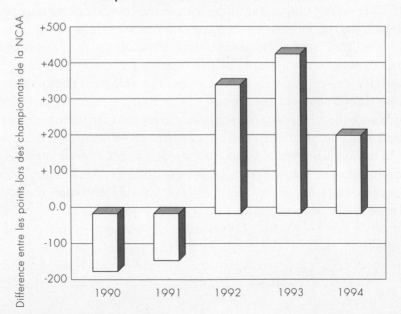

Parce qu'il faut du courage pour changer la «sagesse» alimentaire, surtout lorsqu'il y a un pouvoir dirigeant puissant qui prône l'adhésion à un régime glucidique pour une performance améliorée, même si les données n'appuient pas le concept.

Il faut plus de courage encore aux athlètes eux-mêmes et à leurs entraîneurs pour effectuer des changements. Plusieurs d'entre eux ont profité du régime glucidique pour atteindre leur niveau de performance courant. Pourquoi alors déstabiliser le bateau?

Les seuls qui ont pris le risque en premier étaient des athlètes et des entraîneurs à la fine pointe de l'excellence. Ajoutant foi à mes dires, ils ont accepté de faire le saut. Maintenant que ces pionniers ont testé les eaux, la seule chose qui retient les autres athlètes est l'ignorance des règles qui permettent d'atteindre le juste milieu. Si un athlète lit ce livre, il aura entre les mains un bon outil qui lui permettra de comprendre.

En d'autres termes, du fait que quelques athlètes seulement (et presque personne d'entre nous) suivent le régime, le juste milieu demeure mystérieux et insaisissable. Des athlètes vont parfois y accéder, mais le quitter aussitôt, sans jamais savoir comment ils y sont arrivés ni pourquoi ils l'ont quitté.

Cependant, si vous suivez le régime alimentaire qui vous permette d'assurer l'équilibre protéines/glucides sur une période de cinq à sept jours, le juste milieu sera à votre portée. C'est le temps qu'il faut à l'organisme pour faire les ajustements hormonaux appropriés. La récompense finale sera une amélioration de la performance, une meilleure forme personnelle, des records mondiaux, des retours stupéfiants et une montagne de trophées.

Lorsque les athlètes, leurs entraîneurs et leurs nutritionnistes prendront réellement conscience des possibilités qu'offre le régime du juste milieu, les performances athlétiques connaîtront un véritable bond pour atteindre de nouveaux paliers et les records précédents vont tomber comme de petits soldats de plomb. C'est uniquement une question de temps. Entre-temps, les entraîneurs de Stanford et les autres athlètes d'élite avec lesquels j'ai travaillé espèrent que leurs compétiteurs vont continuer à se gaver de pâtes.

CHAPITRE SIX

L'EXERCICE
ET LE JUSTE MILIEU

Nous savons pourquoi les athlètes d'élite s'exercent, c'est leur travail. Mais qu'en est-il du reste d'entre nous? Pourquoi la plupart des gens font-ils de l'exercice? Pour perdre du poids et améliorer, espèrent-ils, leur apparence dans un maillot de bain. Mais la triste vérité est que l'industrie des centres de conditionnement physique est fondée sur des gens qui espèrent, en quatre-vingt-dix jours, en retirer monts et merveilles, soit perdre leur gras corporel excédentaire. Ces mordus de la mise en forme instantanée s'achètent des tenues Spandex, s'entraînent religieusement et suent abondamment. Quatre-vingt-dix jours plus tard, leur aspect physique n'ayant pas changé d'un iota, ils abandonnent.

S'ils ne s'inscrivent pas dans un centre de conditionnement physique, ils s'achètent de l'équipement d'exercices assez dispendieux et, quatre-vingt-dix jours plus tard, l'appareil de gymnastique étincelant n'est plus qu'un porte-vêtements coûteux.

C'est une ironie du sort que la nation où le taux d'obésité est le plus élevé possède le plus grand nombre de centres de conditionnement physique et la plus grande variété d'équipements d'exercices pour la maison. Les Américains s'inscrivent, plus que nul autre peuple au monde, à des centres de conditionnement physique. Qu'est-ce qui se passe donc? Est-ce le conditionnement physique qui donne plus d'embonpoint aux Américains? Ou est-ce le fait que tous ces exercices formels ne réussissent pas à venir à bout des conséquences hormonales d'un régime à teneur élevée en glucides?

Il ne fait aucun doute que l'exercice doit faire partie intégrante de tout programme personnel complet de santé, non seulement à cause de ses «bienfaits sudoraux» bien connus (meilleur contrôle du poids, meilleure forme cardiovasculaire, meilleure force), mais aussi à cause de la sensation de bien-être qui accompagne le moindre exercice.

Mais quelle est la source biologique réelle de ces bienfaits? Ils sont simplement la conséquence des changements hormonaux que suscitent les différentes formes d'exercice.

Si vous demandez aux entraîneurs quels sont les effets hormonaux de l'exercice, la plupart vous regarderont comme si vous débarquiez de la planète Mars. Posez la même question aux nutritionnistes (ou à tout expert en matière de nutrition, comme à votre voisin d'à côté) et vous obtiendrez ce même regard ahuri.

Eh bien, en espérant que vous êtes à présent convaincus que les aliments sont des modulateurs hormonaux, je voudrais que vous considériez l'exercice de la même manière. Lorsque vous pensez en termes d'hormones, vous réalisez que l'exercice et les aliments vont de pair, et vous voulez vous assurer que les bienfaits hormonaux de l'exercice sont accrus et non détruits par les effets hormonaux des aliments consommés.

Les aliments restent le principal moyen d'atteindre le juste milieu. L'exercice physique, cependant, permet d'élargir cette voie et de se maintenir à long terme dans le juste milieu. (Souvenez-vous que vous ne pouvez pas faire de l'exercice à la journée longue, mais que vous vous nourrissez plusieurs fois par jour.) Cela signifie simplement que tout l'exercice du monde ne saurait vous faire atteindre le juste milieu si vous suivez le mauvais régime.

Qu'est-ce qu'un mauvais régime alimentaire? C'est le régime glucidique courant. Pour en comprendre la raison, vous devez comprendre la relation entre les aliments, l'exercice physique et l'énergie. Vous devez également comprendre quels sont les effets hormonaux réels de l'exercice physique.

BRÛLER LES CALORIES ET BRÛLER LES GRAISSES

La plupart des gens croient que l'exercice physique vise à brûler les calories. En fait, il suffit de manger un ou deux muffins au son pour reprendre la plupart des calories brûlées après une séance d'exercices aérobiques. Au même moment, tous les bienfaits hormonaux de l'exercice disparaissent et les deux muffins vous transportent hors du juste milieu.

Ce sont les lipides et non les glucides qui constituent la source première d'énergie pour les muscles; non seulement ils sont une source efficace de matières premières pour la production énergétique, mais ils donnent deux fois plus d'énergie que les glucides et ils sont beaucoup plus copieux. Un marathonien de niveau international, par exemple, aura vingt fois plus d'énergie sous forme de réserves lipidiques que sous forme de réserves glucidiques.

Cela vous semble ridicule? Faisons un calcul mathématique. Pour compléter un marathon type, il faut environ 2 000 calories. C'est aussi le maximum de glucides qu'un marathonien peut avoir en réserve dans les muscles et le foie. Si le coureur utilise seulement ses réserves glucidiques, il n'aura pas assez d'énergie pour terminer la course.

Par ailleurs, si le même marathonien de 70 kilos possède 10 p. 100 de gras corporel, cela se traduit par 8 kilos de gras au total, dont environ 1,5 kilo est inaccessible comme source d'énergie parce qu'il se trouve, par exemple, dans le cerveau. Il reste 6,5 kilos de gras de disponible pour un usage énergétique éventuel.

Or, il y a 3 500 calories dans chaque 454 grammes de gras. Cette quantité accessible de lipides fournit au coureur 42 000 calories énergétiques, soit vingt fois plus d'énergie que ne peuvent lui fournir ses réserves glucidiques. Donc, si le marathonien utilise ses réserves de gras, il aurait de l'énergie pour courir plus de vingt marathons! Quel carburant choisira-t-il? La réponse est évidente, la graisse.

Bien sûr, peu d'entre nous courent les marathons. Allons donc voir ce qui se passe à l'autre bout du spectre énergétique. La plus grande partie de l'énergie dont le corps a besoin sert à se garder au chaud. Pour alimenter le four, nous transportons tous deux sources d'énergie, les réserves de gras corporel et les réserves glucidiques.

Cependant, le principal carburant qui sert à garder la chaleur du corps est le gras. En fait, quand vous êtes assis, la graisse fournit environ 70 p. 100 des calories nécessaires pour garder le corps au chaud et en état de fonctionnement. Tant et aussi longtemps que vous demeurez assis (ou dans toute autre position au repos), le flot de graisses qui vient de vos réserves (les tissus adipeux) et longe l'autoroute (système sanguin) qui mène à l'usine (les muscles) est facilement maintenu.

Ainsi, même lorsque vous êtes simplement assis devant votre téléviseur, vous continuez à brûler des graisses, quoiqu'en très petite quantité. Néanmoins, votre cœur continue à pomper à une certaine vitesse. Si nous assumons que vous êtes âgé de cinquante ans et que vous avez un rythme cardiaque de 72 au repos, le maximum serait (selon la formule courante de 220 moins votre âge) d'environ 170 pulsations par minute. Si je divise 72 par 170, cela signifie que vous avez besoin de 42 p. 100 de votre rythme cardiaque maximal pour simplement regarder la télévision. Vous ne pensiez probablement pas que vous travailliez aussi dur en restant assis à regarder la télévision.

Poussons le raisonnement un peu plus loin. Il y a des fois où vous faites quelque chose de légèrement plus ardu que d'aller de la télévision au réfrigérateur et vice versa. Quelle que soit cette activité, elle exige une contraction musculaire plus grande. À ce stade, vous devez brûler plus de carburant (réserves lipidiques ou glucidiques) pour engendrer plus d'énergie et permettre à vos muscles de se contracter plus longtemps. C'est ce qu'on appelle l'exercice.

Lorsque vous faites de l'exercice, vous exigez plus de votre corps. Vous devez alors puiser dans vos réserves de graisses pour amener plus de gras à votre usine, les muscles. Quel facteur contrôle la sortie des graisses du dépôt? Vous l'avez deviné, c'est l'équilibre eicosanoïdal. Lorsque vous êtes dans le juste milieu, c'est-à-dire lorsque votre organisme produit plus de bonnes eicosanoïdes que de mauvaises, le gras dont vous avez besoin pour avoir plus d'énergie est libéré plus rapidement. Lorsque vous vous éloignez du juste milieu, le débit lipidique est réduit et les muscles sont forcés de passer à un carburant à faible indice d'octane, de qualité inférieure, les glucides.

Ainsi, lorsque vous êtes hors du juste milieu, quel que soit l'exercice que vous faites (regarder la télévision ou courir le marathon), vous brûlez vos réserves de glucides au lieu de brûler vos réserves de graisses.

Voici plus en détail comment fonctionne ce processus. Les contractions musculaires exigent une source chimique énergétique unique dite *triphosphate adénosine*. Cette source d'énergie est rapidement épuisée à chaque contraction musculaire et doit être continuellement remplacée pour que les muscles continuent à se contracter.

Pour augmenter cette source d'énergie, il faut beaucoup de matières premières. C'est pourquoi les ouvriers (les enzymes) dans les usines (les muscles) utilisent les meilleures matières premières disponibles (lipides ou glucides). Les lipides sont en général plus appréciés parce qu'ils constituent une source d'énergie plus efficace et parce que les réserves sont plus grandes. Les glucides sont moins efficaces et ne peuvent être emmagasinés en grande quantité. Cependant, quand ils n'ont pas accès aux lipides, les enzymes vont chercher les glucides.

Qu'est-ce que cela signifie pour les gens qui cherchent à réduire leur gras corporel excédentaire en faisant de l'exercice? Il faut comprendre ce qui se passe réellement lorsque vous faites de l'exercice, aérobique ou anaérobique. Il faut, comme je l'ai déjà dit, comprendre les effets hormonaux de l'exercice.

L'EXERCICE AÉROBIQUE

Le terme «aérobique» résonne comme un terme sidéral, mais ne vous laissez pas impressionner. L'exercice aérobique signifie simplement s'exercer en présence d'oxygène. Les exercices aérobiques conviennent parfaitement à quiconque cherche à brûler le gras corporel excédentaire pour obtenir de l'énergie, et non pas à développer sa force physique ou sa masse maigre.

La règle générale est de pratiquer une activité qui augmente le rythme cardiaque à un certain pourcentage de son point maximal. Votre rythme cardiaque maximal dépend de votre âge et il diminue avec les ans. Comme je l'ai mentionné plus tôt, pour avoir une idée approximative assez juste de votre rythme cardiaque maximal, il faut appliquer la formule 220 moins votre âge.

Si vous avez déjà fréquenté un centre de conditionnement physique, un instructeur plein d'entrain vous a certainement dit que la meilleure façon de brûler le gras est de maintenir l'intensité de vos exercices aérobiques à 70 p.100 de votre rythme cardiaque maximal, pendant vingt minutes ou plus. D'une certaine manière, ce conseil est juste (nous en reparlerons plus loin), mais il est simpliste. Il ne tient pas compte de la manière dont votre organisme choisit son carburant pour l'exercice.

Il est évident que vous voulez brûler plus de gras que de glucides en faisant de l'exercice. Mais si les exercices sont trop durs au départ, la demande pour acheminer le gras des tissus adipeux vers les muscles devient très contraignante. Et si les muscles ne peuvent pas se procurer suffisamment de gras, ils vont puiser dans leurs propres réserves glucidiques. Donc, si vous suivez fidèlement le conseil de votre entraîneur quant à l'intensité de l'exercice, vous produisez de l'énergie pour les muscles mais vous n'utilisez que très peu de vos réserves de gras.

Comment contourner ce dilemme? D'abord en faisant de l'exercice sur une plus longue période de temps et à un rythme cardiaque maximal inférieur à celui que recommandent généralement la majorité des instructeurs d'exercices aérobiques. (Souvenez-vous qu'en étant simplement assis, votre cœur bat à 42 p. 100 de son rythme maximal.)

Quel est alors le meilleur exercice? C'est la marche. Vous êtes-vous déjà demandé pourquoi les Européens ne sont pas gros et gras? Ils font très peu d'exercices aérobiques mais ils marchent beaucoup.

Une recherche récente indique que, en ce qui concerne la longévité, il est recommandé de dépenser plus de 2 000 calories par semaine en faisant de l'exercice, afin d'en tirer le plus d'avantages possibles. Au-delà de cette limite, il n'y a plus d'avantages à faire de l'exercice. Or, il est très facile de dépenser toutes ces calories en marchant tous les jours. La marche fait dépenser un peu plus de 300 calories par heure. Si vous marchez six heures par semaine (moins d'une heure par jour), vous brûlez toutes les calories nécessaires pour obtenir ces «bienfaits sudoraux» vitaux qui réduisent le risque d'une mort prématurée.

Les exercices plus intenses, comme le jogging, permettent de brûler deux fois plus de calories par heure que la marche. Donc, si vous ne voulez pas consacrer six heures par semaine à la marche, planifiez trois heures de jogging. Souvenez-vous que c'est trois *heures* par semaine, et non trente minutes, trois fois par semaine, tel que généralement recommandé. Une heure et demie par semaine de jogging est moins efficace que six heures de marche.

L'Américain moyen passe trois heures par jour devant la télévision, soit vingt et une heures par semaine. S'il est dans le juste milieu, il brûlera plus de gras corporel durant ces vingt et une heures que durant une heure et demie de jogging. (S'il n'est pas dans le juste milieu, tous les paris tombent.)

Donc, s'il est vai que vous pouvez brûler plus de gras corporel en marchant ou en regardant la télévision, pourquoi suivre les conseils de l'instructeur d'exercices aérobiques qui vous recommande des exercices intenses? Ses conseils ne sont pas mauvais, c'est la raison invoquée qui est erronée.

Le vrai secret, que très peu d'instructeurs d'aérobie connaissent, est que plus l'exercice est intense, plus les réactions hormonales sont affectées. De manière plus précise, l'exercice aérobique intense réduit le taux d'insuline et augmente le taux de glucagon. C'est un son de cloche qui vous semble familier? Évidemment, parce que c'est exactement l'effet que produit le régime du juste milieu.

C'est la même histoire qui se répète. En abaissant le taux d'insuline, l'organisme est amené à produire plus de bonnes eicosanoïdes que de mauvaises. Cet équilibre propice signifie que l'organisme libère plus de graisses des tissus adipeux. Ainsi, quand vous vous placez dans le juste milieu, vous établissez de meilleures conditions pour une libération maximale de gras. Vous brûlez donc des graisses et non des glucides. Voilà ce qui justifie les bienfaits de l'exercice aérobique intense.

Si le fait de brûler les graisses était le seul avantage hormonal que procure l'exercice aérobique intense, ce serait déjà suffisant pour en faire un exercice sain et judicieux. Mais il y a un autre avantage hormonal à l'exercice dans le juste milieu. Les bonnes eicosanoïdes que l'organisme produit dilatent les vaisseaux sanguins et accroissent le transfert de l'oxygène du sang vers les muscles. Lorsque l'organisme ne peut pas transférer suffisamment d'oxygène vers les muscles, le gras ne peut plus servir comme source d'énergie. Or, dans le juste milieu (où le transfert d'oxygène est accru), vous vous retrouvez dans un métabolisme aérobique pour de longues périodes de temps même au cours d'exercices très exigeants.

Lorsque les exercices deviennent plus intenses, vous commencez à activer les changements hormonaux qui sont les fruits réels de l'exercice, tout comme les changements hormonaux qui constituent le pouvoir réel de la nutrition.

La marge de l'intensité de l'exercice qui entraîne un meilleur équilibre eicosanoïdal se situe entre 60 et 80 p. 100 de votre rythme cardiaque maximal. Plusieurs exercices engendrent ce niveau d'intensité, soit le jogging, la course, la natation ou le saut à la corde. Malheureusement, on s'en lasse parce qu'il faut les pratiquer sans cesse et sans répit pour obtenir un effet hormonal positif.

Le racquet-ball, le tennis ou le basket-ball sont plus plaisants, mais l'action n'y est pas continue. Il y a donc moins d'avantages hormonaux. L'action qui y est soudaine et rapide vous pousse au-delà de la limite d'intensité, là où le transfert de l'oxygène vers les cellules musculaires est insuffisant pour maintenir un métabolisme aérobique. À ce stade, les cellules musculaires passent à un métabolisme anaérobique (conversion de l'énergie en l'absence d'oxygène), où il est impossible d'utiliser le gras pour obtenir plus d'énergie.

Pour retirer le maximum d'avantages hormonaux des exercices aérobiques, les meilleures activités sont donc: le jogging, la natation, la rame et le saut à la corde. Si ces activités vous semblent ennuyantes, prenez un baladeur (il existe des modèles à l'épreuve de l'eau conçus pour la natation). Sinon, profitez-en pour méditer, planifier vos stratégies d'investissement, évaluer votre prochaine démarche au travail ou même dresser la liste de vos invités pour un prochain repas propice à l'atteinte du juste milieu.

L'EXERCICE ANAÉROBIQUE

D'un point de vue hormonal, l'exercice anaérobique (haltérophilie, entraînement de résistance, entraînement avec sprints rapides à la course ou à la natation) apparaît au premier coup d'œil comme un mauvais pari. En premier lieu, et du fait que le transfert de l'oxygène est très limité dans des conditions anaérobiques, les muscles ne peuvent plus tirer de l'énergie des graisses. Ils sont forcés d'utiliser les réserves glucidiques. Tant pis, semble-t-il, pour le gras à brûler!

Passons à d'autres nouvelles apparemment mauvaises. L'efficacité de la production d'énergie au cours de l'exercice anaérobique tombe à environ 5 p. 100 de ce qu'elle est dans les conditions d'un métabolisme aérobique. L'exercice anaérobique n'est donc pas l'exercice idéal pour obtenir de l'énergie en brûlant les graisses. De plus, il épuise rapidement les réserves glucidiques, sources énergétiques déjà limitées.

Si tout cela est vrai, surtout le fait que l'exercice anaérobique ne brûle pas le gras, alors pourquoi chercherait-on à en faire? Après tout, même si la course est ennuyante, elle reste bien plus plaisante que les sprints de vitesse ou l'haltérophilie. Eh bien, pour la plupart, le but de l'exercice anaérobique est surtout de développer les muscles. Alors que, selon la mythologie courante, le but de l'exercice aérobique est de brûler les graisses.

Devinez quoi! Encore une fois la «sagesse» courante est dans l'erreur. Bien que l'exercice anaérobique ne permette pas d'accéder directement aux graisses, il a quand même un effet indirect puissant sur le processus d'élimination des graisses.

Quel est cet effet? Si l'exercice anaérobique est assez intense, l'organisme est amené à libérer les hormones de croissance. Parmi les fonctions de cette hormone très puissante, il y a celle de réparer les microdommages causés au tissu musculaire durant l'exercice anaérobique. Ce travail de réparation requiert beaucoup d'énergie et cette énergie provient du gras corporel.

Cela signifie que, en réalité, *l'hormone de croissance est l'hormone la plus puissante en ce qui concerne l'élimination des graisses.* Ainsi le changement hormonal crucial qui résulte de l'exercice anaérobique est la libération des hormones de croissance des glandes hypophysaires. Ce changement hormonal a deux grands bienfaits sudoraux: brûler les graisses et développer de nouveaux muscles. (Et qu'est-ce qui permet la libération des hormones de croissance des glandes hypophysaires? Les bonnes eicosanoïdes.)

Un certain nombre de recherches scientifiques, incluant celle très connue de Daniel Rudman et de ses collègues du Medical College of Wisconsin, ont démontré que les injections d'hormones de croissance agissent comme un élixir de jeunesse, même chez les personnes âgées de plus de soixante-cinq ans. Dans la recherche de Rudman, dont les résultats ont été publiés dans le *New England Journal of Medicine*, en 1991, on a noté une perte de gras corporel et un gain en masse maigre chez tous les hommes âgés qui avaient reçu des injections d'hormones humaines de croissance pendant six mois. En fait, les chercheurs ont noté que, en termes de composition organique, c'était comme si les sujets âgés avaient rajeuni de quinze ans.

Une autre étude a été menée par la faculté de médecine de l'université de New Mexico, en 1988, auprès d'haltérophiles qualifiés. Un groupe a reçu des injections d'hormones de croissance pendant les six semaines d'entraînement, et un autre, des injections de solution saline. À la fin des six semaines, ceux qui avaient reçu les injections d'hormones de croissance (fournissant 50 p. 100 plus d'hormones que n'en fournit un taux sanguin normal) ont perdu quatre fois plus de gras corporel et gagné quatre fois plus de masse maigre que ceux qui avaient reçu les injections de placebo. (Ce sont les mêmes changements que les athlètes de Marv Marinovich avaient expérimentés après avoir suivi le régime du juste milieu. Néanmoins, les changements dus au régime du juste milieu étaient deux fois plus importants que ceux dus aux hormones de croissance.)

Les résultats de ces recherches attirent l'attention parce qu'ils mettent en relief la puissance de l'hormone de croissance. Toutefois, les injections d'hormones de croissance sont des moyens difficiles et dangereux pour diminuer les graisses et développer les muscles. Elles sont certes approuvées par la FDA, mais uniquement pour traiter les jeunes enfants exceptionnellement petits et fragiles. Tout autre usage est illégal. Par ailleurs, ces injections peuvent avoir des effets secondaires néfastes, entre autres la destruction de la capacité naturelle de l'organisme de produire les hormones de croissance et l'augmentation des risques de développer le diabète.

Heureusement, vous n'avez pas besoin d'injections d'hormones de croissance pour brûler vos graisses et développer vos muscles. Vous n'avez pour ce faire qu'à suivre un entraînement anaérobique. Vous devez cependant comprendre que vous ne commencez à vous exercer anaérobiquement que lorsque vous dépassez 90 p. 100 de votre rythme cardiaque maximal. C'est assez ardu. C'est la raison aussi pour laquelle les sprinters et les nageurs de renommée internationale sont aussi musclés et à la fois maigre: ils s'entraînent anaérobiquement.

Cela dit, il y a une autre occasion qui suscite la libération des hormones de croissance et qui n'a rien à voir avec l'entraînement. C'est durant le sommeil, à vrai dire, au cours des étapes 3 et 4 qui précèdent immédiatement le sommeil paradoxal. C'est le moment où le corps reprend des forces pour le lendemain. Plus la qualité du sommeil est bonne, plus il y aura d'hormones de croissance libérées.

Comment maximiser la libération d'hormones de croissance durant le sommeil? En prenant un léger en-cas propice à l'atteinte du juste milieu avant de vous mettre au lit. Cet en-cas déclenche l'assise hormonale qui favorise une sécrétion maximale d'hormones de croissance. Par contre, si l'en-cas du soir est riche en glucides, la libération des hormones de croissance est entravée. Pourquoi? Parce que vous augmentez le taux d'insuline qui retarde la sécrétion des hormones de croissance de la glande hypophyse.

Voilà pourquoi, hors du juste milieu, vous souffrez du «paradoxe du sommeil»: vous dormez plus longtemps et vous vous réveillez quand même «groggy». Par contre, dans le juste milieu, vous dormez moins, mais vous vous réveillez vigilant et détendu. Donc, pour profiter des avantages hormonaux de l'exercice anaérobique durant le sommeil, restez dans le juste milieu.

L'EXERCICE DANS LE JUSTE MILIEU

Pourquoi faire de l'exercice quand on est dans le juste milieu? Parce que tous les changements hormonaux bénéfiques qui découlent de l'exercice, aérobique et anaérobique, sont accélérés. Hors du juste milieu, un grand nombre de ces bienfaits sont annulés.

Prenons, par exemple, la consommation d'un repas, d'une collation ou même d'une «tablette énergisante» à teneur très élevée en glucides, juste après l'exercice. Ces glucides vous transportent immédiatement hors du juste milieu tout en élevant votre taux d'insuline. Et, comme l'insuline est un puissant inhibiteur des hormones de croissance, elle en ralentit la libération.

Hors du juste milieu, la sécrétion d'insuline est accrue et la sécrétion de bonnes eicosanoïdes est réduite. Par conséquent, les exercices anaérobiques ont moins de chances de produire les effets escomptés, soit développer les muscles et brûler les graisses.

La même et triste vérité s'applique à l'exercice aérobique. Souvenez-vous qu'un taux élevé d'insuline engendré par un excès de glucides vous transporte hors du juste milieu tout en réduisant la production de bonnes eicosanoïdes et en augmentant la production de mauvaises eicosanoïdes. Lorsque l'équilibre eicosanoïdal est perturbé, vous n'avez plus un accès facile au gras corporel durant l'exercice et le transfert d'oxygène est considérablement réduit. Par conséquent, vous brûlez plus de glucides de réserve et moins de gras corporel.

En résumé: si vous voulez retirer le maximum d'avantages hormonaux des exercices aérobiques et anaérobiques, vous devez atteindre le juste milieu, avant, pendant et après l'exercice, quelle que soit votre activité (les marathons, l'haltérophilie, le jogging ou la danse aérobique trois jours/semaine).

Comment y arriver? En consommant une collation appropriée trente minutes avant de commencer vos exercices. Les changements hormonaux qu'elle déclenchera (voir annexe D) vous permettront d'accéder plus aisément aux réserves de gras corporel durant l'exercice. En d'autres termes, vous brûlerez les graisses plus rapidement. Ensuite, juste après avoir terminé, prenez une autre collation susceptible de vous garder dans le juste milieu.

Souvenez-vous que, quel que soit l'objectif de votre entraînement, modeste ou très élevé, vous ne saurez l'atteindre en suivant un régime à teneur élevée en glucides. Si vous suivez un programme judicieux d'exercices aérobiques, mais que vous consommez trop de glucides, vous éprouverez une faim constante, une diminution de votre vigilance, vous perdrez difficilement vos tissus adipeux (si vous n'engraissez pas!), il y aura un transfert réduit d'oxygène vers les cellules musculaires et votre endurance sera affaiblie. *Toutes les conséquences, en fait, d'être hors du juste milieu.*

Pour tirer le maximum d'avantages hormonaux des exercices, vous devez rester dans le juste milieu. Comment en bénéficier vingt-quatre heures sur vingt-quatre? En élaborant, à chaque repas, un menu propice à l'atteinte du juste milieu.

Il faut considérer cet objectif comme un entraînement alimentaire parallèle. La combinaison du régime du juste milieu et d'un programme suivi d'exercices (course, natation, haltérophilie ou autre) vous fera faire peau neuve.

CHAPITRE SEPT

LES LIMITES
DU JUSTE MILIEU

Comment maintenir un bon équilibre eicosanoïdal? Comment atteindre le juste milieu? Ces deux questions se résument en fait à une seule et la réponse est la même: à travers la technologie alimentaire propice à l'atteinte du juste milieu que j'ai mise au point. Comme toute technologie, elle a des règles propres, des limites précises et s'appuie sur des principes scientifiques simples.

Dans ce chapitre, je vous présente la première règle qui permet d'atteindre un bon équilibre eicosanoïdal. Bien qu'il y ait d'autres bornes indicatrices le long de la voie qui mène au juste milieu, cette règle primordiale vous montre un raccourci utile.

Quelle est cette règle? C'est le maintien des bonnes proportions de protéines par rapport aux glucides et ce, à chaque repas. Cette règle simple constitue le fondement même du régime du juste milieu. Quel est le bon rapport protéines/glucides? L'idéal est d'environ 0,75, soit 3 grammes de protéines pour 4 grammes de glucides.

C'est le rapport idéal. Il y a cependant un éventail de rapports tous aussi propices à l'atteinte du juste milieu qui se situent entre 0,6 et 1,0 (voir tableau 7-1), ni plus ni moins. (Ces chiffres sont fondés sur des recherches faites sur l'humain, la seule espèce qui compte.)

L'éventail des rapports protéines/glucides propices à l'atteinte du juste milieu varie en fonction des gènes. En ce qui nous concerne, les gènes importants sont ceux qui influent sur la réponse insulinique que provoque la consommation de glucides. Or, 25 p. 100 seulement de la population bénéficie d'une réponse insulinique faible convenable. Chez tous les autres, les glucides provoquent une production accrue d'insuline.

Si vous bénéficiez d'une réponse insulinique génétiquement faible, vous avez de la chance. Vous pouvez en effet consommer plus de glucides et maintenir le rapport protéines/glucides requis pour atteindre le juste milieu. En d'autres termes, vous avez une variance ou «marge de manœuvre» beaucoup plus grande que les personnes avec des gènes moins chanceux. Votre organisme a plus de latitude avant de commencer à produire un excès de mauvaises eicosanoïdes.

TABLEAU 7-1

Atteindre le juste milieu exige un contrôle précis du rapport protéines/glucides

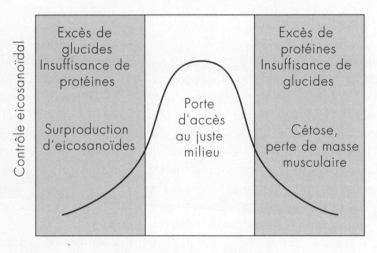

Par contre, si votre réponse insulinique est génétiquement forte, l'éventail des rapports protéines/glucides propices à l'atteinte du juste milieu est rétréci et votre niveau de tolérance, même à un accroissement infime du contenu glucidique d'un repas ou d'une collation, est réduit. Vous devez donc surveiller vos portions de glucides parce que votre «marge de manœuvre» est très étroite. C'est injuste, mais ce sont les cartes génétiques que vous avez tirées. (De plus, quelle que soit votre génétique, votre «marge de manœuvre» diminue avec l'âge. Vous comprenez alors pourquoi il est facile de prendre du poids en vieillissant.)

Quoi qu'il en soit, même si votre «marge de manœuvre» est différente, le rapport idéal protéines/glucides reste de 0,75, soit 3 grammes de protéines pour 4 grammes de glucides, quelle que soit votre bagage génétique. Cela signifie que, à chaque repas, vous devez consommer un peu plus de glucides que de protéines afin d'éviter la cétose tout en assurant au foie une réserve de glucides suffisante pour que le cerveau fonctionne adéquatement.

Quelle que soit la réponse insulinique héréditaire que provoquent les glucides, plus vous vous rapprochez du rapport idéal protéines/glucides (0,75), meilleur est le contrôle de l'équilibre eicosanoïdal.

En fait, lorsque vous établissez le bon rapport mathématique entre les protéines et les glucides, vous acquérez un contrôle précis des eicosanoïdes. Par essence, les aliments deviennent l'équivalent d'une prescription médicale. Chaque repas doit contenir les bonnes doses de protéines et de glucides pour donner un meilleur contrôle des eicosanoïdes au cours des quatre à six heures qui suivent. Un meilleur contrôle de l'équilibre eicosanoïdal vous assure une meilleure qualité de vie.

LE FACTEUR PROTÉIQUE

Bien sûr, il ne faut pas négliger les protéines dans le rapport idéal protéines/glucides. Ce sont les protéines qui sont importantes et non les calories.

Nul ne recommande de consommer plus ou moins de protéines que le corps n'en a besoin. Les deux extrêmes, beaucoup ou trop peu, risquent de créer de sérieux problèmes de santé.

Au chapitre deux, j'ai expliqué les conséquences d'une consommation excessive de protéines, soit le développement d'une cétose qui, par la suite, augmente le taux de gras. Mais que se passe-t-il lorsque la consommation de protéines est insuffisante? Vous développez une insuffisance protéique dont les symptômes sont un affaiblissement du système immunitaire, une perte de masse musculaire et une perte de cheveux. Cependant, l'effet le plus insidieux est la surproduction d'eicosanoïdes.

Selon les experts en nutrition, le nombre de cas d'insuffisance protéique au pays n'est pas très élevé. Mais en fait, ils sont moins rares qu'on ne le pense. Il y a deux groupes au sein de la population américaine qui souffrent d'une insuffisance protéique.

Le premier groupe comprend les personnes qui suivent un régime amaigrissant. Étant donné que les aliments protéiques sont riches en matières grasses, la plupart des régimes amaigrissants recommandent de les éviter. Cela aide semble-t-il à éliminer le gras corporel excédentaire. En réalité, en éliminant de grandes quantités de protéines, on ne fait que promouvoir l'insuffisance protéique. Et, comme le tiers au moins de la population américaine est au régime en tout temps, cela signifie que près du tiers des Américains souffre d'insuffisance protéique.

Le second groupe comprend, chose étonnante, les athlètes d'élite, en particulier les femmes. Les exigences protéiques des athlètes sont souvent extrêmement élevées à cause de leur masse maigre plus importante et de l'intensité de leur entraînement physique. Le dur labeur auquel ils sont soumis force les athlètes à consommer de trop grandes quantités de protéines.

Ainsi, il est tout aussi malsain de consommer trop de protéines que pas assez. Alors, quelle est la quantité idéale?

La plupart des nutritionnistes aiment à croire que les besoins en protéines des hommes et des femmes sont uniformes. Il est dit, par exemple, que l'homme a besoin de 56 grammes de protéines par jour et que la femme en a besoin de 45 grammes. Malheureusement, la diversité génétique et environnementale des humains rend ces calculs simplistes dénués de sens. Les 56 grammes de protéines pourraient suffire à un homme de 70 kilos dont le taux de gras corporel est de 23 p. 100 (la moyenne pour les hommes américains), qui est sédentaire (malheureusement, la moyenne aussi pour la même catégorie). Mais si l'homme a plus d'embonpoint ou moins de gras corporel ou s'il est plus actif, les 56 grammes de protéines ne sauraient le prémunir contre l'insuffisance protéique.

En réalité, les besoins en protéines varient d'une personne à l'autre en fonction des gènes de chacun. Il n'y a pas de taille unique! Je vous montrerai, au chapitre suivant, comment calculer avec précision et justesse votre besoin protéique personnel. Pour l'instant, je voudrais attirer votre attention sur d'autres questions relatives aux protéines, entre autres, quelle est la source des protéines, quelle quantité est absorbée par le sang et à quelle vitesse?

Il y a une différence entre la rectitude politique et la rectitude hormonale. Il y a plusieurs sources de protéines et l'absorption des protéines par le sang se fait à différentes vitesses. La question qui m'intéresse n'est pas de déterminer la quantité de protéines consommée, mais de définir la quantité de protéines que le sang peut absorber et à quelle vitesse.

La quantité d'acides aminés absorbée par le sang est déterminée en premier lieu par la digestibilité de la source protéique. Si les enzymes du système digestif ne peuvent pas accéder aux protéines, ces dernières ne sont pas digérées et traversent le système sans être absorbées ni utilisées par l'organisme.

C'est là où les fibres entrent en jeu. Plus le contenu en fibres de la source protéique est élevé, moins cette dernière est digeste et moins ses composants acides aminés sont absorbés par l'organisme. C'est comme si la portion de protéines n'avait jamais été consommée.

Les protéines végétales sont enchâssées dans un réseau à teneur élevée en fibres. Les protéines animales n'ont pas de fibres et sont, de ce fait, plus digestes. Ainsi, gramme pour gramme, les sources protéiques végétales n'entraînent pas la même absorption d'acides aminés que les sources protéiques animales.

Il y a toutefois un moyen simple d'accroître de manière significative la digestibilité (le taux d'absorption) des protéines végétales. Il suffit d'utiliser les poudres protéiques chimiquement dépourvues de fibres. C'est un facteur très important pour les végétariens qui retirent leurs protéines de sources non animales. Il est facile de concevoir un régime sans viande ni produits laitiers entiers, qui fournit cependant suffisamment de protéines pour satisfaire les besoins en acides aminés de l'organisme, incluant les acides aminés essentiels. Il suffit de compléter les repas avec des sources protéiques végétariennes, comme le tofu et les poudres protéiques à base de germes de soja.

Donc, que vous soyez végétarien ou non, vous aurez également accès au juste milieu tant et aussi longtemps que vous aurez votre dose quotidienne de protéines et que cette dose sera proportionnée à la quantité de glucides consommés.

LES RÉGIMES À LA MODE ET LE RÉGIME DU JUSTE MILIEU

Comme vous le verrez dans les chapitres suivants, le régime du juste milieu fait bien plus que simplement maintenir le bon rapport protéines/glucides. Mais comme je l'ai dit plus tôt, le maintien de ce rapport est primordial. Prenons-le donc comme base de comparaison entre quelques régimes courants et le régime du juste milieu.

Nous allons commencer avec le régime «santé» recommandé à presque tout le monde aux États-Unis: le régime à teneur réduite en lipides et en protéines et à teneur élevée en glucides. Ce régime est probablement le vôtre si vous souffrez d'une maladie cardiovasculaire ou si vous êtes un athlète qualifié ou si vous souffrez d'obésité.

Le tableau 7-2 illustre ce régime «santé». Les glucides recommandés comprennent surtout ce que j'appelle les mauvais glucides: pain, pâtes alimentaires, riz et pommes de terre. (Vous vous souvenez que ces glucides sont nuisibles parce qu'ils ont un indice glycémique élevé et, par conséquent, tendent à provoquer une augmentation rapide du taux d'insuline.) Le reste du régime est constitué, comme après coup, de 15 p. 100 de protéines et de 15 p. 100 de lipides.

Tableau 7-2

Composition calorique du régime «santé»

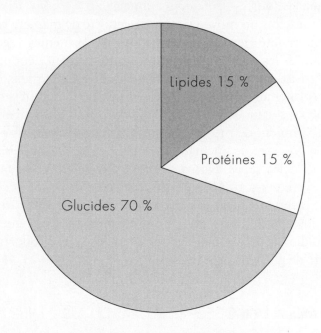

Vous pourriez vous dire: «C'est raisonnable, on en parle dans les revues pour femmes, les revues médicales ou les revues pour les sportifs; pourquoi chercherait-on à nous tromper. Tous ces experts en la matière ne peuvent pas être dans l'erreur.»

Cependant, si vous prenez l'illustration de la composition du régime «santé» au tableau 7-2, vous ne pouvez que noter un déséquilibre certain. La part des glucides est excessive. Néanmoins, c'est le mode alimentaire qui fait la une de toutes les revues et que prônent les experts.

Quelle est la différence entre le régime «santé» et le régime du juste milieu (voir tableau 7-3)? Ils sont manifestement très différents. Le régime du juste milieu a un pourcentage bien moindre de glucides. Par ailleurs, il s'agit des bons glucides qui ont un indice glycémique bas raisonnable, tels que les fruits et les légumes à teneur élevée en fibres.

Il n'en demeure pas moins que pour les personnes habituées au régime «santé», le régime du juste milieu peut sembler contenir un taux excessif de protéines et de lipides. Or, vous avez été conditionné à croire qu'avec un tel régime, la crise cardiaque est imminente et l'obésité au pas de la porte.

Toutefois, en reprenant le même tableau que celui du régime «santé», vous ne pouvez que constater le bon équilibre du régime du juste milieu.

Tableau 7-3

Composition calorique du régime du juste milieu

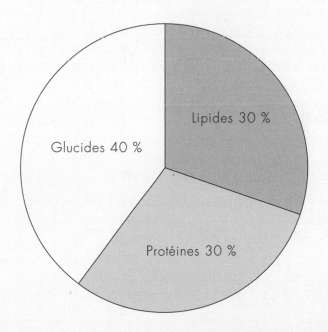

J'ai procédé à ces deux comparaisons pour montrer qu'il est dénué de sens de parler des régimes alimentaires en fonction du pourcentage calorique des éléments macronutritifs (tel que la plupart des régimes sont présentés), du moins en ce qui concerne la compréhension du régime du juste milieu.

Je vais mettre les choses au clair. Si vous considérez ces deux régimes et certains autres en fonction du pourcentage calorique de chaque élément macronutritif (voir tableau 7-4), vous serez surpris de constater qu'ils ont tous quelque chose en commun. Aussi extrême que l'un ou l'autre puisse paraître, ils ont tous le même pourcentage calorique en ce qui a trait aux lipides et aux protéines. Le rapport calorique protéines/lipides est toujours 1/1.

Le régime végétarien tire 10 p. 100 de ses calories des protéines et 10 p. 100 des lipides; le régime «santé», lui, en tire 15 p. 100 des protéines et 15 p. 100 des lipides, soit le même rapport 1/1. Le régime de l'American Diabetes Association tire 20 p. 100 de ses calories des protéines et 20 p. 100 des lipides. Finalement, le régime du juste milieu tire 30 p. 100 de ses calories des protéines et 30 p. 100 des lipides, maintenant lui aussi le rapport 1/1. Il y a donc un dénominateur commun à tous ces régimes qui, de prime abord, semblent totalement différents les uns des autres.

L'objectif est de vous montrer que personne dans le domaine de la nutrition n'est réellement dans l'erreur. Il y a simplement un manque de justesse. Je recherche toujours l'universalité plutôt que la controverse en ce qui a trait à la nutrition. Si vous considérez le pourcentage calorique de chaque régime, il apparaît totalement différent de l'un à l'autre, et sans aucune relation. Cette divergence est source de controverse. Toutefois, chaque régime présente le même rapport protéines/lipides. C'est là que se trouve le lien commun et l'indice

Tableau 7-4

Tableau comparatif des régimes alimentaires

RÉGIME	% CALORIES	RAPPORT PROTÉINES/LIPIDES (% CALORIES)	RAPPORT PROTÉINES/LIPIDES (GRAMMES)
Végétarien	80 % G, 10 % P, 10 % L	1/1	1/0,4
Régime «santé»	70 % G, 15 % P, 15 %L	1/1	1/0,4
Régime ADA	60 % G, 20 % P, 20 % L	1/1	1/0,4
Régime du juste milieu	40 % G, 30 % P, 30 % L	1/1	1/0,4

crucial qui vous amènera à faire de votre régime courant un régime propice à l'atteinte du juste milieu.

Il y a cependant une autre façon d'analyser ces données. Les lipides contiennent 9 calories par gramme tandis que les protéines en contiennent 4. Cela signifie que les lipides ont 2,25 fois plus de calories par gramme que les protéines. Donc, si le rapport protéines/lipides est de 1/1, cela signifie que pour chaque gramme de protéines, vous consommez un peu plus de 0,4 gramme de lipides (en fait, 0,44), quel que soit le régime suivi.

Qu'est-ce qui relie tout cela? Ce n'est certes pas le pourcentage calorique de chaque régime. Encore une fois, pour bien comprendre quels sont les effets hormonaux des aliments et, par le fait même, quel est le principe du juste milieu, il est inutile de s'inquiéter du pourcentage calorique de chaque élément macronutritif. Il faut plutôt considérer la quantité absolue des éléments macronutritifs que vous consommez en fonction de vos besoins protéiques propres.

La clé pour comprendre le fonctionnement du régime du juste milieu est donc de connaître vos besoins protéiques. Je vais, en exemple, étudier mes propres besoins en protéines en fonction de chacun des régimes précités.

Je mesure 1,90 m; je suis modérément actif; je pèse 90 kilos; mon besoin protéique quotidien est de 100 grammes. Si je consommais moins de protéines, je souffrirais d'insuffisance protéique. Si j'en consommait plus, ce serait excessif.

Prenez le tableau 7-5. En assumant que la quantité de protéines fournie par chacun de ces régimes est suffisante, je devrais consommer 100 grammes de protéines par jour, quel que soit le régime (régime du juste milieu, régime ADA, régime «santé» ou régime végétarien). Sachant que la quantité de lipides en grammes est reliée à celle des protéines selon un rapport bien défini, je devrais donc, quel que soit le régime, consommer 44 grammes de matières grasses.

Surprise! Dans chacun de ces régimes d'apparence complètement différents, la quantité absolue des protéines et la quantité en grammes des lipides que je devrais consommer sont exactement les mêmes!

Alors, où est la différence? Retournons au tableau 7-5. Remarquez que ma consommation de glucides va en s'accroissant avec les autres régimes. Plus de glucides signifie plus d'insuline, plus d'insuline signifie trop de mauvaises eicosanoïdes. Je me retrouve alors hors du juste milieu, avec un risque accru de prendre du poids, de tomber malade ou de nuire à ma qualité de vie.

Tableau 7-5

Tableau comparatif des régimes en fonction du total
de grammes consommés

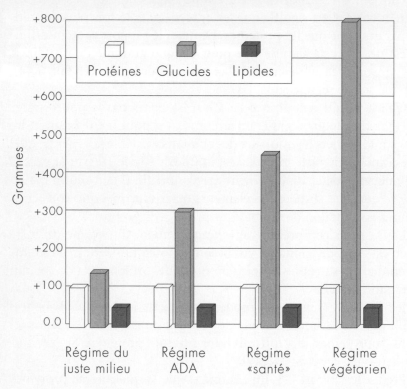

Une autre façon de comprendre ce concept est de représenter sous forme de graphique le rapport protéines/glucides de chaque régime, comme au tableau 7-6 à la page suivante. Vous constatez que tous les régimes ont un rapport protéines/glucides très peu élevé comparé à celui du régime du juste milieu. Cela signifie que vous pouvez suivre ces régimes indéfiniment sans jamais atteindre le juste milieu.

Pour donner à la comparaison plus de mordant, je me suis servi au tableau 7-6 de tablettes de chocolat ordinaires. Oh! surprise, ces tablettes ont un rapport protéines/glucides presque identique à celui de certains régimes précités! Et devinez quoi! En termes d'éléments macronutritifs, votre système digestif ne peut faire la différence. Cela signifie que les personnes qui suivent des régimes à teneur élevée en glucides feraient tout aussi bien de consommer du chocolat.

Tableau 7-6

Tableau comparatif des régimes en fonction du rapport
protéines/glucides

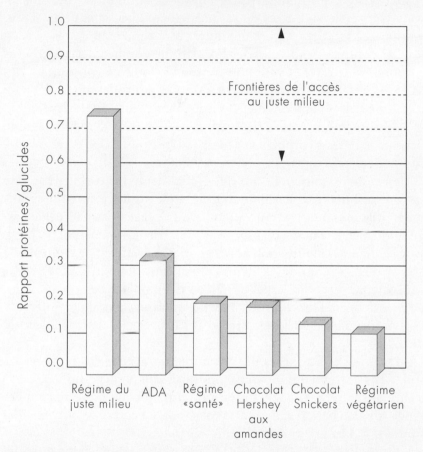

J'espère que ces comparaisons vous ont clairement démontré l'importance du rapport protéines/glucides (en fonction des besoins en protéines de chacun). C'est un élément majeur du régime du juste milieu. Qu'en est-il à présent du total des calories? Plusieurs régimes, en effet, sont basés sur le calcul du nombre de calories consommées.

Dans le juste milieu, le total de vos besoins caloriques ne varie pas, c'est leur provenance qui change. Si vous pouvez satisfaire une grande partie de vos besoins caloriques en vous ménageant un accès plus efficace à vos réserves internes de gras corporel, vous n'avez pas besoin alors de prendre autant de calories en provenance de l'extérieur.

En fait, quand vous êtes dans le juste milieu, votre consommation calorique va normalement baisser de 50 p. 100 car vous êtes plus en mesure d'aller puiser dans votre gras corporel pour répondre à votre besoin énergétique quotidien. En suivant le régime du juste milieu, vous vous évitez un excès de calories glucidiques sans pour autant diminuer le total des calories ni limiter votre alimentation.

Par contre, quand vous êtes hors du juste milieu, l'accès au gras corporel est entravé et vous vous retrouvez forcé de consommer des calories provenant d'une source externe pour maintenir le taux d'énergie requis par votre métabolisme basal. Plus de calories signifie plus d'aliments. Et, hors du juste milieu, plus d'aliments signifie davantage de gras corporel. Or, nous savons tous qu'un excès de gras corporel signifie un risque accru de maladie.

En résumé, souvenez-vous que le régime du juste milieu est basé sur une technologie pharmaceutique et non sur des prescriptions alimentaires courantes. Le souci premier du dosage pharmaceutique est de contrôler la vitesse d'absorption des médicaments par le sang. Dans le régime du juste milieu, le premier objectif est de contrôler la vitesse d'absorption des protéines et des glucides par le sang et, par conséquent, de contrôler les réactions hormonales qui en résultent. Pour assurer un bon contrôle, il faut toujours essayer de maintenir le rapport protéines/glucides entre 0,6 et 1,0, avec un rapport cible idéal de 0,75.

Dans le chapitre suivant, vous aurez un aperçu des repas et des collations susceptibles de vous conduire dans le juste milieu, c'est-à-dire qui offrent le rapport idéal protéines/glucides. En prenant ces repas sur une base régulière, vous atteindrez l'équilibre eicosanoïdal souhaité qui assure une santé optimale.

En un mot, le régime du juste milieu doit contenir une quantité suffisante de protéines, une quantité réduite de lipides et une quantité modérée de glucides. Ce n'est pas un régime draconien. En fait, il se rapproche beaucoup du régime que pourrait vous recommander votre grand-mère sans qu'elle n'ait entendu parler d'eicosanoïdes ou de juste milieu.

CHAPITRE HUIT

LA VOIE QUI
MÈNE AU JUSTE MILIEU

J e l'ai dit, mais cela vaut la peine que je le répète: si vous voulez jouir des bienfaits du juste milieu, vous devez complètement changer votre façon de considérer les aliments. Les aliments ne servent pas uniquement à satisfaire un plaisir ou à assouvir une faim. Leur rôle est beaucoup plus important. Ils constituent un médicament puissant que vous devez prendre au moins trois fois par jour, pour le restant de votre vie. Une fois que les aliments sont réduits à leurs composants de base (glucose, acides aminés et acides gras) et transmis au système sanguin, *leur effet est beaucoup plus puissant sur votre organisme et sur votre santé que tout autre médicament qui pourrait vous être prescrit.*

Chaque fois que vous prenez un repas ou une collation, c'est comme si vous preniez un médicament très puissant qui, dans l'intervalle de quatre à six heures qui suit, peut avoir un bon, un mauvais ou aucun effet sur votre organisme. Lorsque le médecin vous prescrit un médicament, il ne vous dit pas de le prendre en entier dès le premier jour; cela risquerait de surcharger votre système et même de vous être fatal. Il vous demande d'en prendre une certaine dose chaque jour, pour la durée du traitement, afin d'en maintenir un taux relativement constant dans le sang.

Chaque médicament a un juste milieu thérapeutique. Un excès provoque une réaction toxique, une insuffisance le rend inefficace. Afin que le médicament produise un effet, vous devez en maintenir un taux suffisant dans le sang. Ainsi, ce n'est pas le médicament en lui-même qui influe sur la maladie et vous redonne la santé, c'est l'uniformité et la modération de la dose. En d'autres termes, c'est le fait de se maintenir dans le juste milieu thérapeutique.

Le même principe s'applique aux aliments. La clé est de maintenir un équilibre eicosanoïdal uniforme et sain sur la plus longue période de temps possible. Les repas et les collations doivent contenir les bonnes proportions d'éléments macronutritifs (protéines, glucides et lipides) qui produisent les réactions hormonales appropriées, surtout en termes de glucagon, d'insuline et d'eicosanoïdes.

Alors, ne faites pas des calories, et surtout du pourcentage calorique, votre bête noire. Comme je l'ai déjà relevé, c'est un concept dénué de sens. Encore une fois, la prescription première qui permet d'atteindre le juste milieu est de bien déterminer quotidiennement votre besoin en protéines propre et de maintenir le rapport protéines/glucides aussi près que possible de 0,75, à chaque repas et à chaque collation.

Cette ligne directrice est facile à suivre. Le maintien du bon rapport protéines/glucides est comme le maintien du bon mélange essence/air dans le réservoir de votre voiture. Il suffit d'apporter quelques ajustements mineurs à vos habitudes alimentaires courantes. Cependant, ces ajustements mineurs apportés à la composition macronutritive de votre menu vous donneront d'importantes satisfactions tant sur le plan de la santé que sur celui du bien-être général.

Étant donné que les enjeux sont aussi élevés, il est important de faire ces ajustements avec prudence et précision. Ce n'est pas difficile. Il suffit de suivre les règles que je vais vous présenter pour atteindre le juste milieu.

LA PRESCRIPTION DE PROTÉINES

Le premier pas à franchir pour établir un régime propice à l'atteinte du juste milieu est de déterminer votre besoin protéique quotidien. Tout le monde a un besoin protéique génétique propre. (Lorsque je parle de protéines, il ne s'agit pas uniquement des viandes. Il importe peu, du point de vue de la technologie pharmaceutique, que les protéines proviennent d'un sachet de poudre protéique ou d'une tranche de dinde ou d'un morceau de tofu.) Votre besoin en protéines, peu importe d'où elles proviennent, dépend de trois facteurs: votre poids, votre pourcentage de gras corporel et votre niveau d'activité physique.

Afin de déterminer votre besoin en protéines propre, vous devez d'abord évaluer votre pourcentage de gras corporel. Chacun connaît son poids, mais personne en fait ne connaît son pourcentage de gras corporel. Vous pouvez facilement le déterminer en vous servant des fiches de l'annexe B. Tout ce dont vous avez besoin, c'est d'un pèse-personne, d'un ruban à mesurer et d'un crayon.

En prenant les mensurations précises de certaines parties spécifiques de votre corps qui, vous le constaterez, ne sont pas les mêmes pour les hommes et pour les femmes, vous pouvez calculer votre pourcentage de gras corporel et votre masse maigre. L'intérêt de cette approche est que ces mensurations peuvent être prises fréquemment et aisément dans l'intimité de votre foyer. Le plus important est que, si vous essayez de perdre du poids, vous pouvez refaire ces calculs au jour le jour pour juger des progrès accomplis.

Une fois que vous avez établi votre pourcentage de gras corporel, vous pouvez facilement calculer votre masse de gras totale et votre masse maigre en vous servant des formules de l'annexe E. (Si vous êtes intéressé à voir un tableau comparatif des pourcentages de gras corporel, référez-vous à l'annexe F.) La seconde moitié de l'équation qui détermine votre besoin en protéines comprend votre niveau d'activité physique. Êtes-vous une personne active ou non? Passez-vous votre journée à regarder la télévision? Ou pratiquez-vous la natation quatre heures par jour comme les nageurs de l'université de Stanford? Plus votre niveau d'activité physique est élevé, plus la vitesse à laquelle vous décomposez les protéines est grande. Il en résulte un besoin accru de protéines alimentaires pour réparer et régénérer les muscles endommagés au cours d'une activité physique intense.

Les facteurs de l'activité physique sont variables. Si vous êtes une personne sédentaire, vous avez besoin de 0,5 gramme de protéines pour chaque 454 grammes de masse maigre pour maintenir cette masse. Par contre, si vous faites de la musculation intense tous les jours ou si vous faites de l'exercice deux fois par jour, vous avez besoin du double, soit 1,0 gramme de protéines par 454 grammes de masse maigre. Si vous souffrez d'obésité (c'est-à-dire que vous avez plus de 30 p. 100 de gras corporel, si vous êtes un homme, et plus de 40 p. 100, si vous êtes une femme), c'est sans vous en rendre compte que vous faites des exercices de musculation tous les jours, vous devez alors vous attribuer un facteur d'activité de 0,6. (Cette quasi-musculation que pratiquent les personnes obèses est la raison pour laquelle leur masse maigre est généralement plus élevée que celle des personnes maigres. Les personnes obèses ont simplement besoin de plus de muscle pour porter leur poids excédentaire. Malheureusement, elles ont aussi des quantités bien plus importantes de graisses de réserve.)

Vous êtes prêt à présent à calculer votre besoin en protéines. N'oubliez pas que ce besoin vous est propre et qu'il n'est pas le même pour aucune autre personne.

TABLE 8-1

Facteurs d'activité physique

ACTIVITÉ	BESOIN EN PROTÉINES (GRAMMES) PAR 454 GRAMMES DE MASSE MAIGRE
Sédentaire	0,5
Activité légère (marche)	0,6
Activité modérée (30 minutes/jour, 3 jours/semaine)	0,7
Activité supérieure (1 heure/jour, 5 jours/semaine)	0,8
Activité intense (2 heures/jour, 5 jours/semaine)	0,9
Entraînement intense (5 jours/semaine)	1,0

TABLE 8-2

Calcul de votre besoin en protéines

_____	Votre masse maigre (voir annexe B)
x _____	Votre facteur d'activité (voir table 8-1)
= _____	Votre besoin quotidien en protéines

Pour vous montrer la simplicité de ces calculs, prenons l'exemple d'un homme de 70 kilos qui, aux yeux des nutritionnistes, a une consommation de protéines satisfaisante. Considérons par ailleurs que cet homme a 23 p. 100 de gras corporel (la moyenne chez les hommes américains) et qu'il est sédentaire (c'est malheureusement la norme aussi chez les hommes américains).

Selon les données des tables 8-1 et 8-2, cet homme de 70 kilos a un total de 16 kilos de graisse (70 kilos x 0,23 = 16 kilos environ de graisse) et 54 kilos de masse maigre (70 kilos de poids total moins 16 kilos de graisse). En multipliant cette masse maigre par 0,5 grammes de protéines pour chaque 454 grammes de masse maigre (le facteur d'activité pour une personne sédentaire), le besoin en protéines de cet homme de 70 kilos se chiffre à 59 grammes.

Ce chiffre correspond, en pratique, aux 56 grammes quotidiens de protéines recommandés par la National Academy of Sciences. La science n'est-elle pas merveilleuse? Cependant, tout le monde n'est pas cet homme type de 70 kilos. Moi-même, je suis loin de l'être; mon besoin en protéines, selon la formule précitée, est de 100 grammes de protéines par jour. C'est la quantité que je dois consommer, ni plus ni moins.

Une fois que vous avez établi votre besoin en protéines, vous pouvez commencer à vous en servir comme d'une prescription, répartissant également votre consommation de protéines sur toute la journée comme vous le feriez pour un médicament.

Disons que votre besoin en protéines est de 75 grammes par jour. N'essayez pas de le combler en entier en mangeant des steaks et des œufs au petit déjeuner. Car, en plus de vous gaver de deux sources protéiques à haute teneur en acide arachidonique (l'essence de la production de mauvaises eicosanoïdes), vous surchargeriez votre organisme qui ne serait plus alors en mesure de se servir des protéines qui lui sont fournies.

Souvenez-vous que les protéines stimulent le glucagon, mais qu'elles influent aussi sur l'insuline. En consommant un repas hyperprotéiné, vous augmentez votre taux d'insuline et, par conséquent, vous vous mettez hors du juste milieu. De plus, vous risquez de réduire la teneur protéique des autres repas qui, de ce fait, ne contrebalanceront plus leur teneur glucidique. Votre équilibre insuline/glucagon va de nouveau pencher du côté de l'insuline et, par conséquent, votre équilibre eicosanoïdal va basculer dans la direction opposée. Vous vous retrouverez hors du juste milieu.

Votre besoin en protéines doit être réparti également entre les trois repas et les deux collations de la journée. Pour vous faciliter les choses, suivez ma *méthode des portions macronutritives*. Considérez que l'ensemble de vos besoins protéiques est constitué de portions de protéines de 7 grammes chaque. Par exemple, si votre besoin protéique quotidien est de 75 grammes, cela équivaut à 11 portions (en arrondissant les chiffres). Vous devez donc consommer 3 portions à chaque repas et 1 portion à chaque collation.

Voici le schéma d'une répartition protéique quotidienne type:

PETIT DÉJEUNER	DÉJEUNER	COLLATION FIN D'APRÈS-MIDI	DÎNER	EN-CAS DU SOIR
3 P	3 P	1 P	3 P	1 P

La répartition de vos besoins quotidiens en protéines doit être conforme à une autre règle, celle de ne jamais laisser passer plus de cinq heures sans prendre un repas ou une collation. Souvenez-vous que les effets hormonaux d'un repas ne durent que quatre à six heures. Or, vous voulez vous maintenir toute la journée dans le juste milieu et pas seulement quelques heures. Cela signifie que, même après avoir atteint le juste milieu, vous devez répéter le processus toutes les quatre à six heures, en prenant un repas ou une collation. Votre condition hormonale dépend des repas pris et des repas à prendre.

Il suffit d'une portion de protéines pour redémarrer le processus. Commençons, par exemple, avec 3 portions de protéines au petit déjeuner. Si vous le prenez à 7 heures, vous devez planifier le repas suivant pour pas plus tard que midi (la règle des cinq heures). À midi, prenez 3 portions. Comme la plupart des gens ne dînent pas avant 19 heures, l'intervalle est trop long entre les deux repas. Il suffit de prendre une collation en fin d'après-midi, vers 17 heures. Cette collation doit contenir 1 portion protéique.

Au dîner, prenez 3 autres portions et, avant de vous mettre au lit, prenez un léger en-cas qui contient 1 portion protéique. (Pourquoi cet en-cas? Parce que vous allez jeûner pendant huit heures et que vous voulez vous maintenir dans le juste milieu durant votre sommeil.) Le lendemain, répétez le même processus.

En suivant ce programme, vous consommez 11 portions protéiques réparties sur toute la journée, comme vous l'auriez fait pour un médicament. Bien sûr, si votre besoin en protéines est supérieur ou inférieur à 75 grammes, le nombre de vos portions protéiques quotidiennes sera plus élevé ou plus bas, selon le cas.

Vous trouverez dans la table 8-3 une liste des sources protéiques à faible teneur en matières grasses ainsi que la quantité nécessaire pour obtenir une portion protéique. Quel que soit le nombre de portions protéiques requises pour un repas, il suffit de les additionner pour atteindre ce nombre. Souvenez-vous que, si vous avez besoin de

3 portions protéiques au petit déjeuner et que vous n'en prenez que 2, vous devez ajouter la portion manquante à l'un ou l'autre des repas ou collations de la journée.

TABLE 8-3

Portion protéique type

Voici une liste d'aliments à teneur élevée en protéines et à teneur réduite en matières grasses, contenant chacun une portion de protéines (environ 7 grammes). Vous trouverez une liste plus complète à l'annexe C.

SOURCES ANIMALES
Poitrines de poulet désossées (28 g)	Poitrines de dinde (28 g)
Porc maigre (28 g)	Agneau maigre (28 g)

SOURCES POISSONS ET FRUITS DE MER
Morue (42 g)	Thon (28 g)
Crevettes (42 g)	Saumon (42 g)

SOURCES ŒUFS
Blancs d'œuf (2)	Egg Beaters (substitut d'œuf) (60 ml)

SOURCES VÉGÉTARIENNES
Tofu (84 g)	Poudre protéique (10 g)

SOURCES PRODUITS LAITIERS
Fromage cottage à faible teneur
en gras (60 g)

LES GLUCIDES

Une fois que vous avez établi le nombre des portions requises pour combler votre besoin protéique quotidien, il est simple de déterminer la quantité de glucides correspondante: il faut 1 portion de glucides pour chaque portion de protéines.

Une portion de protéines est de 7 grammes et une portion de glucides est de 9 grammes. Ainsi, à chaque repas ou collation, vous consommez légèrement plus de glucides que de protéines. En maintenant les portions de protéines et de glucides dans un rapport de 1/1, vous obtenez toujours le rapport idéal protéines/glucides de 0,75 qui vous transporte au cœur du juste milieu.

Reprenons, comme exemple, un besoin quotidien de protéines de 75 grammes, qui donne en chiffre arrondi 11 portions protéiques. Si tel est votre besoin protéique global, vous devez donc consommer 11 portions de glucides par jour. Et, comme pour les protéines, vous devez répartir également votre consommation de glucides entre tous les repas et collations de la journée. Il faut toujours penser en terme d'équilibre.

Voici le schéma de la répartition quotidienne des portions protéiques et glucidiques:

PETIT DÉJEUNER	DÉJEUNER	COLLATION FIN D'APRÈS-MIDI	DÎNER	EN-CAS DU SOIR
3 P	3 P	1 P	3 P	1 P
3 G	3 G	1 G	3 G	1 G

Il y a une autre règle importante à suivre. *Il faut surveiller attentivement les sortes de glucides que vous consommez.* Tous les glucides ne s'équivalent pas. Les bons ont en général un faible indice glycémique; ils pénètrent lentement le système sanguin, augmentent lentement le taux de sucre dans le sang et provoquent une réponse insulinique modérée. Cela signifie qu'ils préservent le bon équilibre eicosanoïdal qui vous maintient dans le juste milieu.

Les mauvais glucides ont généralement un indice glycémique élevé, ils pénètrent rapidement le système sanguin, augmentent rapidement le taux de sucre dans le sang et provoquent une forte réponse insulinique (la cause biochimique du besoin impérieux de glucides). Une forte réponse insulinique débalance l'équilibre eicosanoïdal et vous met hors du juste milieu. Voilà pourquoi il faut consommer les mauvais glucides avec modération.

(Une autre raison pour laquelle il faut modérer votre consommation de mauvais glucides est que leur densité glucidique est très élevée: ils épuisent donc rapidement votre part de portions glucidiques pour un repas et pour une journée. Cela dit, si vous consommez de mauvais glucides, surtout du pain, prenez toujours du pain complet.)

Vous devez donc vous assurer que vos portions glucidiques contiennent de bons glucides (fruits et légumes à teneur élevée en fibres). Les mauvais glucides comprennent le pain, les pâtes alimentaires, les céréales, le maïs, les pommes de terre, les fruits et les légumes à indice glycémique élevé comme les papayes, les bananes, le maïs, les carottes, ainsi que les jus de fruits.

La table 8-4 présente une liste de bons et de mauvais glucides et la quantité type pour chaque portion glucidique. Une liste plus complète se trouve à l'annexe C. (N'oubliez pas qu'une portion glucidique contient environ 9 grammes de glucides.)

LES MATIÈRES GRASSES

Pour compléter un repas propice à l'atteinte du juste milieu, il faut toujours ajouter des matières grasses. Souvenez-vous que vous vous servez de chacune des astuces présentées dans cet ouvrage dans une perspective pharmaceutique pour atteindre un bon équilibre eicosanoïdal constant. L'utilisation des matières grasses est une de ces astuces.

Voilà comment cela fonctionne. En plus de fournir les éléments essentiels à la production des eicosanoïdes, les matières grasses jouent également le rôle de barres de contrôle, comme les fibres, pour ralentir la vitesse d'absorption des glucides par le sang.

Les matières grasses sont importantes pour deux autres raisons. La première est qu'elles donnent meilleur goût aux aliments. Si vous demandez à un chef français quel est le régime le plus ennuyeux, il vous dira sans hésiter que c'est le régime sans aucune matière grasse. La seconde raison est que le contenu en gras d'un repas permet la libération d'une hormone dite *cholécystokinine*. Cette hormone informe le cerveau que vous êtes rassasié et que vous devez arrêter de manger.

Il ne faut donc pas craindre les matières grasses. Elles sont vitales pour la production d'eicosanoïdes et essentielles pour réduire le gras corporel excédentaire et assurer une bonne santé globale.

Mais, me direz-vous, si la plupart des sources protéiques contiennent des matières grasses, pourquoi devrais-je ajouter des portions de gras à mes repas? Même si les sources protéiques à teneur réduite en gras contiennent quand même quelques matières grasses, ce n'est pas la quantité idéale dont vous avez besoin pour atteindre le juste milieu. Pour ce faire, il vous faut des portions de gras supplémentaires. (Ne vous méprenez pas, je ne vous invite pas à faire une orgie de matières grasses ni à passer vos journées à vous gaver de lard.)

Il est important de surveiller attentivement le *type* de matières grasses que vous prenez. Comme pour les glucides, il y a du bon et du mauvais gras.

TABLE 8-4

Portions glucidiques courantes

BONS GLUCIDES

LÉGUMES CUITS (FRAIS OU CONGELÉS)
250 ml (12 pointes) d'asperges cuites
250 ml de brocoli
60 ml de lentilles, haricots, etc.
375 ml de chou-fleur
250 ml de haricots verts ou jaunes
250 ml de courgettes

LÉGUMES FRAIS
500 ml de brocoli ou de chou-fleur
500 ml de chou haché
1 grosse tomate
1 laitue
1000 ml d'épinards
750 ml de rondelles de concombre
500 ml de céleri
2 poivrons verts

FRUITS
1/2 pomme moyenne
1/2 orange moyenne
125 ml de cerises (7)
3 abricots
1/2 grosse nectarine
1/3 poire moyenne
250 ml de fraises
125 ml d'ananas en dés

1 pêche
1/2 pamplemousse moyen
125 ml de raisins (9)
1 kiwi
1/4 cantaloup
1 prune moyenne
1 tangerine
125 ml de bleuets (myrtilles)

MAUVAIS GLUCIDES

50 ml de riz brun
60 ml de pâtes alimentaires
125 ml de papaye
85 ml de mangue
1/3 de banane
15 ml de céréales du matin

1/2 tranche de pain
1/4 bagel
1/2 tortilla de 12 cm
2 carottes

JUS DE FRUITS
Jus de pomme (90 ml)
Jus de pamplemousse (120 ml)
Jus d'orange (120 ml)

Quels sont les mauvaises gras? Le plus nuisible est l'acide arachidonique, le composant chimique de toutes les mauvaises eicosanoïdes. C'est le gras que vous devez absolument réduire, voire éliminer, de votre régime alimentaire (je vous en donnerai la raison de manière plus détaillée dans les chapitres ultérieurs). Les aliments riches en acide arachidonique sont les jaunes d'œufs, les abats (comme le foie et la plupart des viandes fines), et les viandes rouges. La consommation de ces aliments doit être réduite au minimum, voire complètement éliminée.

Les gras saturés doivent aussi être réduits au minimum. Ils se retrouvent surtout dans les sources protéiques animales et dans les produits laitiers entiers. Le régime du juste milieu recommande une consommation réduite de ces aliments qui, en déclenchant ce qu'on appelle *la résistance à l'insuline*, entraînent une augmentation du taux d'insuline dans le sang. (J'expliquerai ce phénomène plus en détail au chapitre relatif aux maladies du cœur.) Les autres gras saturés, quoique moins nuisibles que l'acide arachidonique, doivent également être évités. Il vaut mieux essayer d'en réduire la consommation. Et c'est pourquoi je vous recommande les sources de protéines animales à teneur réduite en matières grasses telles que la viande blanche des volailles et le poisson qui contiennent peu de gras saturés.

Y a-t-il des bons gras? Oui. Ce sont les gras monoinsaturés présents dans l'huile d'olive, l'huile de canola, les olives, les noix macadamia, les avocats (et bien sûr le guacamole). (Un régime à teneur élevée en gras monoinsaturés est parfois appelé régime méditerranéen.)

Les acides gras monoinsaturés sont neutres au plan des eicosanoïdes. Ils ne peuvent pas être convertis en eicosanoïdes (bonnes ou mauvaises) et ils n'affectent d'aucune manière le taux d'insuline. Étant donné le temps qu'il faut pour ajuster le rapport protéines/glucides afin d'assurer un meilleur contrôle du taux d'insuline, les gras monoinsaturés devraient être votre source de gras principale car, ainsi, vous éviteriez de perturber cet équilibre hormonal fragile que vous avez soigneusement élaboré.

En résumé, la règle du juste milieu en ce qui concerne les gras est de réduire les mauvais gras (acide arachidonique et gras saturés) et de combler votre besoin quotidien en matières grasses avec de bons gras (gras monoinsaturés).

La table 8-5 présente une liste de bons gras (voir la liste complète à l'annexe C). Chaque exemple représente 1 portion de gras et chaque portion contient environ 1,5 gramme de matières grasses. Cela n'a rien d'excessif. Le régime du juste milieu *est*, comme vous le savez déjà, un régime à faible teneur en matières grasses.

TABLE 8-5

Portions lipidiques courantes

3 olives*	1,5 ml d'huile d'olive*
1,5 ml d'huile de canola*	1 noix macadamia*
	2,5 ml de beurre d'arachide naturel
5 ml de mayonnaise légère	
2,5 ml de mayonnaise	

* Riche en gras monoinsaturé

Maintenant que vous savez quelle sorte de gras consommer, la question est de connaître la quantité recommandée. Ce n'est pas compliqué. Il suffit d'ajouter, au repas ou à la collation, 1 portion de matières grasses pour chaque portion de protéines. Vous aurez le rapport idéal à chaque repas et à chaque collation, uniquement basé sur vos besoins protéiques. Et, comme pour les protéines et les glucides, vous devez les répartir sur une journée de sorte que le rapport protéines/glucides/lipides soit toujours maintenu à 1/1/1, à chaque repas et à chaque collation. (À noter que les athlètes d'élite doivent consommer 2 portions de lipides pour une portion de protéines. De ce fait, leur rapport protéines/glucides/lipides est de 1/1/2. Les graisses supplémentaires servent à compenser leur entraînement intensif. Il faut cependant des gras monoinsaturés.)

Voici le schéma de la répartition quotidienne des portions protéiques, glucidiques et lipidiques, propice à l'atteinte du juste milieu, pour une personne dont le besoin protéique est de 11 portions par jour:

PETIT DÉJEUNER	DÉJEUNER	COLLATION FIN D'APRÈS-MIDI	DÎNER	EN-CAS DU SOIR
3 P	3 P	1 P	3 P	1 P
3 G	3 G	1 G	3 G	1 G
3 L	3 L	1 L	3 L	1 L

Cette répartition assure une combinaison des bonnes quantités de protéines, de glucides et de lipides propice au maintien d'un taux optimal d'insuline et de glucagon. En résumé, cela donne un bon équilibre eicosanoïdal: une journée dans le juste milieu.

À présent, nous allons regrouper toutes ces données afin que vous puissiez voir comme il est simple de concevoir un repas propice à l'atteinte du juste milieu. Il faut tout d'abord déterminer votre besoin quotidien en protéines, arrondir le chiffre correspondant au nombre total de portions protéiques requises, ajouter le nombre correspondant de portions glucidiques et de portions lipidiques, et le tour est joué.

Qu'en est-il des collations propices à l'atteinte du juste milieu? Utilisez les mêmes calculs. Vous trouverez des exemples dans la table 8-6. Chacune de ces collations contient approximativement une portion de protéines, une portion de glucides et une portion de lipides. (Vous trouverez d'autres exemples à l'annexe D.)

TABLE 8-6

Collations propices à l'atteinte du juste milieu

60 ml de fromage cottage plus 1/2 fruit
120 g de yogourt nature écrémé *sans* fruit ni autres glucides
170 ml de lait écrémé

Voyons l'élaboration du régime du juste milieu en reprenant l'exemple de la personne qui a besoin de 75 grammes de protéines par jour et qui prend 3 repas, comprenant chacun 3 portions protéiques, et 2 collations, comprenant chacune 1 portion protéique. Il suffit à cette personne de choisir 3 portions protéiques et d'ajouter 3 portions de glucides et 3 portions de lipides. C'est un peu comme aller manger dans un restaurant chinois, sauf que, dans ce cas, vous avez un repas propice à l'atteinte du juste milieu.

Qu'en est-il des collations? Il suffit d'en choisir une parmi celles qui sont présentées dans la table 8-6.

Que se passe-t-il si vous voulez ajouter 1 portion de protéines à un repas? Ajoutez simplement les mêmes portions de glucides et de lipides pour garder l'équilibre de l'ensemble. Il suffit d'être attentif.

Je dois seulement vous prévenir que, si vous avez un repas propice à l'atteinte du juste milieu, parfaitement équilibré, et que, au cours de la journée, vous consommez plus de portions protéiques que votre organisme n'en a besoin, le résultat serait quand même une consommation excédentaire de protéines. Or, vous vous souvenez que tout excès de protéines que l'organisme ne peut pas utiliser immédiatement est transformé en graisses. La perte de gras sera d'autant ralentie et vous vous retrouverez hors du juste milieu.

Par ailleurs, un excès de portions protéiques signifie un excès de calories. Si vous consommez trop de calories au cours d'un repas, le taux d'insuline augmente et, par le fait même, il y a une surproduction de mauvaises eicosanoïdes. Or, ce que vous essayez d'atteindre, c'est un rapport protéines/glucides précis, *en maintenant le total des calories à 500 ou moins par repas, et à 100 par collation.* Cela signifie que vous ne devez jamais consommer plus de 6 portions de protéines par repas, sinon vous dépassez la limite calorique. (Un repas type qui contient 4 portions protéiques et, bien sûr, le même nombre de portions de glucides et de lipides totalise moins de 400 calories.)

Cette combinaison (repas à teneur réduite en calories associé à un bon rapport protéines/glucides/lipides) vous maintient dans le juste milieu pendant quatre à six heures. Donc, en faisant quelques calculs simples, vous pouvez préparer des repas propices à l'atteinte du juste milieu pour le restant de vos jours, en vous servant uniquement d'aliments que vous aimez et en n'apportant que quelques changements subtils à votre mode alimentaire. En d'autres termes, il n'y a aucun changement radical à faire. Il suffit d'adapter votre régime alimentaire courant aux règles propices à l'atteinte du juste milieu. Je crois que vous êtes d'accord que c'est là un programme extrêmement flexible.

Voici une autre manière de le considérer. Pensez à votre repas ou à votre collation comme à un projet de construction. Imaginez que vous construisez une maison. Les portions protéiques constituent la fondation et déterminent la hauteur à laquelle la superstructure glucidique peut s'élever sans s'effondrer dans une piscine d'insuline excédentaire. Les portions glucidiques constituent les murs de la maison et les portions lipidiques, le toit. Si vous construisez convenablement votre maison (votre repas), vous atteindrez le juste milieu. Il n'y a rien de plus simple.

Par exemple, si un repas contient:

- 2 portions de protéines, ajoutez 2 portions de glucides et 2 portions de lipides;
- 3 portions de protéines, ajoutez 3 portions de glucides et 3 portions de lipides;
- 4 portions de protéines, ajoutez 4 portions de glucides et 4 portions de lipides;
- 5 portions de protéines, ajoutez 5 portions de glucides et 5 portions de lipides;
- 6 portions de protéines, ajoutez 6 portions de glucides et 6 portions de lipides.

Comme je l'ai dit, ma méthode des éléments macronutritifs est une façon simple de préparer des repas propices à l'atteinte du juste milieu. Il suffit d'avoir quelques notions de calcul de base pour pouvoir suivre ce programme. Mais si vous ne voulez pas effectuer ces calculs vous-mêmes, allez à l'annexe à la fin de cet ouvrage. Vous y trouverez des exemples de repas et des recettes qui contiennent les bonnes proportions macronutritives. En d'autres termes, les calculs mathématiques ont déjà été faits pour vous. Sinon, vous pouvez recourir à la méthode oculaire décrite un peu plus loin.

À titre d'échantillon, je voudrais vous montrer ce que tous ces nombres donnent lorsqu'ils sont traduits en repas réels dans un monde réel. Je voudrais vous montrer que ces repas propices à l'atteinte du juste milieu sont savoureux. Voici donc quelques recettes du juste milieu, courtoisie du chef Jeanette Pothier, professionnelle en cuisine française, et de sa collègue, Anne Rislove.

Chaque recette contient 4 portions protéiques, 4 portions glucidiques et 4 portions lipidiques. Vous trouverez des recettes additionnelles (assez pour faire le menu d'une semaine) dans l'annexe D.

ESCALOPES DE DINDE FONTINA

Pour 4 personnes

340 g de poitrine de dinde finement tranchée
2,5 ml d'huile d'olive
5 ml de beurre
Sel et poivre
2 gousses d'ail
15 branches de persil
125 ml de bouillon de poulet
28 g de fromage râpé fontina

Amincir les tranches de dinde à l'aide d'un marteau à viande.

Chauffer l'huile d'olive dans un grand poêlon. Ajouter le beurre. Laisser fondre. Faire revenir les tranches de dinde jusqu'à ce qu'elles soient légèrement dorées. Placer les tranches dans un plat à cuisson beurré. Saler et poivrer. Garder au chaud.

Allumer le gril. Hacher les gousses d'ail coupées en deux et le persil dans le robot culinaire. Ou hacher l'ail et le persil à la main.

Mettre l'ail et le persil dans le poêlon. Ajouter la moitié du bouillon de poulet. Amener à ébullition en grattant de temps à autre le fond pour décoller tout dépôt. Ajouter ensuite le reste du bouillon et faire réduire le mélange de moitié. Napper les tranches de dinde.

Répandre une légère couche de fromage sur les tranches et faire griller jusqu'à ce que le fromage soit fondu. Servir immédiatement avec des «pâtes» de légumes (voir annexe D).

4 portions protéiques par personne

BURRITOS DU MATIN

Pour 6 personnes

230 g de saucisse de dinde
230 g de pommes de terre coupées en lanières
375 ml de substitut d'œufs
60 ml de sauce piquante
6 tortillas de maïs
170 g de fromage mexicain

Réduire la saucisse en morceaux avec une fourchette. Vaporiser d'huile d'olive une grande poêle. Cuire la saucisse à feu moyen jusqu'à ce qu'elle commence à prendre une couleur grise. Éplucher les pommes de terre, puis les couper en lanières. Laisser égoutter sur une serviette. Mettre ensuite les pommes de terre dans la poêle et bien mélanger. Cuire en mélangeant souvent jusqu'à ce que les lanières de pommes de terre deviennent translucides, environ 8 à 10 minutes. Ajouter le substitut d'œufs et mélanger. À l'aide d'une spatule de bois plate, remuer le mélange jusqu'à ce que les œufs soient cuits. Ajouter la sauce piquante et bien mélanger. Retirer du feu.

Entre-temps, couper 6 feuilles de papier aluminium, chacune de la largeur d'une tortilla. Mettre une tortilla sur chaque feuille. Séparer le mélange saucisse et œufs en 6 portions. Étaler une portion sur chaque tortilla et rouler en terminant avec le pli vers le bas. Garder les tortillas enroulées dans la feuille d'aluminium jusqu'à ce qu'elles soient prêtes à être servies, ou les mettre au congélateur.

Pour servir, ôter le papier aluminium et mettre les burritos dans un plat allant au four à micro-ondes. Arroser chaque burritos de sauce piquante et de 28 g de fromage. Cuire jusqu'à ce que le fromage soit fondu.

Terminer avec 120 ml de jus d'orange dilué dans 120 ml d'eau de source.

4 portions protéiques par personne

BOUILLABAISSE DE LA NOUVELLE-ANGLETERRE

Pour 4 personnes

285 ml de poireaux coupées en deux, finement tranchés et lavés à grande eau
450 ml de bouillon de poulet
8 pommes de terre rouges (2,5 cm de diamètre), épluchées et coupées en deux
115 g de chair de homard
115 g de pétoncles, nettoyées
115 g de crevettes non cuites, décortiquées et nettoyées
170 g de palourdes (8 à 10 décortiquées ou entières en conserve)
230 ml de tomates en conserve
835 ml d'eau
45 ml de beurre non salé

Mettre les poireaux et la moitié du bouillon de poulet dans une marmite. Cuire de 10 à 15 minutes à feu moyen en mélangeant fréquemment. Ajouter le reste du bouillon et les pommes de terre. Ramener à ébullition et laisser cuire jusqu'à ce que les pommes de terre soient tendres. Ajouter les palourdes et les crevettes et, juste avant l'ébullition, ajouter les pétoncles. Cuire jusqu'à ce que les fruits de mer prennent une couleur opaque. Ajouter le homard et le beurre, puis éteindre le feu. Saler et poivrer légèrement. Servir avec un petit muffin au maïs.

4 portions protéiques par personne

J'ose espérer que vous trouverez ces recettes et celles en annexe très substantielles et pleines de saveur. Et, bien sûr, elles vous permettront d'atteindre le juste milieu.

LES ACHATS PROPICES À L'ATTEINTE DU JUSTE MILIEU

Pour faire des achats propices à l'atteinte du juste milieu, il suffit de rester dans le périmètre du grand magasin de produits alimentaires et de ne longer que rarement les allées qui ne sont rien de plus qu'une immense portion de glucides répartie en divers emballages particulièrement tentateurs.

Afin de calculer le contenu macronutritif des aliments préparés que vous utilisez (surtout si vous achetez des repas surgelés), examiner les données nutritives inscrites sur l'étiquette. Elles sont vos meilleures alliées. Calculer le nombre de portions protéiques et glucidiques par personne en vous souvenant que chaque portion protéique contient 7 grammes de protéines et que chaque portion glucidique contient 9 grammes de glucides. Si les portions ne sont pas dans un rapport de 1/1, ce repas pré-emballé ne vous conduira jamais dans le juste milieu. Afin d'ajuster le rapport macronutritif des aliments préparés, vous devez parfois ajouter quelques protéines supplémentaires à teneur réduite en matières grasses. (Vous trouverez à l'annexe D une liste des repas pré-emballés propices à l'atteinte du juste milieu.)

Lorsque vous achetez des aliments frais, servez-vous de ces lignes directrices pour une estimation rapide:

- 115 g de viande mi-maigre contiennent environ 4 portions protéiques
- 170 g de poisson contiennent environ 4 portions protéiques
- 500 ml de légumes frais contiennent environ 1 portion de glucides
- 1 fruit contient environ 2 portions de glucides
- 250 ml de pâtes alimentaires cuites, de haricots ou de riz contient environ 4 portions de glucides.

LA MÉTHODE OCULAIRE

Si la simple idée de peser et de calculer tous les aliments que vous voulez consommer, ou même de lire les étiquettes, vous fait grincer des dents, ou si vous êtes simplement trop occupé pour prêter attention à tous les poids et mesures, ne vous en faites pas. Vous pouvez préparer un repas propice à l'atteinte du juste milieu en vous servant uniquement de la méthode oculaire. Bien qu'elle ne soit pas aussi précise que la méthode des portions macronutritives, elle peut devenir avec le temps et la pratique assez rapide et efficace.

Commencez avec les protéines en vous servant de la paume de votre main comme guide. Votre paume est l'équivalent de 4 portions protéiques, soit une poitrine de poulet ou 115 g de tranches de dinde.

La taille de l'aliment protéique qui se trouve dans votre assiette vous aide à déterminer la taille de votre portion de glucides. Si vous prenez de bons glucides, votre portion glucidique doit être le double environ de votre portion protéique. Si vous prenez de mauvais glucides, votre portion glucidique doit être identique à votre portion protéique.

Si vous planifiez de prendre un dessert (la plupart ne sont que des glucides purs), il vous suffit de réduire la quantité de glucides prévue pour le plat principal.

Si votre source de protéines est à teneur réduite en matières grasses (et elle devrait l'être), vous pouvez obtenir le reste des matières grasses dont vous avez besoin en ajoutant une vinaigrette à votre salade ou un peu de mayonnaise, ou en ajoutant quelques olives.

LES REPAS AU RESTAURANT ET LE JUSTE MILIEU

En ces temps où tout roule à vive allure, peu de gens prennent tous leurs repas à la maison. Et, pour quiconque essaie de suivre une prescription alimentaire, les repas au restaurant constituent un véritable défi, voire carrément un obstacle. Que faire donc si vous mangez au restaurant?

Tout d'abord, avant de sortir, essayez de prendre une collation propice à l'atteinte du juste milieu. Au restaurant, évitez de manger les petits pains (plus facile si vous avez pris votre collation avant de sortir). Le plus important est aussi de réserver quelques-unes de vos portions glucidiques pour le dessert, à la fin du repas.

Commandez une entrée à teneur réduite en matières grasses. Lorsqu'elle vous est servie, évaluez du regard la quantité de protéines que vous avez dans votre assiette, en vous servant de votre paume comme guide de mesure. Utilisez à nouveau la méthode oculaire pour évaluer la quantité de glucides qu'il y a dans votre assiette. Souvenez-vous que l'important n'est pas la quantité de chaque élément macro-nutritif qui vous est servi, mais la quantité que vous mangez. Donc, si vous planifiez de prendre un dessert, notez mentalement qu'il faut couper sur les glucides que vous allez consommer en entrée. Si vous projetez de prendre un verre de vin, coupez encore plus votre consommation de glucides.

À la fin du repas, lorsque le serveur revient et vous demande «Voulez-vous un dessert?» votre réponse affirmative jaillira sans ambages à la grande stupéfaction de vos convives. En économisant vos portions glucidiques au cours du repas, vous vous êtes accordé une belle récompense. Commandez votre dessert, puis demandez si quelqu'un aimerait le partager avec vous. Vous mangez la moitié du dessert et vous vous maintenez dans le juste milieu.

Ainsi, vous êtes allé dans votre restaurant préféré et vous avez eu un repas magnifique (une belle portion de protéines, un peu de glucides, un verre de bon vin et la moitié d'un dessert merveilleux). Lorsque tout est fini, vous êtes encore dans le juste milieu. La vie est belle!

LE SERVICE AU VOLANT

Bien sûr, le plus grand défi de tous, c'est la restauration rapide (le fast-food). Croyez-le ou non, vous pouvez toujours prendre des repas propices à l'atteinte du juste milieu, et rester dans le juste milieu, même en allant chez McDonald. En fait, si votre commande est judicieuse, les aliments servis dans les fast-foods peuvent fournir un rapport protéines/glucides plus ou moins idéal pour un repas rapide occasionnel pris sur le pouce.

Si vous ne me croyez pas, allez à l'annexe D. Vous y trouverez une liste complète de menus propices à l'atteinte du juste milieu provenant d'un large éventail de fast-foods.

LES RÈGLES POUR EMPRUNTER LA VOIE QUI MÈNE AU JUSTE MILIEU

À présent, faisons le point. Les règles pour emprunter la voie qui mène au juste milieu sont simples.

1. Déterminer son besoin en protéines et essayer de ne jamais le dépasser ou le réduire.
2. S'assurer que chaque repas contient le rapport protéines/glucides de 1/1.
3. Répartir le besoin protéique entre les 3 repas et les 2 collations de la journée.

4. Ne jamais laisser passer plus de cinq heures sans consommer un repas ou une collation propice à l'atteinte du juste milieu.
5. Choisir des protéines à teneur réduite en matières grasses.
6. Choisir de bons glucides (légumes riches en fibres et fruits).
7. Choisir les gras monoinsaturés.
8. Éviter de consommer plus de 500 calories par repas et plus de 100 calories par collation. Si votre besoin en protéines est exceptionnellement élevé (si vous êtes par exemple un joueur de football de la NFL), vous devez prendre plus de 3 repas par jour.

QUELQUES ASTUCES POUR ATTEINDRE LE JUSTE MILIEU

Comme dans toute technologie, il y a des astuces qui vous aideront à atteindre le juste milieu:

1. Si vous ne parvenez pas à concevoir un repas avec le bon rapport protéines/glucides, ne paniquez pas. Un rapport légèrement plus élevé ou plus bas ne vous empêchera pas d'atteindre le juste milieu. Vous vous retrouvez simplement un peu éloigné du centre où l'équilibre eicosanoïdal est à son meilleur. Il n'en tient qu'à vous d'arriver au cœur même du juste milieu, tout est question de pratique.
2. Souvenez-vous que ce programme ne signifie pas qu'il faille réduire l'ingestion de calories. En fait, vous aurez même parfois de la difficulté à consommer tous les aliments requis pour atteindre le juste milieu.
3. Votre objectif est de rester le plus longtemps possible dans le juste milieu. Alors planifiez votre stratégie alimentaire quotidienne à partir de votre réveil. Puis déterminez les heures de la journée où vous aurez besoin de carburant pour votre organisme. En d'autres termes, traitez les aliments comme des médicaments à prendre sous ordonnance.
4. Il faut toujours boire 250 ml d'eau ou d'une boisson décaféinée sans sucre à chaque repas et à chaque collation. Si vous êtes un grand consommateur de caféine, réduisez graduellement votre consommation jusqu'à zéro si possible. (La caféine a pour effet d'augmenter le taux d'insuline et de vous sortir du juste milieu.)

5. Si vous avez faim ou si vous éprouvez un besoin impérieux de consommer du sucre ou des friandises, deux à trois heures après le repas, vous avez probablement consommé trop de glucides au dernier repas. Chaque fois que vous vous sentez affamé ou que vous éprouvez un goût très prononcé pour le sucre, recherchez-en la raison dans votre dernier repas.

6. Peu importe la persévérance avec laquelle vous suivez cette stratégie alimentaire, vous allez faire quelques écarts. C'est particulièrement vrai lorsque vous êtes invité ou que vous êtes en voyage. Souvenez-vous toujours que lorsque vous êtes hors du juste milieu pour une courte période de temps, vous n'avez qu'un repas de retard pour y retourner. C'est comme tomber de bicyclette: il suffit de se relever et de poursuivre sa randonnée.

Maintenant que vous connaissez les règles pour atteindre le juste milieu, vous avez finalement une carte routière alimentaire pour le restant de vos jours. Souvenez-vous qu'un seul repas propice à l'atteinte du juste milieu vous donne quatre à six heures dans le juste milieu. Une journée entière de ces repas est une journée entière dans le juste milieu. Une vie entière de ces repas est une vie entière dans le juste milieu. C'est à vous de choisir.

Alors, *bon appétit* et bienvenue dans le juste milieu!

CHAPITRE NEUF

L'ÉVOLUTION
ET LE JUSTE MILIEU

S i vous suivez assidûment le régime du juste milieu, vous ne tarderez pas à vivre de grands changements physiques, mentaux et même émotifs. Pourquoi ces changements sont-ils, à la fois, aussi considérables et aussi fondamentaux? Parce que, d'un point de vue évolutionniste, à savoir génétique, *c'est de cette manière que les êtres humains sont supposés se nourrir.*

Pour comprendre cet énoncé, nous devons remonter loin dans le temps. Il y a environ 500 millions d'années, l'espèce des *Homo sapiens* était encore inexistante. (En fait, il faudra encore 495 millions d'années, à un million d'années près, avant que n'apparaissent nos premiers ancêtres.)

Les humains n'existaient pas, mais les eicosanoïdes existaient. En fait, *les eicosanoïdes représentent un des premiers systèmes de contrôle hormonal permettant aux organismes vivants d'interagir avec leur environnement.* Voilà pourquoi les eicosanoïdes que produisent certaines espèces de zoophytes sont identiques à celles que les humains produisent aujourd'hui. Si chaque cellule vivante de l'organisme humain peut produire des eicosanoïdes, c'est que cette capacité s'est conservée tout au long des 500 millions d'années de l'évolution humaine.

Il y a donc eu tout d'abord les eicosanoïdes. Environ 450 millions d'années plus tard, les hormones endocrines en paires, telles que l'insuline et le glucagon, sont apparues. Ces hormones requièrent une glande sécrétrice et l'utilisation du système sanguin pour atteindre leurs tissus cibles. Elles requièrent aussi un système de contrôle biologique préexistant pour les régulariser et, comme les eicosanoïdes étaient déjà présentes, cette fonction leur a été dévolue. En ce sens, les eicosanoïdes représentent l'unité centrale de traitement qui contrôle en fait toutes les autres actions hormonales, comme la puce électronique qui contrôle la plupart des ordinateurs personnels.

L'évolution, entièrement satisfaite de ce système hormonal (insuline, glucagon et eicosanoïdes) qui contrôle les réactions aux aliments, l'a conservé pendant des centaines de millions d'années et en a fait un appareil opérationnel courant pour une incroyable variété d'espèces, y compris l'humain. (Voilà pourquoi les humains peuvent recevoir des injections d'insuline — qui est une protéine — provenant de porcs ou de bovins sans avoir de réactions négatives. Cependant, si vous leur injectez toute autre protéine de porcs ou de bovins, ils subiraient un choc anaphylactique sévère.)

Sans aliments, il n'y a aucune possibilité de vie. Et sans un système biologique quelconque pour contrôler comment l'organisme utilise les aliments, il n'y a également aucune vie. C'est là que ces hormones entrent en scène.

Les réactions à l'insuline ont évolué pour s'adapter aux fluctuations des réserves alimentaires sous des conditions extrêmes, telle la famine. Si les animaux ou les humains sont forcés de passer de longues périodes sans manger (ce qui est souvent le cas lorsque les aliments proviennent de la chasse ou de la récolte), la capacité d'emmagasiner les substances nutritives peut faire la différence entre la vie et la mort.

Lorsque les temps sont maigres comme, par exemple, entre les repas ou durant un jeûne, la diminution du taux d'insuline entraîne une augmentation du taux de glucagon qui, en retour, incite le foie à libérer les glucides de réserve d'une manière contrôlée et mesurée afin de continuer à nourrir le cerveau et à assurer son bon fonctionnement.

Les eicosanoïdes, en plus de régulariser les taux d'insuline et de glucagon, jouent un rôle important dans le contrôle de la libération du gras corporel qui, lorsque les réserves de glycogène du foie sont épuisées, devient la source de carburant du cerveau. Au cours d'une famine, la réserve de gras corporel agit comme un filet de sécurité. Comme le marathonien qui aurait le potentiel de courir 20 marathons en puisant son énergie de ses réserves de gras corporel uniquement, vous pourriez, vous, vivre uniquement de vos réserves de gras corporel, sans manger, pendant près de quarante jours.

Lorsque les mammifères sont apparus il y a quelque 40 millions d'années, ces systèmes étaient déjà fermement établis. C'est une bonne chose aussi car, lorsque l'homme est arrivé avec son grand cerveau avide de glucides, il avait besoin d'un système très sophistiqué et efficace pour assurer le ravitaillement en carburant de ce goinfre.

L'essentiel est que, au moment où l'homme est apparu, tous ces systèmes de contrôle étaient profondément enfouis dans ses gènes. Or, les changements génétiques sont très lents à survenir. Les gènes des chimpanzés et des humains, par exemple, diffèrent de moins de un pourcent, bien que cinq millions d'années soient passées depuis que les deux espèces ont divergé. Du point de vue génétique, il n'y a pratiquement aucune différence entre vous et vos ancêtres qui ont foulé le sol de la Terre il y a plus de 100 000 ans. En fait, les gènes de l'humain n'ont fondamentalement pas changé depuis un million d'années.

Les modèles alimentaires, comme l'évolution génétique, changent lentement. Cela signifie que, lorsqu'une espèce développe un mode alimentaire qui lui convient, elle y apporte rarement des changements par la suite.

Il y a 100 000 ans, durant la période paléolithique supérieure, les troupeaux d'animaux erraient dans la nature suivis de *l'Homo sapiens*. L'homme de cette période était un grand chasseur qui a, en fait, provoqué la quasi extinction de nombreuses espèces. Dans les lieux où la chasse était bonne, les hommes s'arrêtaient pour ramasser des fruits et des légumes riches en fibres. Leur menu comprenait donc de la viande maigre et des fruits et des légumes, un menu en harmonie avec le caractère génétique humain.

Tout indique que, durant la période paléolithique, l'ossature des hommes et des femmes était semblable à celle des athlètes d'élite (les décathloniens qui combinent force et vitesse et non les marathoniens).

Des analyses modernes des régimes alimentaires des hommes paléolithiques ont montré pourquoi nos ancêtres avaient un physique aussi développé. En premier lieu, leurs sources glucidiques (fruits et légumes riches en fibres) étaient exceptionnellement riches en éléments macronutritifs (vitamines et minéraux). Selon des estimations récentes, le régime alimentaire typique de l'homme paléolithique lui fournissait deux à cinq fois plus de vitamines et de minéraux que la norme actuellement recommandée.

Le plus important toutefois (et cela avait été publié en 1985 dans un article du *New England Journal of Medicine*) est le fait que, à peu de choses près, *les régimes alimentaires de l'ère paléolithique supérieur avaient le même rapport protéines/glucides que le régime du juste milieu.* Dans le régime alimentaire paléolithique, l'insuline, le glucagon et les réactions eicosanoïdales étaient maintenus en équilibre.

La question qui se pose est alors: «Pourquoi la durée de vie (environ dix-huit ans) de l'homme paléolithique, qui avait pourtant un régime alimentaire très propice à l'atteinte du juste milieu, était-elle aussi courte comparée à celle aujourd'hui?» La réponse est que les conditions de vie étaient alors extrêmement dures. Les hommes étaient constamment engagés dans des luttes quotidiennes avec les bêtes (leur repas potentiel). Parfois, c'était l'homme lui-même qui *devenait* le menu du repas de la bête traquée. Les accidents mortels étaient fréquents. Combinez cela à un taux élevé d'infections fatales et vous obtenez une espérance de vie assez courte.

En réalité, l'espérance de vie n'a réellement augmenté qu'après la révolution industrielle, surtout au cours du siècle dernier, à la suite d'une amélioration de l'alimentation et des conditions d'hygiène. La durée de vie moyenne dans la Rome antique (environ vingt-deux ans) était, par exemple, assez proche de celle de l'homme paléolithique.

Toute cette harmonie alimentaire et génétique a été perturbée il y a quelque 10 000 ans avec le développement de l'agriculture qui a apporté au régime alimentaire de l'homme deux éléments nouveaux, les céréales et les produits laitiers.

Souvenez-vous que, d'un point de vue évolutionniste, 10 000 ans ne représentent qu'un clin d'œil. Les génomes (le caractère génétique global d'une espèce) ne changent pas beaucoup en 10 000 ans. Ainsi, les gènes humains s'adaptent depuis, sans grand enthousiasme et sans hâte, à l'introduction, il y a 10 000 ans, de ces deux groupes alimentaires nouveaux. *En fait, généralement parlant, l'homme s'est montré incapable génétiquement de s'adapter à ces aliments.*

Prenons, tout d'abord, les produits laitiers. Tous les humains ont une enzyme innée dite lactase qui leur permet de décomposer le lactose (sucre contenu dans le lait) du lait maternel afin que l'organisme puisse l'absorber. Chez bien des gens, l'activité de cette enzyme diminue beaucoup après la période de l'enfance. C'est pourquoi un grand nombre d'adultes souffrent d'intolérance au lactose, c'est-à-dire qu'ils ont de la difficulté à digérer le lait et tous les produits laitiers.

Ce n'est qu'après la domestication du bétail, il y a de cela quelque 8 000 ans, que le lait de vache (très riche en lactose comme le lait maternel) s'est largement répandu. Les seules populations qui, en définitive, ont évolué en gardant l'activité de l'enzyme lactée même à l'âge adulte sont celles qui étaient constamment exposées à la lactose par une consommation continue de produits laitiers, surtout les

Européens de descendance scandinave. Il en résulte que ces gens peuvent toujours digérer le lactose à l'adolescence et à l'âge adulte.

Malheureusement, 80 p. 100 de la population mondiale n'a pas encore rattrapé les Scandinaves. Pour le reste du monde, les produits laitiers (sauf les produits fermentés pour ôter le lactose, comme le yogourt) sont de véritables désastres digestifs. Peut-être que dans 20 000 ans l'homme pourra digérer les produits laitiers, mais ce n'est certainement pas le cas de nos jours.

C'est essentiellement la même chose pour les produits très riches en glucides comme les céréales. Vous vous souvenez que, aux États-Unis, 25 p. 100 seulement de la population a une réponse insulinique faible. Ces personnes peuvent consommer des glucides à haute densité sans problèmes réels. L'autre 25 p. 100 de la population normale a une réponse insulinique très élevée pour une consommation identique de glucides denses. Entre ces deux extrêmes, il y a le reste de la population.

Une exposition constante aux produits laitiers a permis à la plupart des Nord-Européens de développer une tolérance génétique au lait. À mon avis, une consommation constante de céréales entraînera une adaptation évolutionniste lente aux glucides à haute densité, comme les pâtes alimentaires. Il se peut que, dans 20 000 ans, tous les humains soient en mesure de consommer des glucides à haute densité sans avoir une réponse insulinique exagérée. Mais ce n'est certainement pas le cas aujourd'hui.

Une autre conséquence de l'introduction des céréales dans l'alimentation de base il y a 10 000 ans, est une baisse dans la consommation des protéines animales à teneur réduite en matières grasses. Par conséquent, la taille de l'humain a diminué. La taille moyenne de l'homme paléolithique était d'environ 1,80 m et celle de la femme, 1,70 m. Peu après l'introduction des céréales, la taille moyenne des hommes et des femmes a diminué d'environ 15 cm. Il a fallu près de 10 000 ans pour reprendre les centimètres perdus. En fait, ce n'est qu'au XXe siècle qu'ils ont été repris, lorsque les aliments en général et les protéines en particulier sont devenus plus abondants.

Malheureusement, dans le processus de reprise des centimètres perdus, la structure de l'homme moderne a changé. Au lieu de retrouver une taille d'athlète, beaucoup ressemblent à de gros ballons, du moins aux États-Unis. Pourquoi? Parce que la consommation accrue de protéines s'est accompagnée d'une consommation accrue de glucides. D'où l'augmentation chronique du taux d'insuline et l'augmentation du taux de gras corporel.

Dans les supermarchés, aujourd'hui, il y a dans chaque allée tout un assortiment de glucides. Or, l'estomac ne peut faire la différence entre une tablette de chocolat et une assiette de spaghetti. Pour lui, les deux sont des glucides et, lorsqu'ils sont consommés en grande quantité, ils entraînent une sécrétion accrue d'insuline et une accumulation accrue de gras corporel.

Tel que déjà mentionné, le problème réside dans le fait que l'homme moderne n'est pas génétiquement adapté à ces aliments «civilisés». Pour être génétiquement correct, l'homme a besoin d'une version moderne du régime paléolithique correspondant à son caractère génétique courant. C'est ainsi que se présente le régime du juste milieu, soit un régime correspondant à la structure génétique de l'humain qui a très peu changé au cours des 100 000 dernières années.

Il y a donc une autre façon de considérer le régime du juste milieu: un régime *évolutionniste*. Notre organisme a évolué pendant des millions d'années en suivant un même mode alimentaire. Puis, il a été écarté de sa voie naturelle. Le régime du juste milieu, un régime génétiquement correct, remet l'organisme sur sa voie naturelle.

CHAPITRE DIX

LES VITAMINES, LES MINÉRAUX ET LE JUSTE MILIEU

Jusqu'ici je n'ai fait que parler des éléments macronutritifs: protéines, glucides et lipides. Mais qu'en est-il des éléments micronutritifs? Sont-ils importants? Ont-ils un rôle à jouer dans un régime propice à l'atteinte du juste milieu?

Plusieurs recherches actuelles sur la nutrition portent essentiellement sur les éléments micronutritifs. Le monde semble croire que les vitamines et les minéraux sont des élixirs magiques qui, isolés et mis dans une pilule à deux compartiments, deviennent de vrais faiseurs de miracles! Cette croyance est tellement ancrée dans l'esprit des gens qu'environ 50 p. 100 des Américains prennent des suppléments vitaminiques et minéraux, malgré les recommandations du gouvernement à l'effet que les régimes dits «équilibrés» contiennent déjà les vitamines et les minéraux dont l'organisme a besoin.

Le monde craint, à juste raison, que ces régimes dits «équilibrés» ne le soient pas tant après tout. C'est sans doute la raison pour laquelle ils se sentent fatigués, souffrent d'embonpoint ou sont carrément malades. Cette crainte a favorisé le développement d'une industrie de 3 milliards de dollars par année, qui met les vitamines et les minéraux (qui sont en réalité une spécialité chimique) en capsules ou en comprimés. Cette industrie est dominée par trois des plus grandes compagnies pharmaceutiques du monde: Hoffmann-La Roche, Pfizer et Eastman Kodak.

Tout cet argent et tout ce pouvoir investis dans la recherche et la production des éléments micronutritifs laissent croire que ces derniers jouent un rôle crucial dans la prévention de la maladie. C'est tout à l'avantage de l'industrie des vitamines et des compagnies pharmaceutiques qui, de plus, mettent l'emphase sur les antioxydants tels que la vitamine C, la vitamine E et le bêta-carotène.

En réalité, cependant, plusieurs études cliniques basées sur des doses élevées d'antioxydants n'ont abouti qu'à des résultats mitigés. Ainsi, dans une récente étude menée auprès de 29 000 fumeurs de sexe masculin, en Finlande, les hommes qui avaient reçu des doses élevées de bêta-carotène, pendant six années, couraient 18 p. 100 plus de risques d'avoir le cancer des poumons; ceux qui avaient reçu des doses élevées de vitamine E présentaient une incidence accrue d'apoplexie. Une autre étude récente a démontré que le bêta-carotène, la vitamine E et la vitamine C ne préviennent pas le développement des lésions précancéreuses du côlon.

Par ailleurs, d'autres études censées démontrer les avantages des antioxydants donnent de bons résultats mais pour les mauvaises raisons. Ainsi, selon une de ces études, les régimes riches en légumes à feuilles vertes et en fruits aident à prévenir le cancer. Comme ces bons glucides sont également riches en antioxydants, les chercheurs ont sauté sur la conclusion que ce sont ces antioxydants qui préviennent le cancer.

Holà! Les légumes à feuilles vertes et les fruits sont les principaux composants glucidiques d'un régime propice à l'atteinte du juste milieu. Alors, les bienfaits anticancéreux de ces deux aliments ne seraient donc pas dû à la présence des antioxydants, mais plutôt au fait que les sujets consommaient plus de bons glucides. Ils suivaient sans le savoir un régime proche du régime du juste milieu.

Bien sûr, il y a un nombre considérable de résultats qui montrent les bienfaits des suppléments d'antioxydants. Les données sont toutefois mitigées. Il y a de bonnes et de mauvaises, mais la plupart sont peu concluantes. Tout cela pour dire que les antioxydants ne sont pas des pilules magiques. Si, pour prévenir le cancer, j'avais le choix entre prendre des pilules d'antioxydants ou suivre un régime propice à l'atteinte du juste milieu qui limite la surproduction de mauvaises eicosanoïdes, cause de la propagation du cancer (voir chapitre quatorze), je choisirais le régime et j'espère que vous feriez de même.

Cela ne signifie pas que les éléments micronutritifs ne sont pas importants. Ils le sont. Certains jouent même un rôle important dans le régime du juste milieu parce qu'ils ont un effet indirect sur les eicosanoïdes. N'oubliez pas que le régime du juste milieu est avant tout un moyen de contrôler l'action des eicosanoïdes. Les éléments micronutritifs qui influent sur les eicosanoïdes se divisent en deux groupes: les antioxydants et les cofacteurs enzymatiques (voir tableau 10-1). Pour comprendre comment ces éléments aident à atteindre le juste milieu, il faut tout d'abord définir leurs effets.

TABLEAU 10-1

Les éléments micronutritifs importants pour une modulation eicosanoïdale réussie

Antioxydants

Vitamine E
Vitamine C
Bêta-carotène

Cofacteurs

Vitamine B3
Vitamine B6
Zinc
Magnésium

LES ANTIOXYDANTS

Tout le monde a déjà entendu parler des antioxydants tels que la vitamine E, la vitamine C et le bêta-carotène. Ces éléments micronutritifs font l'objet d'une grande publicité à l'effet qu'ils protègent contre l'invasion redoutée des radicaux libres. Qu'est-ce que les radicaux libres? Techniquement, ce sont des molécules d'oxygène avec un électron manquant (c'est-à-dire un électron «célibataire»). Or, vous avez besoin des radicaux libres pour vous maintenir en vie et cela, les médias ne vous le disent jamais. En fait, l'effet générateur de vie de l'oxygène est seulement possible si l'oxygène est converti en radicaux libres. Les radicaux libres sont une des armes les plus puissantes du système immunitaire, aidant à combattre les bactéries envahisseuses, causes de maladies. La donnée ultime est que, sans les radicaux libres, il est impossible à l'organisme de produire des eicosanoïdes.

C'est uniquement lorsqu'ils sont là depuis trop longtemps ou lorsque l'organisme en surproduit, que les radicaux libres, éléments nutritifs, commencent à occasionner des problèmes. Ils sont alors comme des visiteurs indésirables ou comme des poissons morts depuis trois jours. La surabondance de radicaux libres est un facteur de cardiopathie, de cancer et d'un certain nombre de maux pénibles.

Pourquoi cela? Parce que les cibles biologiques des radicaux libres en surproduction sont les composants des eicosanoïdes, soit *les acides gras essentiels* qui ont un taux de polyinsaturation très élevé et, de ce fait, constituent une cible tentante pour les radicaux libres en surproduction à la recherche d'électrons supplémentaires. Malheureusement, dans le processus, les acides gras essentiels s'oxydent. Par essence, ces composants des eicosanoïdes agitent un drapeau rouge moléculaire disant «Oxydez-vous!». Lorsque l'acide gras essentiel est oxydé, il ne peut plus être transformé en eicosanoïde.

Voilà pourquoi il est important d'empêcher toute surproduction de radicaux libres en utilisant les antioxydants, ces soldats valeureux prêts à combattre les radicaux libres au prix de leur vie, le sacrifice ultime. Et, comme ils sont continuellement détruits, les antioxydants doivent continuellement être remplacés. En les remplaçant et en les maintenant à un bon taux, les acides gras essentiels propices à la production d'eicosanoïdes sont protégés.

Qu'advient-il si vous avez *trop* d'antioxydants dans le système? Vous l'avez deviné, la production d'eicosanoïdes est ralentie. (Souvenez-vous que les eicosanoïdes ont absolument besoin des radicaux libres pour se former.) C'est donc, encore une fois, une question d'équilibre. Il suffit d'un excès ou d'une insuffisance d'antioxydants pour nuire à la production vitale d'eicosanoïdes.

La solution est alors d'avoir un bon taux d'antioxydants. Qu'est-ce qu'un bon taux? Le taux quotidien recommandé par le gouvernement est de 30 UI pour la vitamine E, 60 mg pour la vitamine C et 5 000 UI (3 mg) pour le bêta-carotène. Selon une recherche récente, le bon taux est en réalité plus élevé. Fort des conclusions de cette recherche, je ne crains pas de vous recommander de prendre, quotidiennement, 200 UI de vitamine E, 500 mg de vitamine C et 10 000 UI (6 mg) de bêta-carotène, en assumant que vous suivez le régime du juste milieu. Ce ne sont pas des mégadoses, bien que plus élevées que les doses minimales recommandées par le gouvernement pour prévenir les carences.

Où trouver ces taux d'antioxydants? Dans la plupart des cas, vous n'avez besoin ni de pilules ni d'autres suppléments. Il suffit de consommer des glucides propices à l'atteinte du juste milieu.

Si vous regardez la table 10-1, vous verrez que les bons taux de vitamine C et de bêta-carotène sont aisément obtenus en suivant le régime du juste milieu.

TABLE 10-1

Sources de vitamine C et de bêta-carotène propices à l'atteinte du juste milieu

VITAMINE C
(Taux quotidien recommandé par le juste milieu, 500 mg
taux quotidien recommandé par le gouvernement, 60 mg)

Poivron rouge (250 ml)	190 mg
Melon miel (1/2)	172 mg
Brocoli (250 ml)	120 mg
Poivrons verts (250 ml)	90 mg
Fraises (250 ml)	82 mg
Orange (1)	80 mg
Cantaloup (1/2)	75 mg
Kiwi (1)	75 mg
Chou-fleur (250 ml)	56 mg
Tomate (1)	24 mg
Bleuets, myrtilles (250 ml)	20 mg

BÊTA-CAROTÈNE
(Taux quotidien recommandé par le juste milieu, 6 mg
taux quotidien recommandé par le gouvernement, 3 mg)

Épinards cuits (250 ml)	9,8 mg
Cantaloup (1/2)	4,8 mg
Abricots (2)	2,5 mg
Laitue romaine (250 ml)	1,1 mg

Le seul antioxydant qu'on ne peut pas facilement trouver en quantités suffisantes sans supplément est la vitamine E. Les sources alimentaires les plus riches en vitamine E sont les huiles végétales; la vitamine E qui se trouve dans les graines prévient l'oxydation des acides gras essentiels polyinsaturés. Du fait que le régime du juste milieu est un régime à teneur relativement réduite en matières grasses, il y a risque de carence en vitamine E. C'est une des rares fois où je vous recommande les suppléments de vitamine E qui ne doivent cependant pas dépasser 200 UI par jour.

LES COFACTEURS ENZYMATIQUES

L'autre groupe important d'éléments micronutritifs est celui des cofacteurs enzymatiques qui comprennent la vitamine B6, la vitamine B3, le magnésium et le zinc. Ces cofacteurs enzymatiques sont nécessaires au métabolisme des acides gras essentiels et à la production d'eicosanoïdes.

Même si de bons taux d'antioxydants protègent les acides gras essentiels, ces derniers doivent quand même être transformés en eicosanoïdes. C'est là que les cofacteurs enzymatiques entrent en jeu. La production d'eicosanoïdes est sévèrement limitée en l'absence de cofacteurs enzymatiques. Je le répète encore une fois, vous n'avez pas besoin de mégadoses, mais il faut qu'ils soient inclus dans votre régime alimentaire.

Quelles sont les sources les plus riches en cofacteurs enzymatiques? Cela ne doit plus vous surprendre, mais les sources les plus riches sont les composants premiers du régime propice à l'atteinte du juste milieu (voir table 10-2).

Comme vous pouvez le constater, la plupart des aliments riches en cofacteurs enzymatiques sont des sources protéiques à teneur réduite en matières grasses, propices à l'atteinte du juste milieu. Les mauvais glucides, que vous devez de toute manière consommer avec beaucoup de modération, constituent une source relativement pauvre en cofacteurs enzymatiques essentiels. Une autre raison de suivre le régime du juste milieu.

Comme je l'ai dit plus tôt, tous ces éléments micronutritifs (antioxydants et cofacteurs enzymatiques) jouent un rôle très important dans la production d'eicosanoïdes. Il n'est donc pas étonnant, d'une certaine façon, que ces vitamines et ces minéraux soient les mêmes que ceux vénérés par l'industrie des aliments-santé.

TABLE 10-2

Sources de cofacteurs enzymatiques propices à
l'atteinte du juste milieu

	% TAUX QUOTIDIEN RECOMMANDÉ PAR LE GOUVERNEMENT
VITAMINE B3	
Thon (115 g)	65 %
Dinde (115 g)	55 %
Poulet (115 g)	55 %
Saumon (115 g)	37 %
VITAMINE B6	
Thon (115 g)	45 %
Dinde (115 g)	27 %
Truite (115 g)	35 %
Saumon (115 g)	35 %
Poulet (115 g)	27 %
ZINC	
Morue (115 g)	97 %
Haricots rouges (115 g)	29 %
Dinde (115 g)	23 %
MAGNÉSIUM	
Thon (115 g)	42 %
Tofu (170 g)	33 %
Sole (115 g)	18 %

On ne cesse d'entendre parler de tante Rosalie qui prend des vitamines B6 pour soigner son arthrite; oncle Joseph qui prend de la vitamine C pour soigner son cancer; cousin Antoine qui prend de la vitamine E pour soigner son cœur malade. Il y a un point commun dans chacun de ces cas. Ils sont tous dus à une surproduction prolongée de mauvaises eicosanoïdes. Les suppléments micronutritifs qui font tant de bien à tante Rosalie, oncle Joseph et cousin Antoine servent tout simplement à rétablir un bon équilibre eicosanoïdal.

Les avantages réels proviennent toutefois du fait que leurs régimes alimentaires sont *presque* propices à l'atteinte du juste milieu.

Ainsi, le régime les rapproche du juste milieu et les suppléments micronutritifs les amènent au cœur du juste milieu où les soins et même la guérison sont plus faciles.

Néanmoins, ce qui convient à tante Rosalie ou à oncle Joseph ne convient pas nécessairement au reste du monde. Les éléments micronutritifs sont certes importants mais, dans le cadre du juste milieu, leur rôle demeure secondaire. Si vous voulez atteindre le juste milieu, il est 10 à 100 fois plus important de contrôler l'équilibre macronutritif de votre régime alimentaire que la quantité des éléments micronutritifs. Aussi, il vous suffit de suivre le régime du juste milieu pour avoir tous les éléments micronutritifs dont vous avez besoin, à l'exception toutefois de la vitamine E.

Est-il déconseillé de prendre des suppléments micronutritifs? Bien sûr que non. En fait, tant et aussi longtemps que vous le faites avec modération, c'est comme une police d'assurance relativement peu coûteuse. Cependant, si vous en consommez trop et vous ne suivez pas le régime propice, vous ne vous donnez aucune chance d'atteindre le juste milieu. Vous fonctionnez dans le vide. Par ailleurs, prendre des suppléments micronutritifs sans contrôler simultanément l'équilibre macronutritif des repas, c'est comme construire des châteaux de sable sur le bord de la plage pour se prémunir contre un raz-de-marée hormonal.

Si vous voulez favoriser le traitement ou la prévention de la maladie, vous devez envisager l'atteinte du juste milieu grâce à un régime alimentaire propice, et non par le recours à quelques pilules vitaminiques magiques.

CHAPITRE ONZE

L'ASPIRINE:
LA PILULE MAGIQUE

De tous les médicaments magiques produits au cours de ce siècle, l'aspirine est certes un des plus importants. Aucun autre médicament n'a des effets aussi considérables. L'aspirine combat la douleur, contrôle la fièvre, réduit l'inflammation et aide à prévenir les crises cardiaques et les attaques d'apoplexie. Il se pourrait même qu'elle aide également à prévenir le cancer. Pour un médicament aussi commun, l'aspirine est d'une étonnante versatilité.

Pendant les soixante-dix années qui ont suivi son introduction sur le marché par la compagnie pharmaceutique allemande Farbenfabriken Bayer, personne n'a réellement expliqué ses effets. En 1966, le *New York Times Magazine* qualifiait l'aspirine de «médicament miracle que personne ne comprend».

Les explications ont commencé à déferler vers la fin des années 60 quand John Vane, un pharmacologue du Royal College of Surgeons, à Londres, en Grande-Bretagne, a découvert que l'aspirine empêchait les cellules de l'organisme de produire une importante sous-classe d'eicosanoïdes appelées *prostaglandines*. Comment? En menant une mission suicide contre l'*enzyme cyclo-oxygénase* unique, l'enzyme clé qui contrôle la production de toutes les prostaglandines.

Il s'est avéré qu'il suffit d'une molécule d'aspirine pour détruire complètement une enzyme cyclo-oxygénase; il faut quatre à six heures à l'organisme pour reproduire cette enzyme. Ainsi, plus vous prenez d'aspirine, plus la production de prostaglandines (bonnes ou mauvaises) est réduite.

L'impact de l'aspirine sur la production de prostaglandines explique donc le secret de ses effets considérables. Comme l'aspirine, plusieurs prostaglandines sont des touche-à-tout biologiques qui aident à régulariser la dilatation ou la constriction des vaisseaux sanguins, et qui préviennent les inflammations, surtout au niveau des articulations. Le fait de découvrir que l'aspirine freine la production de mauvaises eicosanoïdes a permis d'expliquer son action sur la douleur, la fièvre et les inflammations, et de comprendre l'importance de son rôle dans la prévention des crises cardiaques, des attaques d'apoplexie et du cancer.

En 1982, la découverte de Vane lui a valu une part de la plus convoitée des distinctions honorifiques, le prix Nobel de médecine. Toutefois, il lui fallait encore expliquer le rôle de l'aspirine dans la prévention de la coagulation sanguine, rôle important servant à réduire les risques de crises cardiaques et d'apoplexie. Vers le milieu des années 70, une équipe dirigée par le chercheur suédois Bengt Samuelsson de la Karolinska Institute, à Stockholm, a découvert qu'une des prostaglandines, dite prostaglandine G2, peut être transformée en une eicosanoïde dite thromboxane A2 (voir à cet effet le tableau 11-1). Cette découverte a permis à Samuelsson de récolter sa part du prix Nobel de médecine en 1982. Le troisième récipiendaire du titre est Sune Berstrom, également de la Karolinska Institute, dont les recherches ont clarifié la structure des eicosanoïdes.

La thromboxane A2, selon les découvertes de Samuelsson, favorise l'agrégation des plaquettes sanguines et la formation de caillots sanguins. Si les caillots s'agrandissent, ils risquent de bloquer les vaisseaux sanguins et de causer une crise cardiaque ou une attaque d'apoplexie. La découverte de Vane a permis de comprendre le mode d'action de l'aspirine dans l'inhibition de la production de thromboxanes A2. L'aspirine empêche la formation de la prostaglandine, «parente» biologique de la thromboxane, et, de ce fait, empêche la formation des caillots sanguins fatals.

(Étant donné qu'elle peut provoquer la crise cardiaque, il n'est pas étonnant que la thromboxane A2 soit considérée la plus dangereuse des mauvaises eicosanoïdes. Cependant, l'organisme a besoin de quelques thromboxanes A2 sans lesquelles on saignerait à mort pour la moindre écorchure. Nous voyons de nouveau la nécessité de maintenir un certain équilibre entre les bonnes et les mauvaises eicosanoïdes.)

Samuelsson a expliqué le mécanisme par lequel l'aspirine prévient les crises cardiaques. Mais la recherche qui a mis l'aspirine en vedette n'a été présentée qu'en 1988, lorsque le *New England Journal of Medicine* a annoncé les résultats d'une étude montrant que l'aspirine avait réduit de 40 p. 100 les possibilités de crises cardiaques chez des médecins mâles en santé. En fait, du jour au lendemain, l'aspirine est devenu le médicament le moins cher de l'histoire pour la prévention des crises cardiaques.

(Bien que ce soit Samuelsson et les chercheurs du *New England Journal of Medicine* qui aient récolté tous les honneurs et tous les prix pour la découverte des avantages de l'aspirine dans la prévention des crises cardiaques, ces avantages avaient déjà été rapportés plus de trente années auparavant par un pionnier solitaire dans le traitement cardiovasculaire, le docteur Lawrence Craven. Malheureusement, il avait publié ses conclusions dans une revue obscure, le *Mississipi Valley Medical Journal*. S'il les avait publiées dans une revue un peu plus prestigieuse, digne d'être citée, qui sait combien de millions de crises cardiaques auraient pu être évitées? Peut-être même la mort prématurée de mon père et de ses frères.)

Tableau 11-1

Le métabolisme de l'acide arachidonique via l'enzyme cyclo-oxygénase

Ces recherches ont réellement révélé le potentiel salvateur de l'aspirine. Voyons les chiffres. Selon les premières recherches, l'aspirine réduit de 40 p. 100 l'incidence des crises cardiaques et de 20 p. 100 l'incidence des attaques d'apoplexie. Ces chiffres sont importants si on considère que, chaque année, aux États-Unis, il y a 1 500 000 crises cardiaques qui tuent plus de 500 000 personnes; et que 400 000 personnes sont victimes d'apoplexie chaque année dont plus de 100 000 attaques fatales.

Il suffit d'un simple calcul pour montrer que, en utilisant convenablement l'aspirine, on peut prévenir plus de 600 000 crises cardiaques par année et sauver plus de 200 000 vies. De même, on peut prévenir plus de 80 000 attaques d'apoplexie par année et sauver environ 20 000 vies. C'est comme éliminer du jour au lendemain le taux annuel de décès causés par le cancer du poumon, le cancer le plus commun. Des milliards de dollars seraient économisés sur les coûts des soins médicaux.

Comme autre exemple des avantages de l'aspirine dans la réduction du taux de mortalité, il y a le traitement de l'hypertension due à la grossesse. L'administration d'aspirine à faibles doses réduit considérablement l'augmentation de la tension artérielle reliée à la grossesse.

Comment? En plus d'être un promoteur puissant de l'agrégation plaquettaire, la thromboxane A2 est aussi un des plus puissants vasoconstricteurs que l'homme ait jamais connus. Il n'est donc pas étonnant que, en empêchant la formation de la thromboxane A2, on réduit l'hypertension artérielle reliée à la grossesse.

Plus étonnant encore est l'utilisation potentielle de l'aspirine dans la prévention du cancer du côlon. Ce cancer est la principale cause de décès chez les non-fumeurs américains. Plus de 150 000 personnes en sont atteintes chaque année et plus du tiers en meurent. En fait, le nombre annuel de décès dus au cancer du côlon (58 000) est de loin supérieur au nombre annuel de décès dus au cancer du sein (46 000). Une étude de 1991, dont les résultats ont été publiés dans le *New England Journal of Medicine,* montre que l'utilisation régulière de l'aspirine peut réduire de plus de 40 p. 100 le taux de décès dus au cancer du côlon, autant chez les hommes que chez les femmes.

Comme les cardiopathies, le cancer est le résultat d'un déséquilibre eicosanoïdal constant. Les cellules du système immunitaire, dites cellules tueuses naturelles (cellules NK), sont parmi les plus importantes défenses naturelles contre le cancer. En effet, elles constituent le corps policier de l'organisme toujours à la recherche de cellules anormales à détruire. Leur activité est cependant freinée par les mauvaises eicosanoïdes telles que les PGE2. Il est évident que, si l'activité de la cellule NK est réduite, les cellules cancéreuses auront une bien meilleure chance de survivre et, éventuellement, de se multiplier.

Souvenez-vous que l'aspirine est un inhibiteur non sélectif de la production de prostaglandines. Donc, en mettant hors jeu les PGE2 pour réduire l'inflammation et la douleur, elle réduit simultanément les mêmes prostaglandines qui mettent K.O. les cellules NK. Le résultat final est que le système de défense de l'organisme est à présent plus en mesure de détecter et de détruire les cellules cancéreuses anormales avant qu'elles ne forment des tumeurs fatales.

Bien que les effets de l'aspirine sur les crises cardiaques et l'hypertension provoquée par la grossesse, ainsi que ses effets potentiels contre le cancer, soient assez spectaculaires, son usage le plus usuel consiste à soigner des maux plus simples, comme le mal de tête et la fièvre. C'est ici qu'un autre aspect fascinant du rôle joué par les eicosanoïdes devient apparent.

Un mal de tête peut provenir soit de la constriction des vaisseaux sanguins qui drainent le cerveau soit, simplement, d'une libération excessive de mauvaises eicosanoïdes, les «produits chimiques cassepieds» de l'organisme.

L'aspirine prend soin des deux. Comme nous l'avons déjà vu, elle réduit la vasoconstriction en réduisant le taux de thromboxane A2. Mais qu'en est-il de la douleur? À nouveau, ce sont les PGE2 qui sont les éléments clé. Les PGE2 sont les principaux médiateurs de la douleur et de la fièvre. Lorsque l'aspirine entrave la formation de toutes les prostaglandines, elle empêche aussi la production de PGE2. Lorsque la production des PGE2 est entravée, la douleur et la fièvre sont réduites. Ainsi, le médicament miracle produit ses effets en freinant temporairement la surproduction de mauvaises eicosanoïdes.

Les cardiopathies, le cancer, l'hypertension, la douleur et la fièvre, la liste des maladies qui peuvent être soignées ou prévenues à l'aide de l'aspirine est longue et impressionnante. Il y a cependant un revers à la médaille. L'aspirine n'est pas un médicament sûr à 100 p. 100. Elle a des effets secondaires importants et risqués.

Prenons le cas de la grossesse. L'aspirine certes réduit l'hypertension due à la grossesse, mais elle peut également provoquer un avortement et/ou un saignement interne. Par conséquent, il faut que la dose d'aspirine soit prescrite soigneusement par le médecin. Il y a risque de saignement. La même précaution doit être prise par les millions d'Américains qui prennent de l'aspirine pour soulager leurs douleurs arthritiques chroniques.

De plus, chaque année, il y a plus de 10 000 cas rapportés de surdoses d'aspirine pour tout un éventail de raisons. Peu de gens le savent, mais à une dose assez élevée, l'aspirine peut être fatale. Ce n'est pas un médicament totalement inoffensif bien que vous le trouviez dans tous les grands magasins d'alimentation, souvent juste à côté des bagels.

La vérité est que l'aspirine n'est pas un médicament très sophistiqué. C'est comme un marteau de forgeron. Lorsqu'elle met K.O. les mauvaises prostaglandines, elle abat également les bonnes. En cas de surproduction de mauvaises prostaglandines (ce qui se manifeste par un mal de tête ou une douleur arthritique), il ne faut pas craindre d'éliminer quelques bonnes prostaglandines pour éprouver un soulagement temporaire. Mais si vous le faites sans cesse, la production de prostaglandines est réduite dans tout l'organisme.

Lorsque cela arrive, l'agrégation des plaquettes ne se fait plus au bon moment (ce qui peut causer un saignement interne), la sécrétion de bicarbonate dans l'estomac est arrêtée (risque d'ulcère) et il peut y avoir un saignement au niveau du système gastro-intestinal. (L'ironie de la situation est que le nouveau médicament considéré comme une découverte capitale pour prévenir le saignement gastro-intestinal provoqué par l'aspirine est une version synthétique d'une bonne eicosanoïde, PGE1, dite *misoprostol.)* Le pire cependant est que, à long terme, l'utilisation de l'aspirine risque d'affaiblir le système immunitaire. Il y a d'autres problèmes encore. Il est possible, par exemple, de développer une sensibilité à l'aspirine. Lorsque la formation de prostaglandines est entravée, l'acide arachidonique de l'organisme, au lieu de simplement disparaître, est dévié vers une autre sous-classe d'eicosanoïdes dites *leucotriènes* qui sont les médiateurs des allergies. Les personnes développent une allergie à ce même médicament qui était supposé les guérir.

L'aspirine est une épée à double tranchant. Elle peut soigner ou prévenir la maladie, comme elle peut en créer. Ce qu'il nous faudrait, c'est un médicament qui présente tous les avantages de l'aspirine sans avoir ses effets secondaires. Un médicament plus sophistiqué augmenterait le taux des bonnes eicosanoïdes tout en réduisant le taux des mauvaises, sans avoir aucun effet secondaire.

Quel est ce médicament? Les aliments, lorsque vous suivez un régime propice à l'atteinte du juste milieu.

Souvenez-vous que l'aspirine ne fait qu'un travail rudimentaire, c'est-à-dire qu'elle module un seul sous-groupe d'eicosanoïdes, les prostaglandines, en les éliminant toutes, bonnes et mauvaises. Le régime du juste milieu permet de maintenir un équilibre approprié et sain entre les bonnes et les mauvaises eicosanoïdes en stimulant la production d'une bonne quantité de bonnes eicosanoïdes et en éliminant juste ce qu'il faut des mauvaises, avec une précision que l'aspirine ne pourrait jamais atteindre.

Si l'aspirine est un médicament miracle, les eicosanoïdes sont des hormones extraordinaires.

CHAPITRE DOUZE

LES HORMONES MIRACLES: LES EICOSANOÏDES — LE LONG COURS

Vous souvenez-vous de votre dernière grippe? Si vous êtes comme moi, vous avez probablement pris un ou deux comprimés d'aspirine et, quelques minutes plus tard, vous vous êtes senti mieux sans être guéri pour autant. Avec un comprimé ou deux d'aspirine, les symptômes de la grippe s'apaisent, la fièvre tombe, le cerveau est moins congestionné et l'esprit, plus alerte.

Pourquoi l'aspirine influence-t-elle tant notre état? C'est parce que, comme vous l'avez appris, elle agit sur les prostaglandines, ce sous-groupe important de la famille des eicosanoïdes.

En fait, sans la découverte de cette relation entre l'aspirine et la prostaglandine, je n'aurais pas écrit ce livre. Cette découverte et ses conséquences profondes dans le traitement et la prévention des cardiopathies m'ont amené à vouloir comprendre la signification du juste milieu.

Au chapitre précédent, j'ai souligné quelques raisons qui expliquent les bienfaits considérables de l'aspirine. Cependant, l'aspirine peut-elle vous amener dans le juste milieu? Non.

L'aspirine va temporairement perturber l'équilibre des bonnes et des mauvaises eicosanoïdes en arrêtant la production de prostaglandines. Elle affecte donc sommairement le juste milieu. Si votre organisme produit trop de mauvaises eicosanoïdes, l'aspirine fait pencher la balance en votre faveur pour un temps limité. Si votre objectif est de maintenir l'équilibre constamment en votre faveur, votre seule ressource réside dans les aliments.

Pour comprendre plus en détail le lien crucial qui existe entre le régime alimentaire et le juste milieu, vous devez vous familiariser avec le code alimentaire qui détermine la nature même des eicosanoïdes (bonnes ou mauvaises) que l'organisme produit. Ce code alimentaire est, de bien des façons, aussi important que votre code génétique. Plus vous le comprenez, mieux vous êtes préparé à rester dans le juste milieu sur une base constante.

Une des caractéristiques de ce code alimentaire est qu'il défie plusieurs des hypothèses courantes relatives au rôle des gras alimentaires qui sont, en quelque sorte, au cœur de l'histoire du juste milieu. Vous vous souvenez que, pour produire des eicosanoïdes, l'organisme a besoin, comme matière première, d'un groupe de lipides appelés acides gras essentiels. Ces acides gras doivent provenir des matières grasses du régime alimentaire car l'organisme ne les produit pas.

Il y a au total huit acides gras essentiels qui se divisent en deux groupes: les acides gras oméga 6 et les acides gras oméga 3. Les deux peuvent être transformés en eicosanoïdes, mais le rôle des acides gras oméga 6 est plus important dans l'atteinte du juste milieu. Les eicosanoïdes qui proviennent des acides gras oméga 3 sont relativement neutres. Par contre, les acides gras oméga 6 sont les composants des mauvaises et des bonnes eicosanoïdes. En résumé, *c'est l'effet du régime (surtout du rapport protéines/glucides des repas consommés) sur le sort métabolique des acides gras oméga 6 qui vous permet d'atteindre ou non le juste milieu.*

La production de bonnes ou de mauvaises eicosanoïdes commence avec le bébé de la famille des oméga 6, un acide gras appelé *acide linoléique.* (Je l'appelle le «bébé» parce que l'acide linoléique ne peut être transformé en eicosanoïde tant qu'il n'est pas métabolisé en une substance qui est un vrai composant d'eicosanoïdes.) L'acide linoléique se retrouve dans presque tous les aliments (protéines, légumes et même céréales). Dans la plupart des cas, plus la teneur lipidique de l'aliment est élevée, plus sa teneur en acide linoléique est élevée.

Si l'acide linoléique est le bébé, les lipoprotéines à basse densité (LDL, les mêmes substances qui transportent le mauvais cholestérol) sont les «poussettes» moléculaires qui, en pratique, transportent l'acide linoléique vers les cellules. Sans les LDL qui leur amènent constamment des acides linoléiques, les cellules n'ont aucun moyen de produire des eicosanoïdes. (Voilà un autre exemple d'une substance qu'on dit «mauvaise» qui effectue un bon travail.)

L'acide linoléique nouveau-né doit «grandir» dans la cellule avant de pouvoir être transformé en eicosanoïdes. Cette «croissance» est en fait une cascade de transformations qu'on peut considérer comme une série d'événements moléculaires qui transforment l'acide linoléique en eicosanoïde «adulte».

La première étape de ce processus de conversion se situe au moment où l'enzyme importante appelée *delta 6 désaturase* convertit l'acide linoléique en un acide gras plus activé métaboliquement appelé *acide linoléique gamma* (ALG). (C'est le «bébé» qui entre dans l'«adolescence» avec l'aide d'un «professeur» influent, l'enzyme delta 6 désaturase.) Contrairement à l'acide linoléique qui se retrouve dans presque tous les aliments, l'ALG ne se retrouve que dans le lait maternel et, en quantité infimes, dans le gruau.

L'ALG est un acide gras essentiel «activé» parce qu'il alimente en très petites quantités les pipelines métaboliques qui permettent à l'organisme de produire d'autres acides gras essentiels activés (voir tableau 12-1). Si pour une raison ou pour une autre, l'organisme ne produit pas suffisamment d'acides gras essentiels activés, comme l'ALG, il n'existe aucune autre manière de produire suffisamment d'eicosanoïdes (bonnes ou mauvaises) et aucune autre manière d'optimiser le fonctionnement de l'organisme.

En d'autres termes, si vous voulez atteindre le juste milieu, le pipeline métabolique oméga 6 de votre organisme doit contenir la bonne quantité d'ALG.

Il y a deux moments dans la vie où la capacité de l'organisme de produire des acides linoléiques gamma est compromise, provoquant une interruption importante de la production d'eicosanoïdes (bonnes ou mauvaises). La première fois, c'est à la naissance. Il faut environ six mois avant que l'activité de l'enzyme delta 6 désaturase soit complète. Au cours de cette période, l'approvisionnement en ALG se fait uniquement à partir du lait maternel.

C'est ce qui explique pourquoi les bébés nourris au sein sont généralement en meilleure santé et plus dodus que les bébés nourris au biberon. Ils ont une consommation alimentaire d'ALG plus élevée et, de ce fait, leur organisme produit davantage de bonnes eicosanoïdes. Le lait de vache et/ou le lait de soja utilisé dans le lait maternisé ne contiennent pratiquement aucun ALG. (Nestlé, un fabricant renommé de lait maternisé et un géant de l'industrie alimentaire, a mis sur pied, au cours des dernières dix années, un important programme de recherche en vue d'isoler l'ALG et de l'incorporer au lait maternisé.)

Tableau 12-1

Contrôle des eicosanoïdes par les gras alimentaires

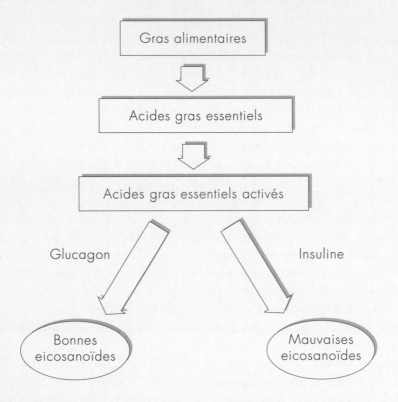

Six mois après la naissance, lorsque l'activité de l'enzyme delta 6 désaturase est complète (c'est le «professeur» qui est «certifié»), les bébés peuvent être sevrés parce qu'ils peuvent utiliser l'acide linoléique contenue dans les aliments pour produire un taux suffisant d'ALG.

La seconde fois où la capacité de l'organisme à produire des ALG est compromise, c'est après trente ans. Avec l'âge, l'activité de l'enzyme désaturase ralentit. Des études scientifiques ont démontré que la capacité de produire des eicosanoïdes à l'âge de soixante-cinq ans est le tiers de ce qu'elle est à l'âge de vingt-cinq.

De plus, un grand nombre de maladies chroniques associées au vieillissement (cardiopathie, arthrite, cancer, etc.) sont fortement reliées à un déséquilibre eicosanoïdal (sauf s'il y a déficience réelle). C'est le résultat dû au ralentissement de l'activité de l'enzyme delta 6 désaturase. En vieillissant, il devient de plus en plus difficile d'atteindre le juste milieu. Cependant, le principal avantage du régime du juste milieu est de stimuler l'activité naturelle de l'enzyme delta 6 désaturase même quand vous prenez de l'âge. Donc, si vous suivez les lignes directrices de ce régime alimentaire, votre organisme va produire des ALG malgré le vieillissement.

Y a-t-il des facteurs autres que le vieillissement qui risquent de réduire la production d'ALG? Oui et vous en trouverez quelques-uns au tableau 12-2. Nous avons déjà parlé de l'effet du vieillissement, voyons à présent les autres facteurs.

De tous les facteurs qui influent sur la production d'ALG, le plus important (et certainement le plus souple) est sans doute le régime alimentaire. Un régime peut nuire de trois façons à l'activité de l'enzyme delta 6 désaturase et, par conséquent, réduire la production d'ALG. Le moyen le plus sûr pour y arriver est de suivre un régime à haute teneur en glucides. Par conséquent, avec ce type de régime, la production de bonnes eicosanoïdes sera réduite, vous aurez une tendance à prendre du poids et à être en moins bonne santé, comme le nouveau-né nourri au biberon comparé au nouveau-né nourri au sein.

Tableau 12-2

Les facteurs qui risquent d'affaiblir l'activité de
l'enzyme delta 6 désaturase

Vieillissement

Régime
Acide alpha linoléique, acides gras de transfert

Maladies
Infections virales

Hormones reliées au stress
Cortisol, adrénaline

Les régimes riches en glucides ont un effet certain sur l'enzyme delta 6 désaturase. Il y a cependant des manières plus insidieuses de réduire la production de cette enzyme cruciale et de limiter ainsi la production d'ALG, entre autres en consommant de grandes quantités d'acide linoléique alpha (ALA), un acide gras oméga 3 qui se retrouve en grande concentration dans les graines de lin, l'huile de lin et les noix.

L'acide linoléique alpha (ALA) est comme un drap humide qui contrôle le flot éventuel des acides gras essentiels oméga 6 vers les eicosanoïdes. L'acide linoléique alpha est, de bien des manières, l'équivalent biologique de l'aspirine. Comme elle, il limite le rendement de l'enzyme delta 6 désaturase et élimine la production des bonnes et des mauvaises eicosanoïdes.

Une autre invention alimentaire de l'homme qui nuit à la production des eicosanoïdes est celle des huiles végétales partiellement hydrogénées qui contiennent des acides gras de transfert. Ces huiles produites artificiellement ne rancissent pas aisément, c'est pourquoi elles sont largement utilisées dans l'industrie alimentaire. Il est vrai que les aliments qui contiennent des acides gras de transfert se conservent plus longtemps, mais il y a un fort prix biochimique à payer pour ceux qui en consomment. Les acides gras de transfert inhibent l'activité de l'enzyme delta 6 désaturase. Il en résulte un ralentissement de la production d'ALG et de bonnes eicosanoïdes.

Étant donné que les bonnes eicosanoïdes réduisent la production de cholestérol dans le foie, il n'est pas étonnant qu'on ait découvert qu'un taux élevé d'acides gras de transfert a pour effet de provoquer une augmentation du taux de cholestérol. La margarine compte parmi les aliments riches en acides gras de transfert. En elle-même, la margarine ne contient pas de cholestérol, mais elle provoque quand même une augmentation du taux de cholestérol. Pis encore, du fait qu'elle est également riche en acides gras de transfert, la margarine est un ennemi puissant qui risque de vous sortir du juste milieu.

Un autre facteur qui ralentit la production d'acide linoléique gamma est la maladie, en particulier les maladies virales. Des études menées à l'université de l'État d'Ohio ont démontré que, chez des patients souffrant de fatigue chronique occasionnée par l'infection virale d'Epstein-Barr, l'activité de l'enzyme delta 6 désaturase est ralentie et, par conséquent, l'alimentation du pipeline qui assure la production de bonnes eicosanoïdes est arrêtée.

Il se peut que la fatigue chronique soit tout simplement le résultat d'une production insuffisante d'acide linoléique gamma (j'en reparlerai un peu plus loin). Il est probable que toutes les infections virales (allant du rhume au sida) ont le même effet sur la production d'acide linoléique gamma, à des degrés variés, selon leur virulence. Pour combattre le virus, les cellules doivent contenir une quantité suffisante d'acide linoléique gamma.

Le dernier facteur qui influe sur la production d'ALG est le stress. Dans une société de plus en plus complexe, le stress est un compagnon de tous les instants. Il a un effet considérable sur nous tant au niveau émotif qu'au niveau physique. L'organisme réagit au stress en élevant le taux d'adrénaline et de cortisol dans le sang. Un taux élevé d'adrénaline diminue l'activité de l'enzyme qui produit l'ALG, ce qui réduit la production de bonnes eicosanoïdes. La cortisol augmente le taux d'insuline, ce qui provoque une surproduction de mauvaises eicosanoïdes. Le stress est donc comme un puissant coup de poing qui vous projette hors du juste milieu.

Parmi tous les facteurs (régime, infections virales, stress) qui influencent la production d'acide linoléique gamma, le plus facile à contrôler est le régime alimentaire. Vous pouvez aisément modifier chacun des facteurs alimentaires que je viens de mentionner pour assurer le fonctionnement des usines métaboliques productrices d'ALG. Il n'est pas difficile de réduire les quantités excessives de glucides dans les aliments que vous consommez et il n'est pas plus difficile d'éviter la consommation de quantités excessives d'acide linoléique alpha ou d'acides gras de transfert. Il suffit de suivre le régime propice à l'atteinte du juste milieu pour obtenir tous ces résultats à la fois.

En résumé, il est important de maintenir un bon taux d'acide linoléique gamma pour jouir d'une santé optimale. Le meilleur moyen est de choisir les bons gras alimentaires et de suivre un régime propice à l'atteinte du juste milieu.

Néanmoins, alimenter en ALG le pipeline des acides gras essentiels activés n'est que la première étape du parcours qui mène au juste milieu. Afin de jouer son rôle à pleine capacité dans la production des eicosanoïdes, l'ALG doit être converti en *acide linoléique dihomo gamma* (ALDG), une autre sorte d'acide gras. C'est un processus relativement rapide. Si vous avez le bon taux d'ALG dans votre organisme, le succès de cette deuxième étape est garanti. Par contre, si votre taux d'ALG est faible, la conversion de l'ALG en ALDG est compromise et, par le fait même, votre chance d'atteindre le juste milieu également.

C'est uniquement avec l'ALDG que la production des bonnes et des mauvaises eicosanoïdes commence sérieusement. À ce stade, le flot eicosanoïdal se divise en deux branches. Dans l'une, l'ALDG devient le composant des bonnes eicosanoïdes comme les PGE1 et, dans l'autre, il est converti par une autre enzyme appelée *delta 5 désaturase*, en un autre acide gras essentiel activé appelé *acide arachidonique*.

L'enzyme delta 5 désaturase agit comme une valve qui contrôle le flot des acides gras essentiels activés. Elle permet à certains ALDG d'être transformés en bonnes eicosanoïdes et détournent certains autres pour en faire des acides arachidoniques qui déclenchent alors la production des mauvaises eicosanoïdes (tableau 12-3).

Un excès d'acide arachidonique constitue un véritable désastre biologique. C'est le composant des mauvaises eicosanoïdes, entre autres la thromboxane A2 (qui provoque l'agrégation plaquettaire), la PGE2 (qui accroît la douleur et affaiblit le système immunitaire) et les leucotriènes (qui provoquent les allergies et les problèmes de peau). L'acide arachidonique est si puissant et si dangereux que, s'il est injecté à des lapins, par exemple, ils meurent en moins de trois minutes.

L'équilibre entre l'ALDG et l'acide arachidonique dans chaque cellule de l'organisme détermine la production de bonnes ou de mauvaises eicosanoïdes par la cellule stimulée par son environnement extérieur. Cet équilibre est à la base du juste milieu et il est entièrement contrôlé par l'activité de cette seule enzyme qui est la delta 5 désaturase.

Plus l'enzyme delta 5 désaturase est active, plus l'éventualité d'une production accrue d'acide arachidonique est grande. Moins elle est active, plus la production d'ALDG est élevée. Il est évident qu'il est souhaitable que l'organisme produise plus d'ALDG afin de produire davantage de bonnes eicosanoïdes que de mauvaises.

Qu'est-ce qui contrôle l'activité de l'enzyme delta 5 désaturase? Les hormones, en particulier l'insuline (qui l'active) et le glucagon (qui la freine). Ainsi, au niveau moléculaire, c'est l'équilibre dynamique entre l'insuline et le glucagon (contrôlé par un régime propice à l'atteinte du juste milieu) qui permet de régulariser cette valve enzymatique avec une précision électronique qu'aucun médicament ne peut atteindre. Cette précision permet de contrôler les composants des bonnes et des mauvaises eicosanoïdes.

Tableau 12-3

Le métabolisme des acides gras essentiels oméga 6

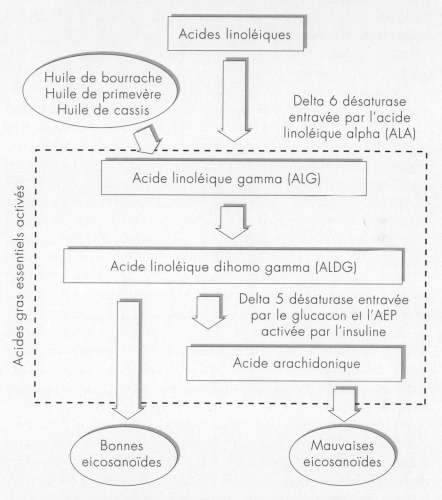

Les acides linoléiques gamma (ALG), alpha (ALA) et dihomo gamma (ALDG), l'acide arachidonique et les enzymes delta désaturases sont les principaux pions du jeu métabolique complexe de la régulation des eicosanoïdes. Il y a cependant un dernier ingrédient important à ajouter à cette soupe alphabet. C'est un autre acide gras essentiel appelé acide eicosapentanoïque (AEP), un membre de la famille des acides gras oméga 3. Comme tous les membres de cette famille, l'AEP est un régulateur des enzymes clés qui contrôlent le flot des acides essentiels oméga 6 progressant vers leur destination eicosanoïdale éventuelle.

Qu'est-ce qui explique l'importance des AEP? C'est le fait qu'ils freinent l'activité de l'enzyme delta 5 désaturase productrice d'acide arachidonique. La conséquence? La consommation d'un bon taux d'AEP devient partie d'une stratégie alimentaire globale qui freine la surproduction de mauvaises eicosanoïdes.

Où se retrouve l'AEP? Dans les poissons. La source la plus riche (et, à mon avis, la plus savoureuse) est le saumon. Les autres bonnes sources sont la sardine et le maquereau. Les poissons pauvres en matières grasses, comme la morue, ne contiennent que très peu d'AEP.

Quelle est la quantité de poisson recommandée? Selon les résultats d'une étude publiés en 1985 dans le *New England Journal of Medicine*, il suffit de 200 mg d'AEP par semaine pour réduire de manière significative le risque de crise cardiaque. C'est l'équivalent d'une portion de saumon ou de trois portions de thon par semaine.

Pourquoi tous ces détails sur le métabolisme de l'acide gras oméga 6? Parce que j'ai cru au départ que je pourrais accéder au juste milieu en me servant uniquement des acides gras essentiels activés. En 1982, je pensais que si les ALG et AEP étaient aussi importants dans la production des bonnes eicosanoïdes, pourquoi ne pourrait-on pas simplement les ajouter dans le régime alimentaire et ne plus se soucier du contrôle du contenu macronutritif? Je pensais que si je pouvais mettre le bon rapport d'ALG et d'AEP dans une capsule, je pourrais contrôler l'équilibre des bonnes et des mauvaises eicosanoïdes.

Du fait de mon passé dans le domaine pharmaceutique, je possédais une vision «bombe magique» des choses. J'envisageais la fabrication d'une pilule magique à base d'ALG (pour alimenter le pipeline des acides gras essentiels activés) et d'AEP (pour diminuer l'activité de l'enzyme delta 5 désaturase), que les gens pourraient prendre, tout en mangeant ce qu'ils voulaient, et atteindre quand même le juste milieu. Malheureusement, la vie n'est pas aussi simple, pas plus que le juste milieu.

Au départ, je croyais qu'il me suffirait d'isoler suffisamment d'ALG et d'AEP et d'établir le bon rapport nécessaire au contrôle de l'équilibre des bonnes et des mauvaises eicosanoïdes. La meilleure source d'AEP étant le poisson, il n'y avait aucun problème pour s'en procurer sauf que l'huile de poisson non raffinée peut être contaminée par des éléments nocifs tels que les métaux lourds et les BPC.

Un simple processus de raffinage permet de se débarrasser des métaux lourds, mais l'élimination des BPC est plus complexe. Il faut suivre un processus d'ingénierie chimique sophistiqué appelé la distillation moléculaire qui permet d'isoler les AEP et de les rendre propres à la consommation humaine. C'est un processus faisable mais très coûteux. La moitié de mon équation était, ainsi, en place.

La situation s'est compliquée lorsque je suis passé aux ALG dont l'unique source notable sur Terre est le lait maternel dont les réserves sont limitées. Des quantités infimes se retrouvent cependant dans un autre aliment courant, le gruau.

Il me fallait trouver une source végétale d'ALG qui pourrait être exploitée à une échelle industrielle. C'est ainsi que mon frère, Douglas, et moi-même nous sommes plongés dans les entrailles de la bibliothèque de MIT à la recherche de graines à teneur élevée en ALG. Sur les 250 000 sortes de graines connues, 250 seulement avaient une teneur réduite en ALG parmi lesquelles 5 seulement offraient une teneur assez significative. De ces cinq, une seule offrait un certain intérêt pour une production à grande échelle, *la bourrache*. (En avez-vous jamais entendu parler? Moi non plus. Elle est pourtant mentionnée dans les ouvrages de botanique depuis le XIIe siècle. De nos jours, elle est surtout utilisée comme plante ornementale dans les jardins anglais.)

La teneur en ALG de la bourrache, quoique réduite, était néanmoins exploitable. Les autres sources, comme l'huile de primevère ou l'huile de cassis, présentaient des problèmes qui rendaient leur production à grande échelle quelque peu difficile. (L'huile de cassis contient trop d'ALA, les graines de primevère sont dures à traiter et l'huile de primevère a une très faible teneur en ALG.)

Ainsi, en 1983, mon frère et moi sommes partis à la conquête du marché international de la bourrache. Au même moment, les frères Hunter essayaient d'accaparer le marché de l'argent. Ces derniers ont échoué, mais les frères Sears, eux, ont réussi, du moins sur le plan de la bourrache. C'était une réussite plutôt facile étant donné que toutes les graines de bourrache du monde ne remplissaient que le siège arrière de la voiture.

Ainsi, nous possédions en pratique toutes les graines de bourrache du monde. L'étape suivante était d'apprendre à les faire pousser. Les deux endroits les plus propices à la culture de la bourrache étaient les vallées profondes de la Nouvelle-Zélande et les hautes plaines de la Saskatchewan, au Canada (parce qu'il faut des températures basses pour favoriser la formation des ALG, qui se présentent comme une sorte d'antigel botanique). La Saskatchewan étant plus proche, nous y avons déménagé pendant un an et demi pour y cultiver la bourrache à une échelle commerciale et isoler l'huile des graines pour la rendre appropriée à la consommation humaine.

En 1985, nous étions prêts à introduire l'huile de bourrache aux États-Unis. Cependant, je savais qu'un simple ajout d'ALG dans un régime alimentaire serait contreproductif sans un ajout simultané suffisant d'AEP.

La question était alors de savoir quelle quantité d'AEP ajouter à une quantité donnée d'ALG? En faisant les expériences sur nous-mêmes, mon frère et moi avons établi certaines proportions de suppléments d'ALG et d'AEP propices à l'atteinte du juste milieu. Et, bien sûr, nous avons assumé que tout le monde avait la même biochimie que nous.

Je me voyais déjà au faîte de la fortune et de la gloire pour avoir mis au point la première application alimentaire pratique du prix Nobel de médecine de 1982. Mais les premières expériences menées auprès des athlètes d'élite et des patients souffrant de maladies cardiovasculaires ont tôt fait de museler mon enthousiasme. En bref, lorsque j'ai comparé les résultats chez les deux groupes qui avaient pris des suppléments d'ALG et d'AEP, ils n'étaient pas aussi uniformes qu'ils auraient dus l'être suite à cette modulation moléculaire relativement brute. Dans certains cas, la combinaison d'AEP et d'ALG a donné des résultats extraordinaires; dans d'autres, les résultats qui étaient bons au départ ont chuté par la suite; et dans d'autres, il ne s'est rien passé.

J'ai tout d'abord essayé de résoudre le problème en ajustant constamment les proportions d'ALG et d'AEP pour chaque individu. Les résultats se sont améliorés. Mais il était apparent que pour rester dans le juste milieu en utilisant les suppléments d'acides gras essentiels activés seuls, il fallait un réajustement constant des proportions d'ALG et d'AEP pour chaque individu. Cela commençait à relever du domaine de l'art plutôt que de la science. Il manquait de toute évidence un morceau à mon casse-tête, mais lequel? Une des solutions était la différence entre les résultats des femmes et ceux des hommes. J'ai constaté que, chez les femmes, je devais changer davantage le rapport ALG/AEP que chez les hommes. Je me suis donc retrouvé à la bibliothèque de MIT à la recherche de lumière.

J'ai trouvé la réponse enfouie aux tréfonds d'un journal obscur. C'était une réponse relativement simple: l'enzyme delta 5 désaturase subit un profond contrôle hormonal supérieur à celui qu'effectue l'AEP. Quelles hormones assurent un tel contrôle? L'insuline et le glucagon, bien sûr.

Je commençais à comprendre pourquoi il fallait continuellement ajuster le rapport ALG/AEP chez les femmes pour les maintenir dans le juste milieu. Les femmes consomment relativement moins de protéines que les hommes parce que bon nombre d'entre elles suivent perpétuellement des régimes à faible teneur en gras, à teneur élevée en glucides et pauvres en protéines. La conséquence de ces régimes glucidiques est que les suppléments d'ALG sont constamment refoulés vers l'acide arachidonique car l'effet activant de l'insuline surpasse l'effet inhibant de l'AEP.

Ainsi, chez les femmes, la proportion d'ALDG par rapport à l'acide arachidonique va d'abord augmenter, puis diminuer au fur et à mesure que l'acide arachidonique est accumulé. Cela est particulièrement vrai lorsque les femmes suivent un régime à haute teneur en glucides. C'est la raison aussi pour laquelle les femmes ont besoin de moins en moins d'ALG et de plus en plus d'AEP pour rester dans le juste milieu.

À ce stade, j'ai réalisé que, pour atteindre le juste milieu sur une base constante, il était beaucoup plus important de contrôler le rapport insuline/glucagon que de compléter le régime avec des acides gras essentiels activés. J'ai donc changé de cap et j'ai mis l'emphase sur le contrôle du rapport protéines/glucides pour accéder au juste milieu. J'ai fait une découverte étonnante, applicable aussi bien aux femmes qu'aux hommes, à savoir que, plus le rapport idéal protéines/glucides est maintenu proche de 0,75, plus l'augmentation de l'activité de l'enzyme delta 6 désaturase est significative.

Un régime propice à l'atteinte du juste milieu, suivi de manière constante, prévient, par essence, la diminution de l'activité de cette enzyme due au vieillissement. Et lorsque l'activité de cette enzyme est accrue, il n'y a plus aucune raison de prendre des suppléments d'ALG car, alors, l'organisme en produit suffisamment pour alimenter les pipelines des acides gras essentiels activés.

Ainsi, après avoir accaparé le marché de la bourrache en 1983, je suis arrivé à la conclusion que, tant et aussi longtemps qu'une personne normale suit un régime propice à l'atteinte du juste milieu, elle peut trouver tous les ALG dont elle a besoin en consommant simplement 3 à 5 portions de gruau d'avoine par semaine. Pour la bonne et simple raison que le régime du juste milieu augmente la production naturelle d'ALG. Les ALG additionnels servent d'assurance alimentaire. Adieu mes rêves de milliers d'acres de bourrache pour combler les besoins en ALG du monde entier!

L'année et demie passée au Canada n'a pas porté fruit, mais elle s'est révélée intéressante.

J'ai raconté cette histoire uniquement pour vous rappeler que, comme dans le cas des vitamines et des minéraux, ne vous laissez jamais entraîner par une petite minorité. Le contrôle de l'activité de l'enzyme delta 5 désaturase (qui permet d'accéder au juste milieu) est plus réussi en suivant un régime propice à l'atteinte du juste milieu qu'en prenant des suppléments d'acides gras essentiels activés.

Néanmoins, les suppléments d'AEP, comme les vitamines et les minéraux, donnent une police d'assurance supplémentaire. Quel est le meilleur moyen d'en avoir? En consommant du poisson, surtout le saumon. Si vous n'aimez pas le saumon, essayez l'espadon ou le thon dont la teneur en AEP est cependant moins élevée. Pour les personnes qui *n'aiment pas* le poisson, complétez avec des capsules d'huile de poisson en vous assurant, toutefois, de prendre une marque où l'huile a subi une distillation moléculaire pour éliminer les polluants (comme le BPC).

Si vous voulez vous assurer un bon taux d'ALG (1 à 2 mg par jour si vous êtes en santé), consommez du gruau d'avoine 3 à 5 fois par semaine (de préférence le gruau non instantané). Si vous prenez des suppléments d'ALG, ajoutez toujours 50 à 100 fois plus d'AEP. Voilà les proportions d'ALG et d'AEP dont vous avez besoin pour rester dans le juste milieu.

N'oubliez pas cependant que le meilleur taux de suppléments est toujours le moindre et que les aliments demeurent la meilleure source d'acides gras essentiels activés.

LES AVANTAGES DU BON ÉQUILIBRE DE L'ALDG ET DE L'ACIDE ARACHIDONIQUE

Quelles seraient les récompenses biologiques que vous cueilleriez d'un rapport ALDG/acide arachidonique bien équilibré? Étant donné que bon nombre de médicaments (aspirine, anti-inflammatoires non stéroïdiens comme l'ibuprofène et les corticostéroïdes) utilisés pour soigner les maladies chroniques éliminent systématiquement toutes les eicosanoïdes, il est couramment assumé que toutes les eicosanoïdes sont mauvaises. Or, les bonnes eicosanoïdes dérivés des ALDG sont aussi puissantes que les mauvaises*.

Afin de comprendre l'importance des bonnes eicosanoïdes au niveau moléculaire, examinons de plus près la plus connue des bonnes eicosanoïdes, qui provient des ALDG, soit la prostaglandine E1 ou PGE1, et voyons quels sont ses effets sur l'organisme. La PGE1 assure, tout d'abord, un certain nombre de fonctions cruciales au niveau du système cardiovasculaire. Elle empêche l'agrégation des plaquettes, réduisant ainsi les risques de formation de caillots sanguins. Elle favorise la dilatation des vaisseaux sanguins, assurant une bonne circulation sanguine et prévenant les effets obstruant de l'athérosclérose. (Il est intéressant de noter que cette augmentation de la circulation sanguine explique pourquoi les injections de PGE1 constituent le traitement premier prescrit aux hommes souffrant d'impotence.) Par ailleurs, elle réduit également la production de cholestérol dans le foie.

La PGE1 a également des effets puissants sur le système immunitaire. Elle contrôle la libération des *lymphokines*, les substances naturelles qui «poussent» le système immunitaire à prendre action. La PGE1 réduit la prolifération des cellules immunes qui peuvent quelquefois réagir de manière exagérée et s'attaquer aux autres cellules de l'organisme. (C'est essentiellement ce qui arrive dans les maladies auto-immunes telle que l'arthrite rhumatoïde.) Elle réduit la libération de l'histamine, aidant ainsi à freiner une grande variété de réactions allergiques. Par ailleurs, la PGE1 réduit la douleur et combat l'inflammation.

Dans le système endocrinien, la PGE1 stimule la production et la sécrétion d'hormones vitales dans les glandes thyroïde, surrénales et hypophyse, incluant l'hormone de croissance. Elle contrôle les neurotransmetteurs qui agissent comme les messagers chimiques du système nerveux. En augmentant l'absorption et la libération de ces messagers, la PGE1 réduit le besoin de sommeil et calme la dépression. Elle a également un pouvoir de répression puissant sur la libération de l'insuline du pancréas, établissant ainsi une chaîne de réactions positives qui aident à vous maintenir dans le juste milieu.

---

*Il y a une seule bonne eicosanoïde dérivée de l'acide arachidonique, la PGE2 également appelée prostacycline. Elle se retrouve surtout dans les cellules endothéliales qui recouvrent les parois internes des vaisseaux sanguins. Malheureusement, il n'y a aucun moyen alimentaire d'accroître le taux de prostacycline sans augmenter le taux des mauvaises eicosanoïdes.

Au niveau de l'estomac, la PGE1 freine la sécrétion d'acides qui, sans surveillance, provoquent des ulcères. Au niveau du système respiratoire, elle a un effet apaisant sur les tissus des bronches, aidant à réduire l'intensité des crises d'asthme.

Je crois que vous êtes d'accord que, pour une substance unique, il s'agit d'une longue listes de fonctions, bien étonnante. Considérez à présent que la PGE1 est une des nombreuses bonnes eicosanoïdes et vous aurez une idée du rôle absolument crucial qu'elles jouent pour assurer le bon fonctionnement des multiples rouages de l'organisme.

TIRER LES BONNES CARTES

Faisons le point à présent de toutes ces données. Pour atteindre le juste milieu et en recueillir les bénéfices du point de vue santé et performance, vous devez tirer les bonnes cartes eicosanoïdales. Vous voulez être certain que vos cellules produisent plus de bonnes eicosanoïdes que de mauvaises. Mais comment? En faisant pencher la balance des ALDG en votre faveur.

Comme je l'ai dit plus tôt, le meilleur moyen pour atteindre cet objectif est de maintenir le bon équilibre de vos compagnons hormonaux constants, l'insuline et le glucagon. Un excès d'insuline augmente l'activité de l'enzyme delta 5 désaturase, qui déclenche à son tour une production accrue d'acide arachidonique et de mauvaises eicosanoïdes.

Le glucagon diminue l'activité de l'enzyme delta 5 désaturase, ce qui signifie une accumulation accrue d'ALDG dans les membranes cellulaires et une production correspondante réduite d'acide arachidonique.

C'est une sorte de loterie biologique. Les ALDG et les acides arachidoniques sont les billets tirés chaque minute. Plus il y a de billets d'ALDG dans chaque cellule, moins il y a de billets d'acides arachidoniques, et plus il est probable de gagner le gros lot, soit un bon équilibre eicosanoïdal qui assure une santé optimale et une performance maximale.

Gardez toutefois à l'esprit que, même lorsque vous gagnez à la loterie des eicosanoïdes, vous dépensez tous vos «gains» en quatre à six heures. Après quatre à six heures, il y a un nouveau tirage, votre prochain repas. Je l'ai dit auparavant et je le répète, vous êtes hormonalement dépendant de votre dernier repas aussi bien que du prochain.

Si vous voulez vivre dans le juste milieu, il vous revient d'assurer un bon contrôle du contenu macronutritif de vos repas.

CHAPITRE TREIZE

LE JUSTE MILIEU
ET VOTRE CŒUR

Depuis une quarantaine d'années, les Américains sont engagés dans une lutte désespérée contre les cardiopathies. La science et la technologie nous ont munis d'un arsenal de nouvelles armes puissantes pour mener cette bataille, entre autres des médicaments pour abaisser la tension artérielle et le cholestérol, des pontages coronariens, des transplantations cardiaques, des stimulateurs cardiaques, des angioplasties utilisant les ballonnets et les rayons laser.

La pratique de l'exercice physique s'est répandue à travers le pays comme jamais auparavant, allant du jogging, du golf, du tennis, de l'haltérophilie, aux multiples formes d'exercices aérobiques. Un grand nombre de personnes ont adopté un de ces régimes alimentaires dits «régimes cœur en santé», sous l'influence pressante des médias et des gourous de la nutrition.

Si vous lisez les journaux ou si vous regardez la télévision, vous êtes amené à croire que toutes ces mesures sont très efficaces. On entend, presque chaque jour, les trompettes des médias claironner les résultats d'études statistiques nous assurant une victoire prochaine sur les cardiopathies qu'on dit en déclin.

Cependant, malgré tous ces progrès, la triste vérité est que les maladies du cœur demeurent, et de loin, une cause de mortalité première chez les adultes, aux États-Unis. (En 1989, par exemple, plus de 750 000 personnes sont décédées à la suite d'une cardiopathie ou de cancer.) Dans ma propre famille, les chiffres sont encore plus effrayants, et il y a de fortes probabilités que vous ayez vous-même perdu un membre de votre famille ou une personne qui vous était chère des suites d'une maladie du cœur.

Nous n'avons réellement fait aucun progrès dans notre lutte contre les maladies du cœur. Pourquoi puis-je affirmer une chose pareille? En premier, parce que le taux de mortalité dû aux maladies cardiovasculaires a baissé sans que le nombre de crises cardiaques ne varie d'aucune façon. En d'autres termes, les Américains subissent le même nombre de crises cardiaques mais en meurent moins souvent.

Deuxièmement, il y a une possibilité alarmante que les décès dus à des maladies cardiovasculaires n'aient pas été systématiquement enregistrés. Une étude récente de l'université Yale a noté une différence entre la cause de mortalité enregistrée et la cause établie par l'autopsie. Après rectification du taux de mortalité en fonction des résultats obtenus à l'autopsie, le taux de mortalité des suites de maladies cardiaques n'indiquait aucune diminution considérable comme on l'annonce partout.

Finalement, il y a cette obésité croissante qui atteint des proportions épidémiques dans le pays. Aucune autorité médicale ne croit qu'un taux de gras corporel excédentaire peut réduire les risques d'infarctus et, pourtant, c'est exactement la vague qui emporte tout le pays. La simple vérité est que, plus vous êtes gras, plus vous risquez de subir un infarctus.

S'il apparaît donc que nous ne faisons aucun progrès dans notre lutte contre les cardiopathies, la question évidente qui suit est de savoir pourquoi ? La réponse est en grande partie *parce que le mode alimentaire qui nous est recommandé peut être extrêmement dangereux du point de vue cardiaque.* Cela est particulièrement vrai pour les régimes recommandés par la plupart des gens, du ministre de la Santé aux nutritionnistes qui animent des émissions télévisées, des régimes qui mettent l'emphase sur une consommation réduite de gras et de protéines et une consommation excessive de glucides, surtout de pâtes alimentaires. Un grand nombre d'entre nous ont essayé de tels régimes ou continuent à en suivre, rassurés par les experts qui affirment que ce type d'alimentation nettoie les artères (si ce n'est qu'il renverse la maladie artérielle), et assure au cœur un pompage continu et puissant.

Désolé, mais j'ai de mauvaises nouvelles: *les régimes à teneur élevée en glucides et à teneur réduite en gras peuvent au contraire entraîner des cardiopathies, en particulier si vous êtes génétiquement prédisposé à de fortes réactions d'insuline. En consommant les aliments ainsi recommandés, vous vous mettez en danger; vous ne réduisez guère vos risques de subir une cardiopathie, vous les augmentez.*

LES FACTEURS DE RISQUE

Tous les efforts fournis par les États-Unis pour combattre les cardiopathies sont fondés sur le diagnostic et le traitement des facteurs de risque associés à la probabilité accrue d'une crise cardiaque. Plusieurs de ces facteurs, tels que l'obésité, une tension artérielle élevée, un taux élevé de cholestérol, sont bien connus et j'y reviendrai dans un moment. Pour l'instant, je voudrais vous parler d'un facteur de risque dont vous n'avez probablement jamais entendu parler dans les journaux. Vous comprendrez alors pourquoi tous ces régimes glucidiques à la mode augmentent vos risques de développer une cardiopathie.

L'HYPERINSULINÉMIE

Quel est ce facteur de risque? *L'hyperinsulinémie.* En fait, au cours des vingt dernières années, de plus en plus de preuves scientifiques tendent à démontrer que *l'hyperinsulinémie est le facteur de risque le plus susceptible de provoquer une crise cardiaque.*

Prenons, par exemple, l'étude que j'ai déjà mentionnée, menée en 1987 par une équipe de l'université de Stanford, qui a démontré que 25 p. 100 de la population normale et en santé (environ 60 millions d'Américains) est génétiquement prédisposée à une forte réponse insulinique lorsqu'il y a un excès de glucides. À mon avis, ces gens constituent les futures victimes des maladies cardiaques.

Si vous observez les chiffres, vous constatez que 25 p. 100 des adultes américains présentent des facteurs de risque (tension artérielle élevée ou taux élevé de cholestérol) associés aux cardiopathies. Il est probable que ces 60 millions de personnes sont génétiquement prédisposées à réagir aux glucides par une production accrue d'insuline.

Quel est le lien entre les cardiopathies, les facteurs de risque courants et l'hyperinsulinémie? C'est une surproduction de mauvaises eicosanoïdes. Souvenez-vous que l'insuline augmente la production de mauvaises eicosanoïdes et que, plus le taux d'insuline dans le sang est élevé, plus l'organisme va produire de mauvaises eicosanoïdes.

Examinons cela de plus près. Comme nous l'avons vu, un excès de glucides (et une insuffisance de matières grasses et de protéines pour contrôler la vitesse d'absorption des glucides par le sang) se traduit par une surproduction d'insuline. Un taux plus élevé d'insuline accroît l'activité de l'enzyme delta 5 désaturase qui convertit l'ALDG (le composant des bonnes eicosanoïdes) en acide arachidonique (le composant des mauvaises eicosanoïdes). *Cette perturbation de l'équilibre normal des eicosanoïdes est la première cause moléculaire des maladies cardiaques.*

Voici donc l'équation que vous devez mémoriser si les infarctus vous inquiètent. Un régime à teneur élevée en glucides (en particulier si votre organisme est génétiquement prédisposé à réagir aux glucides par une production élevée d'insuline) = activité accrue de l'enzyme delta 5 désaturase = production accrue d'acide arachidonique = production accrue de mauvaises eicosanoïdes = risque accru d'infarctus.

Pour vous aider à vous souvenir de cette équation, rappelez-vous l'expérience des lapins: l'injection de n'importe lequel des acides gras essentiels (à l'exception de l'acide arachidonique) n'entraîne chez eux aucune réaction. (Vous pouvez même leur injecter du cholestérol sans que rien ne se passe.) Mais, si vous leur injectez la même quantité d'acide arachidonique, vous aurez une scène digne d'un film d'horreur. L'acide arachidonique s'accumule dans le sang, forme presque instantanément des caillots provoquant, en moins de trois minutes, la mort des lapins.

Il n'est cependant pas nécessaire d'injecter de l'acide arachidonique dans le sang pour augmenter son taux. Il y a un moyen plus lent, plus implacable et plus insidieux. Il suffit de continuer à suivre des régimes à teneur élevée en glucides, et l'hyperinsulinémie qui en résulte l'injectera pour vous.

Comment savoir si vous êtes hyperinsulinémique? Déshabillez-vous complètement et regardez-vous dans le miroir. Si vous avez de l'embonpoint et que votre corps à la forme d'une pomme, vous êtes hyperinsulinémique. Vous n'avez pas besoin d'un test médical pour vous le dire. (Il est aussi tout à fait possible d'être maigre et d'avoir un taux élevé d'insuline.) Quand vous êtes hyperinsulinémique, votre organisme produit trop de mauvaises eicosanoïdes et met votre cœur en danger.

Comment y faire face? Le premier moyen consiste à prendre de l'aspirine pour le restant de vos jours. L'aspirine réduit la production de mauvaises eicosanoïdes. Mais gardez à l'esprit que ce comprimé n'est pas magique. L'aspirine diminue aussi la production de bonnes eicosanoïdes, la clé hormonale pour une bonne santé cardiovasculaire. L'autre moyen, supérieur et plus sophistiqué, de traiter l'hyperinsulinémie est de suivre un régime propice à l'atteinte du juste milieu. Si vous vous maintenez dans le juste milieu, votre organisme va produire moins de mauvaises eicosanoïdes et, simultanément, accroître la production des bonnes. Il ne faut pas oublier que l'équilibre eicosanoïdal est le facteur premier qui détermine si le cœur est en santé ou non.

LA TENSION ARTÉRIELLE ÉLEVÉE

L'hyperinsulinémie est sans doute le plus grand facteur de risque (et le moins connu) de cardiopathies, mais il n'est pas le seul et l'unique. Des millions d'Américains souffrent d'hypertension artérielle qui, en endommageant les vaisseaux sanguins ou en dilatant le cœur, favorise les cardiopathies.

Il y a une autre façon de définir l'hypertension. Comme bien d'autres maladies, elle est provoquée par une surproduction de mauvaises eicosanoïdes qui causent le rétrécissement des vaisseaux sanguins (médicalement appelé la *vasoconstriction*). Les bonnes eicosanoïdes, par contre, élargissent les vaisseaux sanguins *(la vasodilatation)*.

Lorsque les vaisseaux sanguins se resserrent, surtout s'ils sont déjà rétrécis par l'athérosclérose, le débit sanguin vers le cœur est compromis. Il y a alors risque d'angine de poitrine, de douleurs pulmonaires ou de crise cardiaque.

Qu'est-ce qui cause le rétrécissement des artères? C'est souvent une mauvaise eicosanoïde appelée thromboxane A2. C'est un agent vasoconstricteur extrêmement puissant. L'hypertension est l'indice certain d'une accumulation inexorable de thromboxane A2.

La thromboxane A2 est difficile, voire impossible, à mesurer. Il est, par contre, facile de mesurer l'hypertension à partir de deux chiffres qui indiquent la tension artérielle, un chiffre élevé pour la tension artérielle systolique et un chiffre bas pour la tension artérielle diastolique. Le chiffre diastolique indique la tension au moment où le cœur ne force pas le sang à travers le système cardiovasculaire.

Le chiffre systolique est l'indice de l'élasticité des vaisseaux sanguins, tandis que le chiffre diastolique indique si les vaisseaux sont ou non partiellement obstrués. S'ils le sont, c'est comme dans une mauvaise plomberie, la circulation du sang dans les vaisseaux devient plus difficile et la formation de caillots devient plus que probable.

Des deux chiffres, le diastolique est généralement le plus significatif pour un médecin. Il révèle l'hypertension et le degré de sa gravité. Une lecture diastolique de 105 (le chiffre le plus bas) représente une hypertension modérée qui, non traitée, peut provoquer des dommages cardiovasculaires. Une lecture diastolique de 115 indique une hypertension grave et des dommages sérieux imminents, comme un infarctus. Une lecture diastolique de 130 indique une hypertension maligne. Elle est extrêmement dangereuse et constitue une menace de mort imminente.

Il ne fait pas de doute que, lorsque la tension artérielle diastolique varie entre 105 et 130, un traitement immédiat avec des médicaments hypotenseurs est impératif. Mais les patients avec ces lectures diastoliques élevées graves ne représentent qu'une part minime de la population dite hypertensive. Le plus gros des ventes de médicaments hypotenseurs se fait auprès d'une population modérément hypertensive ayant une tension artérielle diastolique variant entre 90 et 105.

Des études cliniques ont démontré de façon concluante que les médicaments ont un effet salvateur chez les personnes qui souffrent d'une hypertension grave (tension artérielle supérieure à 105). Mais quel est l'effet des médicaments hypertensifs sur les personnes souffrant d'une hypertension modérée, soit la grande majorité de la population?

Cette question a déclenché la plus vaste étude clinique jamais commanditée par le gouvernement américain, le Multiple Risk Factor Intervention Trial ou le MR.FIT. Ce projet, qui s'est déroulé sur dix ans et qui a coûté 115 millions de dollars, a été lancé en 1973. Plus de 12 000 hommes à taux de risque élevé ont été sélectionnés et répartis en deux groupes. Ceux du premier groupe, appelé Usual Care Group, ont simplement été laissés à eux-mêmes après avoir été informés qu'ils étaient exposés à des cardiopathies. Les hommes du second groupe, appelé Special Intervention Group, ont reçu des médicaments hypotenseurs (des diurétiques) pour réduire leur tension artérielle et ils ont été suivis de près par des nutritionnistes.

Les résultats de cette partie de l'étude ont été fort concluants; en effet, 87 p. 100 des membres du Special Intervention Group ont réussi à réduire leur pression diastolique à moins de 105 et 66 p. 100 ont réussi à la réduire à moins de 90.

Cependant, le seul chiffre important est celui qui indique la réduction du taux de mortalité. Eh bien, dix années plus tard, lorsque l'étude a comparé les taux de mortalité, il n'y avait aucune différence entre les deux groupes.

Une autre étude à vaste échelle menée en Grande-Bretagne en 1985 est venue confirmer ces conclusions alarmantes. Cette fois-ci, le nombre de sujets était même plus grand (plus de 17 000) et comprenait des hommes et des femmes qui avaient une tension artérielle diastolique variant entre 90 et 105. Au bout de cinq années, les chercheurs ont noté une diminution du nombre d'attaques d'apoplexie, mais aucune différence dans le nombre de crises cardiaques et de décès entre les deux groupes. En d'autres termes, la tension artérielle avait été réduite, mais le taux de mortalité était resté le même. Par ailleurs, une autre tendance très alarmante montrait que les femmes du groupe soumis à un traitement médicamenteux et bénéficiant de conseils alimentaires présentaient un taux de mortalité plus élevé que celles du groupe de contrôle qui ne recevait aucun traitement.

Ce n'est que récemment qu'on a compris que les médicaments hypotenseurs utilisés dans ces études (des médicaments encore largement prescrits) provoquaient certes une réduction significative de la tension artérielle, mais qu'ils causaient également une augmentation du taux d'insuline. Je soupçonne que l'inefficacité des médicaments quant à la réduction du taux de mortalité dans le groupe sous traitement médicamenteux est probablement due à une production accrue de mauvaises eicosanoïdes causée par un taux accru d'insuline.

Même si la tension artérielle est contrôlée, une production accrue de mauvaises eicosanoïdes, surtout la thromboxane A2, augmente, à mon avis, les risques d'agrégations plaquettaires et de formation de caillots sanguins. Par conséquent, l'effet négatif des mauvaises eicosanoïdes sur la progression globale des cardiopathies surpasse l'effet positif de réduction de l'hypertension.

Souvenez-vous que, selon ma définition, la maladie est simplement un état où l'organisme produit plus de mauvaises eicosanoïdes que de bonnes. Donc, si les mauvaises eicosanoïdes, comme la thromboxane A2, favorisent l'hypertension, y a-t-il une preuve à l'effet que les bonnes eicosanoïdes la réduisent?

La réponse est oui. La bonne eicosanoïde, la plus connue et qui a fait l'objet du plus grand nombre d'études, est la prostaglandine E1 (PGE1). La PGE1 et d'autres bonnes eicosanoïdes aident à freiner la sécrétion d'insuline ce qui, en retour, limite la production de mauvaises eicosanoïdes. En plus de réduire le taux d'insuline, les bonnes eicosanoïdes favorisent également la vasodilatation. Ainsi, au lieu de rétrécir, les vaisseaux sanguins se dilatent. Il s'ensuit une diminution de la tension artérielle et du risque de cardiopathie.

Avez-vous besoin de médicaments pour accroître la production de bonnes eicosanoïdes telles que la PGE1? Non, il suffit de limiter la production de mauvaises eicosanoïdes (comme la thromboxane A2) en accroissant simultanément la production de bonnes eicosanoïdes (comme la PGE1) pour diminuer automatiquement la tension artérielle. Pour ce faire, il faut suivre le régime du juste milieu.

LE CHOLESTÉROL

Réduisez votre taux de cholestérol et vous serez libéré de tout ennui cardiaque. C'est le cri de guerre des luttes menées contre les cardiopathies. Mais les règles concernant le cholestérol changent constamment. Lorsque la lutte a commencé il y a une quinzaine d'années, le cholestérol dans son ensemble était l'ennemi. Puis, les experts se sont concentrés sur le «mauvais» cholestérol (LDL et VLDL). Aujourd'hui, on parle du rapport entre le cholestérol en général et le «bon» cholestérol, ou cholestérol HDL.

La seule question que personne ne pose est toutefois de savoir «pourquoi l'organisme produit autant de cholestérol si c'est un ennemi aussi féroce?» La vérité est que le cholestérol est un élément vital. C'est le premier composant structural de chaque cellule de l'organisme. Si vous en éliminez ne serait-ce que 30 p. 100 ou moins d'un globule rouge, sa membrane entière se désintègre.

Le cholestérol est également le composant de toutes les hormones stéroïdiennes telles que le cortisol, l'adrénaline, la testostérone, l'œstrogène, la déhydroépiandrostérone, etc. Sans cholestérol, un grand nombre des systèmes de contrôle hormonaux s'arrêteraient de fonctionner.

L'essentiel est que vous avez besoin de cholestérol pour survivre. Une diminution intensive du taux de cholestérol risque d'avoir des conséquences dévastatrices.

Bien sûr, le consensus qui se dégage de la communauté médicale est qu'un excès de cholestérol a le même effet, à savoir qu'il accroît le taux de mortalité. Donc, la réduction d'un taux excédentaire de cholestérol devrait réduire le taux de mortalité. Est-ce vrai? Malheureusement, non. Il n'y a aucun lien entre un taux élevé de cholestérol et une maladie cardiaque fatale chez des personnes âgées de plus de soixante-dix ans. Un groupe où un taux élevé de cholestérol la vie durant aurait dû normalement causer plus de dommages.

Examinons les faits en commençant par les études qui ont utilisé des médicaments pour combattre la cholestérolémie. Une des premières études, menée au début des années 70, a utilisé le clofibrate. Ce médicament provoquait une baisse du taux de cholestérol, mais le taux de mortalité indiquait une augmentation de 29 p. 100 chez le groupe des personnes soignées au clofibrate en comparaison des personnes du groupe de contrôle qui ne prenaient que du placebo.

En 1987, la Helsinki Heart Study a utilisé le gemfibrozil, qu'elle a administré à 4 000 personnes. La bonne nouvelle est que la cholestérolémie a baissé de 10 p. 100 et que le taux de crise cardiaque a baissé de 35 p. 100. (En fait, la communauté médicale s'est servie de ces chiffres pour démontrer le nécessité d'abaisser le taux de cholestérol.) Malheureusement, le taux de mortalité était plus élevé dans le groupe en traitement que dans le groupe de contrôle qui ne prenait que du placebo. Le taux global de mortalité est demeuré inchangé.

La Helsinki Heart Study a néanmoins aiguisé l'appétit de la communauté médicale pour un usage plus répandu des hypocholestérolémiants, entre autres la lovastatine, un médicament qui agit sur l'enzyme régulatrice de la production de cholestérol dans le foie (je vais en reparler plus loin). La lovastatine s'est révélée plus efficace que le gemfibrozil pour réduire la cholestérolémie. Elle a connu une telle publicité qu'elle est aujourd'hui le médicament le plus vendu au monde.

De nombreuses recherches ont cependant démontré que la lovastatine a un effet secondaire inquiétant: elle accroît en effet le taux d'acide arachidonique dans l'organisme. Vous vous souvenez que l'acide arachidonique est le composant des mauvaises eicosanoïdes telles que la thromboxane A2. C'est aussi ce même acide gras qui, injecté aux lapins, provoque la coagulation immédiate du sang et entraîne la mort.

Seul le temps nous dira si la réduction du taux de cholestérol que provoque la lovastatine aura un effet sur la prolongation de la durée de vie. À mon avis, considérant le fait qu'un taux accru d'acide arachidonique augmente la production de mauvaises eicosanoïdes, je crains que la réponse ne soit guère favorable.

Un médicament encore plus récent, la simvastatine, semble devoir assurer une réduction du taux de cholestérol et une réduction du taux global de mortalité. En 1994, à la suite d'une étude qui a duré cinq ans, menée auprès de plus de 4 000 sujets, des résultats concluants ont été obtenus dans les deux cas. Toutefois, il y a un avertissement important à prendre en considération. Cette étude exclut les personnes à taux élevé de triglycérides, indice d'une hyperinsuliné-mie et principal facteur de risque de crise cardiaque.

Par ailleurs, les conclusions d'une autre étude (MAAS Study) menée à plus petite échelle et qui a administré la simvastatine à 300 personnes, n'ont indiqué aucune amélioration médicale. Ces résultats ont calmé l'euphorie qui a suivi les conclusions de l'étude plus vaste menée auparavant sur les effets de la simvastatine.

Les médicaments destinés à réduire la cholestérolémie ne sem-blent pas pouvoir réduire le taux de mortalité reliée aux crises car-diaques. Mais qu'en est-il des régimes alimentaires propices à la réduction du taux de cholestérol? Sur une période de vingt ans, parmi les six études menées sur l'impact des régimes alimentaires propices à la réduction du taux de cholestérol, seule la Oslo Study a noté une diminution du taux de mortalité due à des problèmes cardiovasculaires. Cette étude comprenait un élément anti-tabac agressif. Mais même cette étude n'a pas réussi à démontrer une dimi-nution du taux global de mortalité. Un autre facteur est que, dans l'étude Oslo, le taux de cholestérol moyen dépassait 300 mg/dl, un taux incroyablement élevé qui exige une attention médicale immé-diate.

Cependant, les personnes qui ont un taux de cholestérol supé-rieur à 300 mg ne constituent qu'un pourcentage réduit de la popu-lation à taux élevé de cholestérol. La grande majorité des personnes considérées à risques élevés ont un taux de cholestérol variant entre 240 et 300 mg/dl. *Aucune étude diététique n'a été menée pour démon-trer une réduction du taux de mortalité chez ces personnes.*

Malgré tout, de nombreux experts vous diront que le meilleur moyen de réduire le taux de cholestérol est simplement de l'éviter dans tout régime alimentaire. Malheureusement, la quantité de cho-lestérol alimentaire a un impact relativement minime sur la quantité de cholestérol dans le sang. La vérité est que plus de 80 p. 100 de la production quotidienne de cholestérol vient du foie et non des ali-ments.

L'enzyme qui contrôle la synthèse du cholestérol dans le foie est appelée *HMG CoA réductase* (le prix Nobel de médecine de 1985 a récompensé une recherche qui a permis de comprendre le mécanisme par lequel cette enzyme contrôle la vitesse à laquelle le foie produit le cholestérol).Vous ne serez pas étonné d'apprendre que, comme toutes les enzymes clés, la HMG CoA réductase subit un contrôle hormonal, en particulier par l'insuline et le glucagon. L'insuline active la HMG CoA réductase, ce qui pousse le foie à produire plus de cholestérol. Le glucagon, de son côté, freine l'enzyme, entraînant le foie à produire moins de cholestérol.

Y a-t-il d'autres éléments qui inhibent l'activité de l'enzyme HMG CoA réductase? Les bonnes eicosanoïdes. Ce son de cloche vous est-il familier?

Si vous êtes génétiquement prédisposé à avoir une forte réponse insulinique en présence de glucides, et que vous suivez un de ces régimes à la mode, pauvre en cholestérol et riche en glucides, vous faites tout ce qui est en votre pouvoir pour accroître votre taux de cholestérol même si vous n'en consommez pas.

Il n'est pas étonnant que l'intervention alimentaire pour réduire le taux de cholestérol n'ait donné jusqu'à présent que peu d'effet. Il n'y a que le régime propice à l'atteinte du juste milieu qui influe sur ce qui contrôle réellement le taux de cholestérol, soit les eicosanoïdes.

Prenons l'exemple de cet homme atteint d'une maladie cardio-vasculaire qui est venu me consulter après avoir suivi le régime du docteur Ornish, un régime radicalement glucidique (dont je reparlerai plus loin). Ce régime a eu sur lui des effets complètement opposés à ceux auxquels il s'attendait. Son taux de triglycérides et son taux de cholestérol ont respectivement atteint 650 mg/dl et 229 mg/dl. Le taux de bon cholestérol HDL est tombé à 34 mg/dl. Ce sont là les indices certains d'une résistance à l'insuline.

Après avoir étudié la situation avec moi, le patient a opté pour le régime du juste milieu. Il devait cependant prendre de la simvastatine prescrite par son médecin, ce même médicament qui a récemment fait l'objet d'une bonne presse. Dans un intervalle de six mois, son profil lipidique s'est considérablement amélioré. Son taux de triglycérides a chuté de 650 à 108, son taux de cholestérol est passé de 229 à 152 et son taux de bon cholestérol a augmenté de 34 à 39.

Était-ce le régime ou le médicament? Le patient a cessé de prendre la simvastatine mais il a poursuivi le régime du juste milieu. Son taux de cholestérol est légèrement remonté à 175, son taux de triglycérides a continué à baisser jusqu'à 101 et son taux de bon cholestérol a encore augmenté et atteint 52. Le cas de cet homme illustre parfaitement le fait que le taux de cholestérol est, en définitive, déterminé par l'équilibre eicosanoïdal qui, lui, est contrôlé par les aliments consommés.

L'OBÉSITÉ ET LE DIABÈTE DE TYPE II

Si la lutte pharmaceutique pour vaincre l'hypertension et la cholestérolémie n'a pas amélioré pour autant le taux de mortalité, elle a néanmoins réduit la tension artérielle et le cholestérol. Cependant, la bataille contre le quatrième facteur de risque majeur, l'obésité et sa conséquence fréquente, le diabète de type II, a été une cause totalement perdue. Les Américains en général, et les gens atteints de maladies cardiovasculaires en particulier, gagnent de plus en plus d'embonpoint.

Si vous souffrez d'embonpoint, vous devez vous soucier non seulement de vos graisses excédentaires mais aussi de leur *localisation*. Si vous avez une obésité abdominale (qui vous donne la forme d'une pomme) par opposition à une obésité générale (qui vous donne la forme d'une poire), vous avez un risque d'infarctus beaucoup plus élevé. Pourquoi? Comme nous l'avons dit plus tôt, l'obésité abdominale est comme un arrêt de mort. Vous avez certainement un taux élevé d'insuline. Or, souvenez-vous que l'hyperinsulinémie est le principal facteur de risque de crise cardiaque.

L'hyperinsulinémie est aussi la définition médicale du diabète de type II. Cette forme de diabète, appelée diabète des adultes parce qu'il apparaît généralement après la quarantaine, touche plus de 90 p. 100 de la population diabétique. Malheureusement, les personnes souffrant du diabète de type II présentent un facteur de risque de crise cardiaque le plus élevé du fait de leur taux élevé d'insuline. Gardez à l'esprit qu'un taux élevé d'insuline est la raison première de l'embonpoint. (Pour empirer les choses, un taux élevé d'insuline amène l'organisme à produire plus d'acide arachidonique, le cauchemar des personnes atteintes de maladies cardiovasculaires.)

L'ironie de la situation est que les gens souffrant du diabète de type II se voient généralement prescrire des médicaments pour augmenter leur taux d'insuline déjà particulièrement élevé. (Si les médicaments n'ont pas d'effets, on leur prescrit des injections d'insuline.) Pourquoi *augmenter* leur taux d'insuline? Parce qu'ils ont ce qu'on appelle une résistance à l'insuline.

Dans cette condition, les cellules sont moins réceptives à l'insuline. Un débit de plus en plus accru d'insuline est nécessaire pour réduire le taux de sucre dans le sang. C'est comme gagner la bataille (réduction du taux de sucre dans le sang) mais perdre la guerre (augmentation du taux d'insuline).

Il est évident que la résistance à l'insuline augmente les risques de développer le diabète de type II. Comment en reconnaître les signes annonciateurs? Vous êtes gras, le corps en forme de pomme (indice d'un taux élevé d'insuline), vous présentez un taux élevé de triglycérides et un taux réduit de HDL dans le sang et vous faites de l'hypertension. (Ce quartette mortel est aussi appelé le syndrome X. Il a été expliqué la première fois, dans le milieu des années 80, par George Reaven de l'université de Stanford.) Étant donné que les Américains prennent de l'âge et de l'embonpoint (souvenez-vous que le risque de diabète de type II augmente avec l'âge), il est estimé que, vers l'an 2000, le pays comptera 25 millions de diabétiques de type II.

Le meilleur moyen de traiter le diabète de type II, et l'hyperinsulinémie qui en est la cause, est de s'attaquer au gras corporel excédentaire. Si l'hyperinsulinémie cause l'accumulation de gras corporel, la réduction du gras corporel excédentaire réduit la résistance à l'insuline et le taux d'insuline en circulation. Une réduction du taux d'insuline entraîne une réduction du taux d'acide arachidonique. Une réduction du taux d'acide arachidonique entraîne une réduction de la surproduction globale de mauvaises eicosanoïdes comme la thromboxane A2. Une réduction de la surproduction de mauvaises eicosanoïdes entraîne une diminution considérable du risque de crise cardiaque.

Cet enchaînement de réactions moléculaires explique pourquoi une réduction du gras corporel a un impact aussi considérable sur la réduction de la tension artérielle, le taux élevé de cholestérol et le diabète de type II. Tous les cardiologues savent qu'un patient qui perd son gras corporel excédentaire est béni des dieux. Les facteurs premiers de risque de cardiopathie disparaissent pratiquement du jour au lendemain.

Pourquoi? Parce que si vous faites le résumé de tout ce qui vient d'être dit, le développement de tous les facteurs de risque est la conséquence d'un séjour prolongé hors du juste milieu. En d'autres termes, la perte de gras corporel excédentaire (le meilleur moyen de réduire les facteurs de risque associés aux cardiopathies) n'est assurée que si vous êtes dans le juste milieu.

Cependant, le plus grand échec de la médecine cardiovasculaire du XXe siècle est de ne pas avoir trouvé le moyen de réduire pour toujours le gras corporel excédentaire. Les régimes auraient dû être la bonne méthode, mais ils ont tous échoué. Pourquoi? *Parce que les programmes alimentaires recommandés pour les malades cardiovasculaires et pour les personnes en général qui essayent d'éliminer leur gras corporel excédentaire violent constamment les règles nécessaires à l'atteinte du juste milieu.*

Le seul et unique moyen de s'assurer une perte permanente du gras corporel excédentaire est de vivre le plus longtemps possible dans le juste milieu. Si vous réussissez à le faire, vous aurez accompli la chose la plus importante pour réduire votre risque de mourir d'une maladie du cœur.

Comment obtenir ce passeport à vie pour le juste milieu? Vous connaissez déjà la réponse: par les aliments que vous consommez.

LE TABAC ET L'ALCOOL

Le tabac et l'alcool sont parmi les facteurs de risque comportementaux les plus connus qui influent sur les maladies cardiaques. Prenons d'abord le tabac. Lorsqu'une personne fume, elle court un risque accru de crise cardiaque. Lorsqu'une personne abandonne la cigarette, le risque diminue considérablement en quelques années.

Le tabac déclenche une augmentation foudroyante des radicaux libres. Vous vous souvenez que les radicaux libres épuisent les réserves naturelles d'antioxydants de l'organisme ce qui, en retour, expose les acides gras essentiels (les composants des eicosanoïdes) à être détruits par les radicaux libres. Lorsqu'une personne cesse de fumer, elle n'est plus exposée aux radicaux libres excédentaires. Étant donné que l'organisme se renouvelle constamment, l'impact d'un tabagisme antérieur sur la probabilité d'une crise cardiaque dans le futur est minime.

Il y a aussi des recherches récentes qui associent le tabagisme à une augmentation de la résistance à l'insuline et, par conséquent, à une augmentation correspondante de l'hyperinsulinémie, le premier facteur de risque de crise cardiaque. Lorsqu'une personne cesse de fumer, le taux d'insuline dans le sang diminue à un niveau plus sain.

Qu'en est-il de l'alcool? Un peu c'est bon, beaucoup, c'est mauvais. Prenez le paradoxe français. Les Français sont la bête noire des nutritionnistes parce qu'ils ont un taux réduit de maladies cardiaques sans pour autant se priver de certains plaisirs. Ils ont un régime alimentaire riche en matières grasses, ils ne font pas d'exercice et ils boivent du vin!

Un de ces facteurs doit expliquer leur taux réduit de maladies cardiaques. C'est le vin qui, consommé avec modération, accroît la production de bonnes eicosanoïdes qui, elle, amène une réduction de l'agrégation plaquettaire.

Il faut cependant faire attention. Une consommation élevée d'alcool augmente la production de mauvaises eicosanoïdes. Quelle est donc la quantité d'alcool recommandée? Environ un verre de vin (rouge de préférence) par jour. Cela ne veut pas dire que si vous ne buvez pas, vous devriez vous y mettre. Si toutefois vous aimez boire, faites-le avec modération.

En résumé, c'est vous qui en définitive contrôlez ces deux facteurs de risque environnementaux. Le tabac est très dangereux et doit être évité à tout prix. L'alcool est potentiellement bon s'il est pris avec modération.

L'OCCLUSION ARTÉRIELLE: LES CAILLOTS SANGUINS ET L'ATHÉROSCLÉROSE

J'ai parlé jusqu'à présent des facteurs qui accroissent votre risque de cardiopathie et de crise cardiaque fatale. Mais, dans la plupart des cas, le déclencheur réel est une artère obstruée qui entrave le débit sanguin normal vers le cœur.

Le sang transporte l'oxygène vers le cœur. Si le cœur ne reçoit pas suffisamment d'oxygène, les cellules musculaires du cœur meurent. Ces cellules, comme toute autre cellule musculaire, sont uniques et irremplaçables. Si le muscle cardiaque meurt des suites d'une insuffisance d'oxygène, ses cellules ne peuvent être remplacées.

Plusieurs facteurs causent l'occlusion artérielle qui endommage le cœur en entravant le débit de sang riche en oxygène. Ces facteurs fonctionnent souvent de concert, mais nous allons d'abord les examiner un par un.

L'agrégation plaquettaire est la coagulation des plaquettes en circulation dans le système sanguin, ce qui entraîne la formation des caillots. Dans certaines circonstances, cette agrégation est souhaitable. Si vous vous coupez le doigt, par exemple, vous voulez que le sang se coagule rapidement pour vous éviter de saigner à mort.

Mais qu'advient-il lorsque les plaquettes se coagulent au mauvais moment? Un grand caillot plaquettaire risque de bloquer complètement une artère, surtout si elle est déjà rétrécie par l'athérosclérose.

(Je reviendrai sur l'athérosclérose un peu plus loin.) Lorsque l'artère est entièrement bloquée, le débit sanguin vers le cœur (et, par le fait même, l'apport d'oxygène) est entravé. Le résultat est une crise cardiaque fatale.

Qu'est-ce qui provoque une agrégation plaquettaire inopportune? Les mauvaises eicosanoïdes, en particulier la thromboxane A2 qui est l'agent de coagulation le plus puissant. Souvenez-vous aussi que la thromboxane A2 cause le rétrécissement des vaisseaux sanguins (vasoconstriction) et que, de plus, elle stimule la prolifération des cellules anormales du muscle lisse qui recouvrent les parois des artères. Une trop grande multiplication de ces cellules entraîne le développement de lésions athérosclérotiques qui rétrécissent les vaisseaux sanguins.

La coagulation sanguine, la prolifération des cellules anormales du muscle lisse et la vasoconstriction forment une triple malédiction, facteur de risque de crise cardiaque.

Si les mauvaises eicosanoïdes peuvent provoquer un blocage artériel fatal, est-ce que les bonnes eicosanoïdes peuvent empêcher l'occlusion de se former ou aider à la contourner s'il y a lieu? La réponse est positive dans les deux cas. Tout d'abord, les bonnes eicosanoïdes, comme les PGE1, sont de puissants vasodilatateurs. Ils empêchent l'agrégation plaquettaire (qui entraîne la formation de caillots sanguins) et ils ralentissent la prolifération des cellules anormales du muscle lisse (qui contribuent au développement de l'athérosclérose).

En fait, une équipe de scientifiques à Kassel, en Allemagne, a démontré la toute-puissance des bonnes eicosanoïdes de ce point de vue. Les chercheurs allemands traitaient un patient diabétique qui avait de la gangrène au pied occasionnée par une occlusion artérielle grave. Le traitement habituel, dans un tel cas, est l'amputation.

Au lieu d'entreprendre l'amputation courante, l'équipe allemande a donné au patient une injection de PGE1 qui, selon eux, devait dilater l'artère obstruée et permettre au débit sanguin de reprendre son cours et de transférer l'oxygène vers les muscles de la jambe.

Le résultat? Moins d'une heure après l'injection de PGE1, l'augmentation du débit sanguin était notable. Douze jours plus tard, les résultats de l'angiogramme démontraient une dilatation considérable de l'artère (environ 500 p. 100) et un transfert accru d'oxygène; on a pu ainsi sauver la jambe de ce patient.

Les caillots sanguins qui menacent la vie et les membres du corps se forment certes à la suite d'une accumulation à long terme de mauvaises eicosanoïdes, mais ils ont cependant tendance à se dévoiler soudainement. *L'athérosclérose* est plus insidieuse et, de bien des façons, plus difficile à soigner. C'est le rétrécissement et le durcissement des artères causés par une accumulation de dépôts de gras appelés plaques. Ces plaques sont dangereuses parce qu'elles resserrent les artères, mais aussi parce que des morceaux peuvent s'en détacher, atteindre le cœur et provoquer une crise cardiaque.

L'athérosclérose peut bloquer une artère à 75 p. 100 sans nuire au débit sanguin normal et sans compromettre le cours de la vie quotidienne. Cependant, le risque d'un caillot plaquettaire arrêtant le débit sanguin est plus élevé que la normale à cause du rétrécissement artériel. Donc, si vous pouvez renverser l'accumulation athérosclérotique dans l'artère bloquée, vous devriez diminuer le risque qu'un petit caillot sanguin ne vienne la bloquer et provoquer une crise cardiaque. (Bien sûr, si le caillot est volumineux, peu importe le degré de résorption de la lésion, l'artère restera obstruée.)

Il est évident qu'une résorption de l'athérosclérose est souhaitable. En fait, cette résorption a été le Saint Graäl des recherches pour vaincre les cardiopathies. En théorie, il y a deux moyens de renverser l'athérosclérose: par les médicaments et par le régime alimentaire.

La Cholesterol Lowering Atherosclerotic Study (CLAS), dont les résultats ont été publiés en 1987, illustre la première approche. La CLAS est une étude menée auprès de 180 personnes souffrant de lésions athérosclérotiques. Le cholestérol étant l'un des principaux composants des plaques qui causent l'athérosclérose, l'idée était de réussir la résorption en utilisant une combinaison d'hypocholestérolémiants, notamment le colestipol et des doses élevées de niacine.

La moitié des patients ont été soumis à un programme médicamenteux agressif basé sur les deux médicaments précités. Après deux années, 84 p. 100 des personnes ne montraient aucun changement et 16 p. 100 montraient une régression notable des lésions.

Il est certes plus intéressant de parler d'un pourcentage de réussite de 16 p. 100 que d'un pourcentage d'échec de 84 p. 100. Néanmoins, ce succès limité aurait pu constituer une avance majeure s'il y avait eu une baisse du taux de mortalité. La vraie question est donc de savoir si le changement est suffisamment significatif pour aider à prévenir les crises cardiaques et réduire la mortalité? Malheureusement, la CLAS ne s'est pas attaquée à la question qui demeure, à ce jour, sans réponse.

En 1994, des chercheurs ont publié les résultats d'une étude dans laquelle ils avaient combiné le régime alimentaire et la simvastatine (l'hypocholestérolémiant le plus récent) pour obtenir la régression des lésions athérosclérotiques. Les patients soumis à ce traitement ont montré une légère diminution de l'occlusion (environ 2,5 p. 100), mais, après quatre années, il n'y a eu aucun changement quant à l'issue médicale du traitement. Deux autres études antérieures, MARS et CCAIT, basées sur des médicaments similaires à la simvastatine, avaient abouti aux mêmes résultats: aucun avantage médical malgré une certaine régression des lésions.

Ce qui est connu toutefois, c'est que les personnes sous médication ont subi plus d'effets secondaires néfastes que ceux qui n'avaient reçu que du placebo. Les deux groupes avaient les mêmes conditions cardiovasculaires défavorables. À vrai dire, cela n'est pas étonnant. C'est un fait connu que les médicaments ont des effets secondaires qui risquent d'éliminer tous les bienfaits résultant de la régression d'une lésion athérosclérotique.

L'essentiel est que tout traitement médicamenteux ne va pas sans problèmes, surtout si vous devez le suivre toute votre vie. Qu'en est-il alors du régime alimentaire? Depuis l'époque de Nathan Pritikin, les gens continuent à penser qu'il n'est point besoin de médicaments pour faire régresser l'athérosclérose, que le secret est dans l'alimentation.

Tel était l'objectif de l'étude du docteur Dean Ornish, «Le cœur, un style de vie», qui a fait l'objet d'une grande publicité. Cette étude présentait un programme intensif d'une année basée sur un régime végétarien à teneur élevée en glucides combiné à des exercices physiques et à une diminution du stress. Après une année, le docteur Ornish a noté que le pourcentage des lésions athérosclérotiques est passé de 40 à 38 p. 100 dans le groupe soumis à son programme alimentaire, et augmenté de 43 à 46 p. 100 dans le groupe de contrôle. La plupart des cardiologues avec qui j'ai discuté de ces résultats n'ont guère semblé impressionnés par des changements aussi modestes qui ont pourtant été «glorifiés» par les médias et ont constitué le sujet d'un best-seller.

Examinons cette étude de plus près. Tout d'abord, il n'y a pas eu de contrôle serré. Les vingt-huit personnes choisies ont eu une semaine d'information dans une grande station hôtelière et, par la suite, des réunions régulières de soutien (quatre heures, deux fois par semaine). Les vingt personnes qui faisaient partie du groupe de contrôle étaient livrées à elles-mêmes.

En second lieu, les personnes sélectionnées pour les besoins de l'essai avaient un blocage artériel assez limité (environ 40 p. 100). Or, vous vous souvenez que même si l'artère est bloquée à 75 p. 100, le débit sanguin peut demeurer normal. Dans tous les cas, aucune de ces personnes ne souffrait d'une occlusion artérielle grave nécessitant une intervention chirurgicale. En d'autres termes, les sujets du docteur Ornish n'étaient pas vraiment malades.

Étant donné le peu d'occlusions artérielles sérieuses, les possibilités qu'un décès survienne au cours de l'étude étaient presque inexistantes. En fait, il n'y en a eu qu'un seul; cependant, la personne décédée se trouvait dans le groupe soumis au programme alimentaire du docteur Ornish. Bien que ce décès portait le taux de mortalité à 4 p. 100 (1 sur 28), il a été expliqué de façon fort opportune. Les chercheurs ont dit que le décès est survenu à la suite d'exercices trop ardus.

Mis à part ce décès, l'étude de docteur Ornish ne donne aucune information quant à l'effet à long terme du programme sur le taux de mortalité. Il y avait, cependant, dans un article qui résumait le programme, publié dans *The Lancet* en 1990, une constatation que personne n'a relevée et qui, à mon avis, ne présage rien de bon pour les survivants du groupe expérimental. Apparemment, les personnes soumises au programme ont développé une résistance à l'insuline.

Vous vous souvenez que 25 p. 100 de la population normale, en santé, est génétiquement prédisposé à une forte réaction insulinique à la suite de l'ingestion de glucides. Il est plus que probable que la plupart des malades cardiovasculaires, dans ce pays, viennent de ce bassin génétique. Or, si je ne m'abuse, les personnes soumises à l'expérience «Le cœur, un style de vie» du docteur Ornish (qui ont déjà souffert d'une maladie cardiovasculaire quelconque) devraient donc avoir une réaction hyperinsulinémique aux glucides. Par conséquent, un régime à teneur élevée en glucides (le profil type du régime du docteur Ornish) est, pour ces personnes, un régime hyperinsulinémique qui accroît les risques de maladies cardiaques.

Les données publiées confirment cette déclaration. Au premier abord, il semble y avoir un paradoxe. Les personnes du groupe expérimental du docteur Ornish ont perdu en moyenne 11 kilos, et aucune perte de poids n'a été notée dans le groupe de contrôle. Pour les personnes du groupe expérimental, cette perte de poids devrait être considérée comme positive.

Or, n'importe quel cardiologue vous dira qu'une telle perte de poids s'accompagne presque toujours d'une chute considérable du taux de triglycérides. Était-ce le cas pour les personnes du groupe expérimental? Leur taux de triglycérides *est monté* de 22 p. 100. Il y a donc quelque chose qui ne tourne pas rond.

Il n'y a, à mon avis, qu'une seule explication à ce paradoxe. Les personnes du groupe expérimental développaient probablement une résistance à l'insuline et, par conséquent, développaient une hyperinsulinémie simultanée. D'où la production accrue d'acide arachidonique et l'augmentation correspondante du taux de triglycérides. Le taux d'acide arachidonique n'a pas été mesuré, mais le taux de triglycérides l'a été et il indiquait une augmentation. Ce résultat n'est de bonne augure pour personne, que dire alors des personnes souffrant d'une maladie du cœur.

Il serait intéressant de suivre les patients du docteur Ornish le reste de leur vie. À mon avis, ceux qui poursuivront son programme risquent de subir plus de crises cardiaques et d'attaques d'apoplexie, et de connaître un taux de mortalité plus élevé que ceux qui abandonneront le programme. Cela n'est pas dû à la négligence des chercheurs, mais parce que ces personnes sont génétiquement prédisposées à une forte réaction insulinique à la suite de l'ingestion de glucides. Dans leur cas, un régime à teneur élevée en glucides provoque une surproduction de mauvaises eicosanoïdes qui augmentent leur risque de maladies cardiovasculaires.

L'ASPIRINE

Maintenant que nous avons examiné de près quelques médicaments et quelques interventions diététiques qui ne semblent pas avoir d'effets quant à la prévention des crises cardiaques, examinons certains qui pourraient en avoir. Prenons, en premier, l'aspirine qui, sans aucun doute, est le médicament le plus largement utilisé dans le traitement des cardiopathies.

L'aspirine n'abaisse pas le taux de cholestérol, ne réduit pas la tension artérielle, ne diminue pas le taux de sucre dans le sang chez les diabètes de type II, ne réduit pas le gras corporel excédentaire. Mais elle a un effet positif.

Comme nous l'avons vu, il y a eu très peu d'études basées sur le traitement médicamenteux de l'hypertension et de la cholestérolémie qui ont noté une réduction significative du taux global de mortalité. Il ne fait cependant aucun doute que, chez les personnes souffrant déjà d'une maladie cardiaque, l'aspirine réduit de manière significative le nombre de crises cardiaques, et, par le fait même, le taux de mortalité.

L'aspirine a-t-elle les mêmes bienfaits sur la population en santé? La réponse à cette question a paru dans la *Physicians Heart Study*, publiée en 1988. Cette étude importante a porté sur de plus de 22 000 médecins qui ne présentaient aucun indice de maladie cardiaque. La moitié devait prendre 160 mg d'aspirine (un demi comprimé) par jour et l'autre moitié prenait du placebo. À la fin de l'étude, les chercheurs ont noté que l'incidence de crise cardiaque était de 40 p. 100 plus élevée dans le groupe ayant pris le placebo, une différence importante.

Malheureusement, après quatre années, on ne nota aucune différence dans le taux global de mortalité. Il reste cependant que quatre années constituent une période de temps relativement courte pour observer des différences à long terme dans le taux de mortalité.

Il y a peut-être une autre explication. Vous vous souvenez que l'aspirine influe uniquement sur les eicosanoïdes. L'aspirine réduit la production de mauvaises eicosanoïdes qui favorisent l'agrégation plaquettaire, comme la thromboxane A2. Malheureusement, elle réduit aussi la production de bonnes eicosanoïdes, comme la PGE1 qui prévient l'agrégation plaquettaire. Cette épée à double tranchant explique pourquoi le taux de mortalité, dans la Physicians Heart Study où les sujets ne présentaient aucun indice de cardiopathie, n'a pas changé tout au long des quatre années de l'étude.

Bien que les recherches se poursuivent sur l'effet de l'usage quotidien de l'aspirine sur le taux de mortalité chez les personnes en santé, les études parues donnent une bonne idée de ce que devrait être une intervention idéale pour les maladies du cœur: simplement réduire la surproduction de mauvaises eicosanoïdes tout en augmentant simultanément la production de bonnes eicosanoïdes.

Vous pouvez obtenir ce résultat en suivant le régime du juste milieu.

LE DIABÈTE DE TYPE II ET LE JUSTE MILIEU

Jusqu'ici, j'ai fait quelques déclarations fermes quant aux médicaments, aux régimes alimentaires et aux conséquences cardiovasculaires. N'oubliez pas que la seule statistique qui compte est celle relative au taux de mortalité. Les médicaments ou les régimes alimentaires aident-ils à prévenir les décès prématurés? Comme nous avons pu le constater, aucune étude n'apporte de réponse satisfaisante.

En l'absence de données sur la mortalité, y a-t-il des indices à l'effet qu'un régime propice à l'atteinte du juste milieu est salutaire pour une personne souffrant d'une maladie cardiovasculaire? À mon avis, la réponse est oui. Le thème central de cet ouvrage est l'importance de contrôler le taux d'insuline afin de maintenir un bon équilibre eicosanoïdal. La question est donc de savoir si un régime propice à l'atteinte du juste milieu entraîne une baisse significative du taux d'insuline chez les personnes atteintes d'une maladie cardiovasculaire.

En 1994, j'ai mené une étude pilote en collaboration avec un groupe de cardiologues de la grande région de Boston, une équipe très expérimentée dans la conduite d'essais cliniques pour les principales compagnies pharmaceutiques. Toutes les études cliniques doivent être comparées à quelque chose. Si l'objectif est, par exemple, de démontrer comment le régime alimentaire influe sur l'hyperinsulinémie, il faut commencer par étudier des personnes qui sont déjà hyperinsulinémiques. Le groupe idéal est formé de diabétiques de type II qui sont, par définition, hyperinsulinémiques.

Nous avons regroupé quinze personnes souffrant du diabète de type II et nous les avons séparées en deux groupes. Le premier groupe a été soumis à un régime propice à l'atteinte du juste milieu et l'autre a suivi les recommandations alimentaires de l'American Diabetes Association (ADA). L'élément qui différencie ces deux régimes alimentaires est leur rapport protéines/glucides. Le régime du juste milieu a un rapport protéines/glucides de 0,75 (3 grammes de protéines pour 4 grammes de glucides) tandis que le régime de l'ADA a un rapport de 0,33 (1 gramme de protéines pour 3 grammes de glucides).

La persistance des patients à suivre le régime tel que prescrit est la clé de toute étude alimentaire. Y a-t-il un meilleur moyen d'amener les sujets à se conformer aux directives que celui de leur offrir certains repas sous forme de tablettes sucrées? Pour les besoins de la cause, j'ai donc utilisé une version plus neuve de la «tablette nutritive» qui m'avait servi d'échantillon expérimental au cours de mon étude antérieure sur la perte de poids décrite au chapitre deux. Vous vous souvenez sans doute que l'échantillon «tablette nutritive» était en fait un repas déguisé, propice à l'atteinte du juste milieu, qui contenait 2 portions de protéines, 2 portions de glucides, 2 portions de lipides et tous les éléments micronutritifs nécessaires à la formation des eicosanoïdes.

Après huit semaines, les deux groupes ont subi des analyses pour voir l'évolution de leur diabète. Un certain nombre de facteurs est à considérer, mais le plus important du point de vue médical est celui du contrôle glycémique à long terme. C'est la quantité d'*hémoglobine glycosylée* des globules rouges du sang qui permet de le mesurer.

Plus le taux d'hémoglobine glycosylée est élevé, plus il y a risque de complications cardiovasculaires. Si le taux de sucre est constamment élevé, l'hémoglobine glycosylée réagit avec les protéines pour produire des substances dites *substances glycosylées avancées* «collantes» qui adhèrent aux parois des artères du cœur, des microvaisseaux des mains et des pieds et des vaisseaux oculaires. Cette adhérence favorise l'agrégation plaquettaire qui peut causer l'athérosclérose et provoquer une crise cardiaque

L'autre facteur important est celui du taux d'insuline à jeun (c'est-à-dire mesurer le taux d'insuline après la digestion et l'absorption complètes des aliments par le système). Plus ce taux est élevé, plus l'hyperinsulinémie est avancée. Étant donné qu'un taux élevé d'insuline favorise la production de mauvaises eicosanoïdes qui, elles, stimulent une sécrétion plus forte d'insuline, le malade se retrouve dans un cercle vicieux particulièrement désagréable, voire dangereux.

Mon étude était conçue pour tester les effets d'un régime propice à l'atteinte du juste milieu sur ces facteurs critiques du diabète de type II. Vous trouverez les résultats dans le tableau 13-1 et le graphique au tableau 13-2. Après huit semaines, on pouvait déjà noter des différences statistiquement significatives entre les deux groupes. Les personnes soumises au régime propice à l'atteinte du juste milieu ont connu une diminution importante de leur taux d'hémoglobine glycosylée et, mieux encore, une diminution de leur taux d'insuline calculé à jeun.

La diminution du taux d'insuline a deux autres conséquences positives soit, une diminution du taux des triglycérides et une baisse de la tension artérielle (surtout de la tension artérielle diastolique).

C'est exactement ce qui est arrivé au groupe soumis à un régime propice à l'atteinte du juste milieu.

Ces personnes ont retiré un autre bienfait cardiovasculaire, soit une perte de poids. En fait, elles ont perdu en moyenne 455 grammes par semaine, tel que recommandé par l'ADA. Et, mieux encore, toute cette perte de poids était une perte de gras corporel excédentaire.

Tableau 13-1

Régime propice à l'atteinte du juste milieu vs régime de l'ADA pour les diabétiques de type II

Résultats obtenus après huit semaines

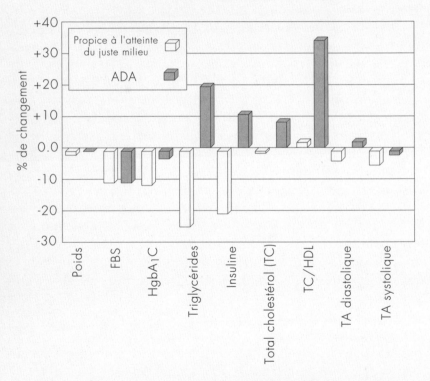

Ces personnes avaient définitivement atteint le juste milieu.

Dans le groupe soumis au régime de l'American Diabetes Association (ADA), les résultats n'étaient pas aussi bons. Il y a eu une hausse du taux d'insuline et une hausse correspondante du taux de triglycérides. Les résultats sont identiques dans le groupe de Dean Ornish soumis à un régime à teneur élevée en glucides et à faible teneur en matières grasses. Il faut noter que l'hypoglycémie à jeun des personnes soumises au régime de l'ADA s'est réalisée mais avec une hyperinsulinémie à jeun compensatoire. Cette conséquence paradoxale a été confirmée par l'accroissement du taux de triglycérides qui indique généralement une résistance à l'insuline. Il y a eu aussi une diminution considérable du taux global de cholestérol par rapport au taux de bon cholestérol HDL. En dernier lieu, les personnes soumises au régime de l'ADA n'ont subi aucune perte de poids.

Tableau 13-2

Régime propice à l'atteinte du juste milieu vs
régime de l'ADA pour les diabétiques de type II

Résultats obtenus après seize semaines

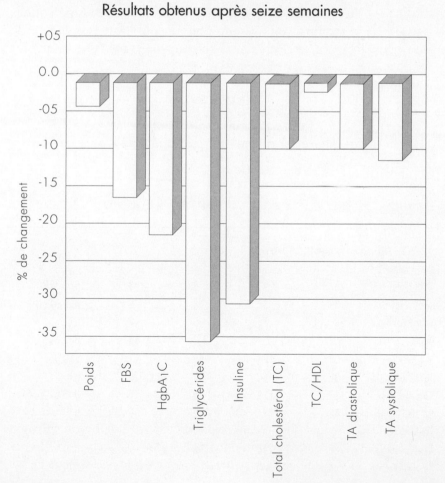

Il n'est pas étonnant que les diabétiques qui suivent le régime de l'ADA ne connaissent que rarement une amélioration de leur état.

Les résultats très encourageants du régime propice à l'atteinte du juste milieu comparés aux résultats dramatiques du régime de l'ADA nous ont décidé à le poursuivre pendant huit autres semaines, soit seize semaines au total. Le régime s'est avéré encore plus salutaire. Vous trouverez les résultats aux tables 13-1 et 13-2. Il y a eu une baisse continue du taux d'hémoglobine glycosylée, du taux d'insuline, du taux de triglycérides, de la tension artérielle diastolique et du taux de cholestérol.

Ainsi, étant donné que les principaux facteurs de risque sont réduits à la suite d'un régime propice à l'atteinte du juste milieu, cela est très significatif en termes de réduction des probabilités de crises cardiaques. Cependant, il est tout aussi important que les personnes soumises à ce régime connaissent une amélioration immédiate de leur qualité de vie, et non dans dix ou vingt ans. Or, toutes les

TABLE 13-1

Tableau comparatif des effets
des différents régimes sur le diabète de type II

Période de huit semaines

PARAMÈTRE	INITIAL	8E SEM	CHANGEMENT*	% CHANGEMENT	FACTEUR P
RÉGIME DU JUSTE MILIEU: (5 HOMMES, 3 FEMMES)					
ÂGE = 60 ± 2 ANS					
Poids total	102	98	-4	-3	p<0,025
Gras total	36	33	-3	-9	p<0,01
Glucose à jeun	201	176	-25	-12	n.d.
HgbA$_1$C	9,2	7,9	-1,3	-14	p<0,05
Triglycérides	253	184	-69	-27	p<0,05
Insuline à jeun	30	24	-6	-20	n.d.
TA systolique	133	128	-5	-4	p<0,01
TA diastolique	82	77	-5	-6	n.d.
Total					
Cholestérol	220	218	-2	-1	n.d.
Total chol./HDL	5,8	6,0	+0,2	+3	n.d.

PARAMÈTRE	INITIAL	8E SEM	CHANGEMENT*	% CHANGEMENT	FACTEUR P
RÉGIME DE L'ADA: (2 HOMMES, 5 FEMMES)					
ÂGE = 63 ± 4 ANS					
Poids total	98	97	-1	0	n.d.
Gras total	33	32	-1	-1	n.d.
Glucose à jeun	206	181	-25	-12	n.d.
HgbA$_1$C	9,0	8,6	-0,4	-4	p<0,05
Triglycérides	217	260	+43	+20	n.d
Insuline à jeun	40	45	+5	+12	n.d
TA systolique	138	141	+3	+2	n.d
TA diastolique	79	77	-2	-2	n.d
Total					
Cholestérol	217	234	+17	+8	p<0.05
Total chol./HDL	5,2	6,9	+,7	+33	p<0,025

TABLE 13-2

Effets du régime du juste milieu sur le diabète de type II
Période de 16 semaines

PARAMÈTRE	INITIAL	8E SEM	CHANGEMENT*	% CHANGEMENT	FACTEUR P
RÉGIME DU JUSTE MILIEU: (5 HOMMES, 3 FEMMES)					
ÂGE = 60 ± 2 ANS					
Poids total	102	98	-4	-4	p<0,25
Gras total	36	33	-3	-9	p<0,01
Glucose à jeun	201	171	-30	-15	n.d.
HgbA$_1$C	9,2	7,4	-1,8	-20	p<0,05
Triglycérides	253	165	-88	-35	p<0,05
Insuline à jeun	30	21	-9	-30	n.d.
TA systolique	133	121	-12	-9	p<0,01
TA diastolique	82	73	-9	-11	p<0,25
TotaL					
Cholestérol	220	200	-20	-9	n.d.
Total chol/HDL	5,8	5,7	-0,1	-2	n.d.

*Comparé aux valeurs initiales

personnes soumises au régime du juste milieu ont noté un net regain d'énergie constant et la perte de ce désir impérieux de sucré.

Se sont-elles plaintes de quelque chose? Oui, de ne pas pouvoir terminer leurs repas qui, propices à l'atteinte du juste milieu, les rassasiaient tant et si bien qu'elles ne se sentaient jamais affamées. Elles craignaient sans raison que, de ce fait, leur consommation de protéines ne soit insuffisante.

En définitive, même si mon étude n'est pas totalement concluante, car le facteur temps n'est pas assez long pour dire si le régime du juste milieu aura un impact ou non sur le taux de mortalité, elle illustre bien les bienfaits de ce régime, surtout comparé au régime à teneur élevé en glucides recommandé par l'American Diabetes Association.

D'autres études récentes soutiennent ce que nous avons découvert à la suite de notre étude pilote. Une de ces études, menée par des chercheurs de l'université de Naples, en Italie, en 1992, a noté en quinze jours une diminution importante du taux d'insuline, du taux de triglycérides et de la résistance à l'insuline chez des personnes soumises au régime du juste milieu comparées à des personnes soumises au régime de l'ADA. Cependant, à la différence de notre étude où nos sujets vivaient chez eux et devaient préparer leurs propres repas, celle des chercheurs italiens a été menée dans un pavillon d'un hôpital où chaque repas était rigoureusement contrôlé. (Pour obtenir de nos sujets qu'ils se conforment aux règles du régime comme s'ils étaient suivis dans un pavillon hospitalier, nous avons utilisé les tablettes nutritives expérimentales pour remplacer un repas et deux collations par jour.)

À la suite de ces deux études, il est clair que le régime propice à l'atteinte du juste milieu diminue le taux d'insuline sans qu'aucun médicament ne soit requis. Étant donné qu'un taux élevé d'insuline constitue le principal facteur de risque associé aux maladies du cœur, j'espère que tous les médecins vont à présent reconsidérer les conséquences hormonales des régimes à teneur élevée en glucides qu'ils recommandent à leurs patients.

LA RESTÉNOSE

Chaque année, des millions d'Américains subissent une angioplastie, une procédure au cours de laquelle les artères obstruées sont dilatées par incision chirurgicale ou par voie transcutanée à l'aide d'une sonde à ballonnet gonflable ou du laser. Plus de la moitié des personnes qui subissent une angioplastie connaissent un nouveau rétrécissement après l'opération.

Ce processus malheureux s'appelle *la resténose*. Vous avez sûrement deviné que les eicosanoïdes y jouent un rôle. Une surproduction de mauvaises eicosanoïdes accélère la resténose, obstruant de nouveau les artères encore plus vite et plus à fond qu'avant l'angioplastie. Le patient se retrouve dans un état cardiovasculaire pire que jamais. Un autre mauvais point pour les mauvaises eicosanoïdes. Si vous devez subir une angioplastie, je vous recommande de suivre le régime du juste milieu avant l'opération et de le continuer par la suite.

LE JUSTE MILIEU, LES EICOSANOÏDES ET LE CŒUR

En résumé, des quantités excessives de mauvaises eicosanoïdes sont nuisibles pour le cœur tandis que les bonnes aident à le maintenir en santé. Ainsi, les stratégies qui font pencher la balance en faveur des bonnes eicosanoïdes (et mènent au juste milieu), sont les armes puissantes à utiliser dans la lutte contre les cardiopathies.

Si vous essayez de prévenir une maladie du cœur, ou si vous en êtes déjà atteint, vous pouvez considérer un certains nombre de stratégies modulatrices des eicosanoïdes. Entre autres, prendre de l'aspirine pour le restant de vos jours. En doses appropriées, l'aspirine peut éliminer les mauvaises eicosanoïdes légèrement plus vite que les bonnes.

Mais prendre l'aspirine est un jeu quelque peu risqué, c'est comme allumer une cigarette avec un bâton de dynamite. Vous pouvez le faire, mais vous devez faire très attention. Nul ne sait encore quelle est la «dose appropriée», surtout sur une longue période. Or, un excès d'aspirine supprime la production de *toutes* les eicosanoïdes, bonnes et mauvaises.

Si l'utilisation prolongée de l'aspirine est l'équivalent biologique d'un canon chargé, pourquoi ne pas emprunter la voie la plus sûre pour contrôler l'équilibre eicosanoïdal et réduire le risque d'infarctus? Prenez le médicament ultime pour contrôler les eicosanoïdes, les aliments.

Si vous souffrez déjà d'une maladie cardiaque, la première chose à faire est d'éliminer tous les aliments riches en acide arachidonique qui provoquent une production accrue de mauvaises eicosanoïdes, comme la thromboxane A2. Les trois principaux coupables sont les abats (comme le foie), les viandes rouges et le jaune d'œuf, trois aliments riches en acides arachidoniques. L'astuce pour les personnes atteintes de maladies cardiovasculaires est de consommer beaucoup de saumon riche en acides gras oméga 3 activés (EPA) qui permettent de prévenir toute accumulation potentielle d'acide arachidonique.

L'élimination de tous les aliments riches en acide arachidonique aide à diminuer la production des mauvaises eicosanoïdes, nuisibles au cœur. Cependant, pour transformer les aliments en médicaments miracles et vaincre les cardiopathies, il faut que les régimes accroissent en même temps la production de bonnes eicosanoïdes.

Si vous ne souffrez d'aucune maladie cardiovasculaire, mais que vous voulez vous prémunir contre elles, suivez les mêmes règles. Comme le dit l'adage, mieux vaut prévenir (en suivant un régime propice à l'atteinte du juste milieu) que guérir (en prenant des médicaments ou en subissant les chirurgies inévitables). L'essentiel est que le maintien d'un bon équilibre eicosanoïdal réduit considérablement les risques de crise cardiaque. En d'autres termes, en gardant vos eicosanoïdes en bon équilibre, vous vous sauvez la vie.

CHAPITRE QUATORZE

LE CANCER ET
LE JUSTE MILIEU

Depuis une vingtaine d'années, la médecine mène une «lutte contre le cancer» faisant l'objet d'une grande campagne publicitaire. Cependant, la plupart des scientifiques engagés dans cette lutte (à l'exception des chercheurs qui reçoivent des subventions gouvernementales) admettent que la situation ne s'améliore pas. Le taux de cancer a augmenté, le taux de mortalité due au cancer a augmenté et le taux de survie n'a pas beaucoup changé. En fait, le cancer demeure la seconde cause principale de décès aux États-Unis, environ 500 000 décès enregistrés en 1989, la dernière année où on trouve des statistiques fermes. Le cancer étant une maladie qui se développe essentiellement avec l'âge, il faut s'attendre à ce que le taux de mortalité augmente de plus en plus, au fur et à mesure que la génération des babyboomers vieillit.

Cette lutte a fait naître un éventail impressionnant d'armes pour combattre le cancer, incluant la chirurgie, la radiothérapie et les médicaments anticancéreux. La triste vérité est que ces armes n'ont eu qu'un effet limité même dans les cas où la maladie est dépistée tôt.

Pourquoi nos armes contre le cancer demeurent-elles inefficaces? En partie parce que les cellules cancéreuses ressemblent de manière étonnante aux cellules normales. La différence est qu'elles sont simplement antisociales, en ce sens qu'elles ne savent pas quand s'arrêter de grandir. Et, du fait qu'elles sont biologiquement très semblables aux cellules normales, les cellules cancéreuses sont difficiles à cibler. La plus grande partie du problème est donc que la plupart des armes que nous possédons actuellement ne sont pas assez précises ou assez sophistiquées pour distinguer les cellules normales de leurs cousines, les cellules cancéreuses.

Par conséquent, notre arsenal anticancer ne comprend en grande partie que des armes rudimentaires, émoussées. La chirurgie excise les grandes tumeurs localisées, mais elle ne peut rien contre les plus petites colonies de cellules cancéreuses qui peuvent se répandre dans l'organisme et semer de nouvelles tumeurs. La radiothérapie tue les cellules cancéreuses, mais elle risque aussi de tuer les cellules en santé qui sont dans le voisinage, sans parler de la suppression du système immunitaire et du développement d'autres maladies chez le patient. Les médicaments anticancéreux (la chimiothérapie) sont des poisons puissants et, comme ils ne sont pas spécifiques aux cellules cancéreuses, ils risquent d'empoisonner l'ensemble du système. (Un auteur a ainsi décrit l'effet de ces médicaments: «C'est comme inonder un terrain de golf de pesticides puissants pour simplement se débarrasser d'une touffe d'ambroisie».) Wolfgang Wrasidlo, directeur de l'exploitation pharmaceutique à la Scripps Clinic de La Jolla, en Californie, parle au nom de tous les scientifiques en disant que «tout le monde sait que nos médicaments actuels pour contrer le cancer sont nuls».

En fait, tous les experts reconnaissent que le meilleur moyen pour traiter le cancer est d'engager l'organisme dans la lutte contre la maladie. L'organisme humain est admirablement conçu pour vaincre le cancer grâce à l'arsenal puissant qu'il a dans son propre système immunitaire. (En fait, le cancer peut être défini comme une immunodéficience ou incapacité de l'organisme à résister à l'infection due au dysfonctionnement du système immunitaire.) Le cancer court-cicuite d'une certaine façon le système immunitaire, ce qui permet aux cellules cancéreuses de croître et, éventuellement, de migrer vers d'autres foyers de l'organisme. Lorsque le cancer se propage par *métastase* (foyers infectieux formés par migration de l'agent responsable), les dés sont jetés.

Voilà pourquoi les nouveaux traitements anticancéreux visent surtout à accroître les forces du système immunitaire pour qu'il soit en mesure de combattre le cancer avec plus de précision que tout autre médicament, radiothérapie ou chirurgie. Du point de vue médical, cette approche est dite développement de modificateurs des réactions biologiques. Cela signifie l'utilisation de protéines produites par biotechnologie comme clairon moléculaire qui appelle le système immunitaire au combat.

Ces protéines (comme, par exemple, les interférons, les interleukines II et les facteurs de tumeurs nécrosiques) stimulent un peloton de cellules du système immunitaire dites cellules NK (de l'anglais

Natural Killer). Ces cellules, comme des missiles thermoguidés, se lancent implacablement à la recherche des cellules cancéreuses, se dirigent automatiquement sur elles et les détruisent.

En théorie, c'est parfait. Il suffirait d'utiliser des protéines produites par biotechnologie pour rassembler les troupes et tirer les missiles. Néanmoins, jusqu'à présent, les résultats de cette thérapie, quoique encourageants, n'ont pas été spectaculaires.

À mon avis, c'est parce que ces thérapies ont complètement ignoré le modificateur des réactions biologiques le plus important du système immunitaire, les eicosanoïdes. Le cancer, comme la maladie cardiaque, peut être considéré dû à un déséquilibre eicosanoïdal. Par conséquent, la meilleure stratégie pour combattre le cancer est celle qui permettrait à l'organisme de prévenir une surproduction des mauvaises eicosanoïdes qui affaiblissent le système immunitaire.

LES EICOSANOÏDES ET LE CANCER

Depuis le milieu des années 80, les recherches scientifiques soulignent le rôle important des eicosanoïdes dans le développement du cancer. Les mauvaises eicosanoïdes, comme vous pouvez l'imaginer, sont les vilains dans cette histoire, et il y en a en grande quantité. Les PGE2 étouffent le système immunitaire en inhibant l'activation des cellules NK qui ne peuvent plus combattre le cancer. Il y a aussi les mauvaises eicosanoïdes appelées *lipoxines* qui inhibent l'action des cellules NK.

D'autres mauvaises eicosanoïdes, appelées *leukotriènes*, aident les tumeurs cancéreuses à germer sur les vaisseaux sanguins qui les nourrissent et les font grandir. (On appelle ce processus *l'angiogenèse*.) Par ailleurs, un autre groupe de mauvaises eicosanoïdes, appelées *acides gras essentiels hydroxylés*, provoque la métastase (la dissémination fatale des cellules cancéreuses dans l'organisme).

À la différence des maladies cardiaques où les bonnes et les mauvaises eicosanoïdes ont toutes deux un rôle à jouer, le cancer apparaît comme la conséquence d'une production effrénée de mauvaises eicosanoïdes. L'objectif du traitement et de la prévention du cancer est donc d'inhiber la synthèse des mauvaises eicosanoïdes en cessant de les alimenter en acide arachidonique.

Afin de démontrer la relation entre la surproduction d'acide arachidonique et le cancer, j'ai mené une petite étude pilote en me servant de tumeurs excisées de différentes sortes de cancers humains. J'ai pulvérisé les tumeurs pour extraire les acides gras et analyser leur teneur en acides gras essentiels activés. (Vous vous souvenez que, parmi les acides gras essentiels activés, les composants des bonnes eicosanoïdes sont les ALDG, alors que les acides arachidoniques sont les composants des mauvaises eicosanoïdes. Par conséquent, dans une cellule cancéreuse, le rapport ALDG/acide arachidonique semble être le facteur le plus important dans la détermination d'une issue heureuse.)

Vous trouverez les résultats ci-après.

Table 14-1

ALDG/Acide arachidonique
dans les différentes tumeurs cancéreuses

TUMEUR	ALDG/ACIDE ARACHIDONIQUE
Bénigne au sein (4)	$0,69 \pm 0,24$
Maligne au sein (5)	$0,34 \pm 0,09$
Côlon (3)	$0,19 \pm 0,05$
Pancréas (1)	$0,09$

Comme vous pouvez le constater, plus la tumeur est agressive, plus le rapport ALDG-Acide arachidonique est bas. (Les tumeurs cancéreuses pancréatiques sont parmi les plus agressives.) Cela signifie que plus la tumeur est agressive, plus le potentiel de production de mauvaises eicosanoïde s'est accru.

C'est comme si tous les types de cancer adoptaient une même stratégie pour se déplacer à la dérobée afin que le système immunitaire ne puisse pas détecter leur présence. Comment font-ils? En utilisant l'acide arachidonique pour déclencher une surproduction de mauvaises eicosanoïdes. La cellule cancéreuse se dote ainsi d'une autoprotection extraordinaire et du moyen de croître sans contrôle.

Il s'ensuit que, si on réussit à ramener l'équilibre eicosanoïdal du côté opposé aux mauvaises eicosanoïdes, on produit un impact positif considérable sur l'évolution du cancer. Pour y arriver, il n'y a pas de médicaments plus puissants que les aliments.

LES RÉGIMES ET LE CANCER

Les traitements anticancéreux sont probablement les plus barbares de la médecine moderne. Il n'est donc pas surprenant qu'un grand nombre de personnes cherchent désespérément des médicaments de substitution. Elles se tournent souvent vers les régimes alimentaires espérant que la modification de leur mode alimentaire sera miraculeuse. Il y a de nombreuses histoires semblables à celle de tante Rosalie au sujet de tel ou tel régime qui a guéri tel ou tel cancer, mais pour la plupart des chercheurs, ces histoires ne sont guère scientifiquement fondées.

Pour ma part, au lieu de les écarter, je me suis dis qu'il n'y a pas de fumée sans feu; il doit y avoir une explication hormonale à tous ces témoignages.

Prenons, par exemple, la macrobiotique. Ce régime a trouvé de nombreux adeptes chez les personnes atteintes du cancer et de nombreux témoignages à la tante Rosalie sont venus confirmer son efficacité. Ces témoignages étaient assez éloquents. En 1993, le *Journal of the American College of Nutrition* a publié les résultats d'une étude sur le rôle du régime macrobiotique dans le traitement du cancer. Les conclusions de cette étude menée auprès de personnes souffrant d'un cancer du pancréas indiquaient que 52 p. 100 des personnes ayant suivi un régime macrobiotique étaient encore en vie un an après, comparées aux 10 p. 100 de personnes qui n'avaient pas modifié leur mode alimentaire. En d'autres termes, le régime macrobiotique augmentait de 500 p. 100 les chances de survie au bout d'un an.

Si vous mettez de côté toute la philosophie Nouvel Âge qui accompagne souvent le régime macrobiotique, sa capacité de moduler les eicosanoïdes est indubitable. Tout d'abord, c'est un régime à faible teneur en gras qui, par conséquent, empêche la production d'acides gras essentiels oméga 6. Il correspond donc au premier critère d'un régime anticancéreux solide, soit une consommation globale réduite de matières grasses. Une teneur réduite en gras, surtout en acides gras essentiels oméga 6, signifie une production réduite d'acide arachidonique et une production réduite de mauvaises eicosanoïdes.

En deuxième lieu, le régime macrobiotique est riche en acides gras essentiels activés oméga 3 (AEP) parce qu'il met l'emphase sur une consommation accrue de poissons et d'algues très riches en AEP.

Certes, les algues se retrouvent rarement dans les régimes alimentaires des Occidentaux, qui n'en sont pas très friands. Il n'en demeure pas moins que les régimes macrobiotiques répondent au deuxième critère d'un régime anticancéreux solide, soit une teneur élevée en AEP. La production d'acide arachidonique par l'organisme est, par conséquent, réduite.

En termes d'équilibre eicosanoïdal, le régime macrobiotique offre des avantages certains, en ce sens qu'il freine la production de mauvaises eicosanoïdes. Malheureusement, c'est aussi un régime riche en mauvais glucides, surtout les céréales. Vous vous souvenez que les mauvais glucides augmentent le taux d'insuline, ce qui accroît la production de mauvaises eicosanoïdes. Ainsi, le régime macrobiotique viole le troisième critère d'un régime anticancéreux solide, soit la réduction du taux d'insuline. Ce qui limite les bienfaits eicosanoïdaux potentiels du régime macrobiotique.

C'est faire deux pas en avant et un pas en arrière. C'est du progrès, mais pas assez, surtout pour une personne atteinte du cancer.

Si le régime macrobiotique ne correspond pas aux critères d'un régime anticancéreux, qu'en est-il du régime végétarien? Les régimes strictement végétariens ont une teneur globale en matières grasses réduite, soit une consommation réduite d'acide gras essentiels oméga 6 et, par conséquent, une production réduite de mauvaises éicosanoïdes. Mais ces régimes hyperglucidiques provoquent une augmentation du taux d'insuline et, par conséquent, une production accrue de mauvaises eicosanoïdes. Par ailleurs, les régimes strictement végétariens ne contiennent que très peu d'AEP, voire presque pas, d'où leur incapacité d'inhiber la production d'acide arachidonique.

C'est faire un pas en avant et deux pas en arrière. Ces régimes ne sont pas recommandés pour des personnes atteintes du cancer.

Quant au régime de l'American Cancer Society, il est aussi défavorable que celui de l'American Heart Association et pour les mêmes raisons, soit une teneur très élevée en glucides et, par conséquent, un taux d'insuline très élevé; une teneur élevée en matières grasses, surtout en acides gras essentiels oméga 6 et, par conséquent, une surproduction d'acide arachidonique et de mauvaises eicosanoïdes. Voilà des nouvelles aussi mauvaises pour les personnes souffrant de maladies cardiaques que pour celles atteintes du cancer.

LES RÉGIMES ET LE CANCER: LES MODÈLES CHEZ LES ANIMAUX

Les régimes macrobiotiques, les régimes végétariens et le régime de l'American Cancer Society sont utilisés depuis plusieurs années dans la prévention et le traitement du cancer chez les humains. Les résultats demeurent toutefois peu concluants. Par contre, chez les animaux, il y a deux approches alimentaires qui ont eu, sans exception, des effets anticancéreux extraordinaires.

Une des approches consiste à simplement limiter les calories. J'examinerai plus en détail les effets de la restriction calorique sur la prolongation de la durée de vie dans un chapitre ultérieur, mais, pour l'instant, je veux simplement noter que, chez les animaux du moins, *la restriction calorique, associée à une juste composition d'éléments macronutritifs, est bien plus efficace que tout autre médicament destiné à prévenir ou à traiter le cancer.*

Il y a deux mécanismes par lesquels la restriction calorique produit des effets positifs sur le cancer. En premier lieu, elle réduit le taux d'insuline et, ce faisant, elle freine la surproduction de mauvaises eicosanoïdes qui favorisent la croissance des tumeurs. En second lieu, en réduisant la consommation de gras saturés qui risque de provoquer une résistance à l'insuline, elle réduit le taux global de matières grasses et, ce faisant, elle limite la production d'acides gras oméga 6 susceptibles d'être transformés en mauvaises eicosanoïdes.

La restriction calorique n'est cependant pas la seule approche alimentaire qui aide à combattre le cancer chez les animaux. Une autre technique tout aussi réussie consiste à donner aux animaux des taux élevés d'huiles de poisson riches en AEP. Qu'est-ce qui explique l'efficacité de cette approche? C'est le fait que l'AEP limite l'activité de l'enzyme delta 5 désaturase qui convertit les ALDG (le composant des bonnes eicosanoïdes) en acide arachidonique (le composant des mauvaises eicosanoïdes). Plus le taux d'AEP est élevé, plus l'activité de l'enzyme delta 5 désaturase est réduite et moins il y a de mauvaises eicosanoïdes. Or, la diminution de la production de mauvaises eicosanoïdes est le secret de la prévention, si ce n'est de la résorption, du cancer chez les animaux.

Je crois fermement que le régime idéal pour les personnes atteintes du cancer est celui qui minimise la production de mauvaises eicosanoïdes en réduisant le taux d'acide arachidonique. Les quatre principales caractéristiques de ce régime sont: une teneur réduite en matières grasses (qui réduirait la consommation de gras saturés et d'acide linoléique); une teneur élevée en AEP; de bonnes protéines pour prévenir l'usure musculaire; un bon contrôle de l'équilibre eicosanoïdal en assurant le bon rapport protéines/glucides à chaque repas.

Quel régime présente toutes ces caractéristiques? Vous connaissez déjà la réponse. Le régime du juste milieu. Il y a cependant quelques différences entre le régime que tout le monde peut suivre et la version spécialement conçue pour les personnes atteintes du cancer. Ces dernières doivent:

1. Éliminer complètement les viandes rouges, le jaune d'œuf et les abats (comme dans le régime macrobiotique).
2. Réduire au minimum la consommation d'acides gras essentiels oméga 6 (comme dans le régime macrobiotique).
3. S'assurer que l'essentiel des matières grasses provient de gras monoinsaturés et d'huile de poisson, en prenant le saumon comme source première d'AEP (semblable au régime macrobiotique qui, en plus, recommande les algues marines).
4. Prendre des suppléments d'AEP sous forme d'huile de poisson alimentaire qui doit cependant être moléculairement distillée. La quantité recommandée est de 1 000 mg par jour (comme c'est le cas avec le régime macrobiotique).
5. Réduire la consommation calorique totale tout en prenant suffisamment de protéines afin de prévenir la perte de masse maigre de l'organisme.
6. Maintenir le rapport rigoureux de 3 grammes de protéines pour chaque 4 grammes de glucides à chaque repas.
7. S'assurer que la plupart des glucides consommés proviennent des fruits et des légumes riches en fibres.

En ce qui a trait au traitement du cancer, le régime du juste milieu et le régime macrobiotique ont beaucoup de points en commun. Cependant, le premier donne de meilleurs résultats car il limite la production d'acide arachidonique et, ce faisant, il réduit la production de mauvaises eicosanoïdes. Par ailleurs, il est beaucoup plus facile à suivre. Le régime du juste milieu devrait constituer la première ligne de défense de toute personne atteinte du cancer.

L'histoire suivante illustre on ne peut mieux les effets réels du régime du juste milieu sur un cancer considéré comme le plus dangereux de tous, la tumeur cérébrale. En juillet 1993, Judy Jones a une crise qui est d'abord diagnostiquée comme une attaque d'apoplexie. Six mois plus tard, les tests révèlent que Judy souffre en fait de deux tumeurs cérébrales, une se développant sur l'autre. En décembre 1993, les résultats de la biopsie indiquent deux tumeurs malignes. À la suite d'une chirurgie d'urgence, une des tumeurs est totalement excisée, mais l'autre ne l'est que partiellement.

Inutile de dire que Noël, cette année-là, n'a pas été bien joyeux pour Judy. Au cours des six semaines suivantes, elle subit des traitements de radiothérapie bien que, pour la plupart des spécialistes consultés, la maladie est à un stade trop avancé pour s'attendre à des miracles. En janvier, elle commence à suivre le régime du juste milieu.

En avril, à la fin de son traitement de radiothérapie, les médecins lui font passer une imagerie par résonance magnétique (IRM) pour suivre l'évolution de la tumeur restante. Six mois plus tard, une deuxième scanographie laisse les médecins abasourdis. La tumeur ne s'est pas seulement amoindrie, elle apparaît complètement résorbée. Un résultat tout à fait inattendu, voire jamais vu. Les médecins ne peuvent que dire à Judy: «Revenez nous voir l'année prochaine.»

Les Fêtes ont été quelque peu différentes de celles de l'année précédente. La semaine précédant Noël, Judy a travaillé cinquante-six heures pour permettre à ses collègues de travail de compléter leurs achats des Fêtes. Judy m'a dit qu'elle ne s'était jamais sentie aussi bien depuis cinq ans.

Vivre dans le juste milieu est la meilleure revanche sur le cancer.

LE CANCER DU SEIN, LES RÉGIMES ET LE JUSTE MILIEU

Bien que le taux de mortalité dû aux maladies cardiaques soit bien plus menaçant, la pire crainte des femmes demeure le cancer du sein. Du point de vue scientifique, le cancer du sein permet d'illustrer les effets du régime alimentaire sur le cours général du cancer.

Il semble de plus en plus évident qu'un régime à teneur élevée en matières grasses augmente les risques de cancer du sein. Souvenez-vous que lorsque vous consommez plus de gras, vous consommez également plus d'acide linoléique. Si l'acide linoléique accru est principalement acheminé vers l'acide arachidonique, vous devez vous attendre à un affaiblissement global du système immunitaire qui peut mener à un cancer, incluant le cancer du sein.

Toutefois, les résultats d'une étude publiés en 1994 dans le *Journal of the American Medical Association* niaient toute association entre les graisses alimentaires et le cancer du sein. Au cours de la même année, une étude, dont les résultats furent publiés dans le *New England Journal of Medicine*, indiquait que ce n'est pas la quantité de gras consommée par les femmes qui détermine les probabilités de développer un cancer du sein, mais le degré d'embonpoint de ces dernières. En fait, en ce qui concerne le cancer du sein, l'obésité s'est avérée être un facteur de risque bien plus grand que l'histoire familiale en matière de cancer du sein. Les effets de l'obésité devraient réellement inquiéter le monde médical. Comme chez les hommes, le taux d'obésité va en s'accroissant chez les femmes. Par conséquent, les risques de cancer du sein augmentent au rythme du tic tac d'une bombe à retardement.

Vous savez que l'obésité est synonyme de taux élevé d'insuline, ce qui signifie un surapprovisionnement chronique de mauvaises eicosanoïdes. Or, un excès de mauvaises eicosanoïdes affaiblit le système immunitaire et réduit les chances de combattre le cancer.

Un taux élevé d'insuline a des effets encore plus insidieux. Il entraîne une réduction du taux des protéines vitales qui relient les hormones sexuelles, en particulier les œstrogènes. Ces protéines agissent comme un système pharmaceutique biologique. Elles s'emparent des œstrogènes libres et les empêchent de se relier aux récepteurs d'œstrogènes des tissus mammaires. Si le taux de ces protéines vitales tombe, les œstrogènes peuvent alors interagir en toute liberté avec les récepteurs des tissus mammaires, ce qui entraîne le développement de tumeurs mammaires cancéreuses.

Quelle est l'approche la plus récente en matière de prévention du cancer du sein? Prescrire aux personnes à risque élevé un médicament anticancéreux très puissant appelé tamoxifen. Le tamoxifen empêche les œstrogènes libres de se relier aux points mammaires récepteurs.

Il y a, à mon avis, un meilleur moyen d'y arriver. Il suffit d'augmenter le taux naturel des protéines qui relient les œstrogènes et ce, en réduisant le taux élevé d'insuline. Cela vous donne une autre arme pour combattre le cancer du sein. Si vous réduisez le taux d'insuline, vous réduisez l'obésité. Si vous réduisez l'obésité, vous réduisez considérablement le principal facteur de risque de cancer du sein.

LA CACHEXIE

Il y a un envers à l'histoire du cancer et du régime alimentaire. Les tumeurs cancéreuses sont des goinfres alimentaires. Elles se nourrissent à même les éléments nutritifs de l'organisme. Il en résulte un état d'affaiblissement profond de l'organisme, lié à une dénutrition très importante qui, en terme médical, est appelé *la cachexie*.

Pour empirer les choses, un grand nombre de traitements anticancéreux courants compromettent la capacité d'absorption du système gastrointestinal. Le résultat est une importante dénutrition. En fait, on estime *qu'environ 40 p. 100 des personnes atteintes du cancer ne meurent pas du cancer lui-même. Elles meurent de faim ou plutôt de dénutrition due aux traitements qui sont supposés les guérir.*

Il doit cependant y avoir un moyen de changer les choses. Pour les naïfs (comme moi), il semble évident que la stratégie alimentaire qui servirait au traitement du cancer serait d'affamer le cancer lui-même, et non le reste de l'organisme. Mais comment? Eh bien, il est notoire que les tumeurs cancéreuses se développent mieux dans un environnement anaérobique (où il y a une insuffisance d'oxygène) et prolifèrent en présence de taux élevés de glucides. Donc, un régime alimentaire qui augmenterait les réserves d'oxygène tout en réduisant le taux des glucides (dont les tumeurs sont friandes) devrait venir à bout des tumeurs. C'est donc le régime du juste milieu que toute personne atteinte du cancer devrait suivre.

En définitive, cette stratégie simple, sûre et saine aide les personnes atteintes du cancer à éviter la cachexie et la dénutrition et, de plus, rétablit l'équilibre eicosanoïdal qui est la meilleure défense contre tous les cancers incluant le cancer du sein.

Il est bien vrai que les meilleures armes pour combattre le cancer ne sont ni les pilules, ni les potions, ni les herbes magiques, ni les traitements anticancéreux infâmes. La nourriture constitue la meilleure arme pour lutter contre le cancer (et pour le prévenir).

CHAPITRE QUINZE

LES MALADIES CHRONIQUES ET LE JUSTE MILIEU

De toutes les maladies qui peuvent frapper une personne, les maladies chroniques sont parmi les plus frustrantes, voire les plus terrifiantes. Une fois qu'elles s'installent dans l'organisme, il n'y a plus moyen de les déloger, peu importe la quantité de pilules avalées, le nombre de médecins consultés et l'argent dépensé. Elles sont comme un emprisonnement à vie sans droit à une mise en liberté conditionnelle.

J'en suis arrivé à considérer plusieurs des maladies chroniques comme des situations débouchant sur deux possibilités: soit les traiter ou, du moins, en réduire la gravité en suivant le régime du juste milieu, soit se retrouver sans aucun autre traitement efficace à long terme. Pratiquement toutes les maladies, incluant un grand nombre de maladies chroniques, peuvent être comprises en termes propres au juste milieu, c'est-à-dire que l'organisme fabrique trop de mauvaises eicosanoïdes et pas suffisamment de bonnes. Si cela est vrai, le régime du juste milieu devrait aider à traiter chacune de ces maladies.

Ces déclarations sont audacieuses et radicales, mais elles s'appuient sur des données scientifiques solides. En premier lieu, il y a des études cliniques qui montrent que bon nombre de maladies chroniques ont réagi aux suppléments d'acides gras essentiels activés (AEP et ALG), les mêmes acides gras essentiels que j'avais utilisés dans mes travaux précédents pour atteindre le juste milieu, et qui jouent un rôle très important dans l'ajustement de l'équilibre eicosanoïdal. Par ailleurs, il est prouvé scientifiquement que, pour certaines maladies chroniques, des injections directes de bonnes eicosanoïdes, comme les PGE1, constituent des traitements bénéfiques.

Finalement, il y a une multitude d'études qui démontrent l'efficacité de l'aspirine, des anti-inflammatoires non stéroïdiens et des corticostéroïdes. Ces médicaments empêchent la surproduction de mauvaises eicosanoïdes. Toutes ces preuves viennent appuyer ma thèse voulant que les maladies chroniques doivent être considérées comme des perturbations eicosanoïdales et, comme telles, qu'elles bénéficieraient du régime du juste milieu.

Voici une liste de maladies chroniques que l'on peut combattre avec un régime du juste milieu. C'est une longue liste qui vous réserve quelques surprises.

LE SIDA

Si la lutte contre le cancer semble perdue, alors la bataille contre le sida est une défaite honteuse absolue. En réalité, il n'y a pour le moment qu'un seul remède pour traiter le sida, c'est l'AZT. Or, la conférence internationale sur le sida qui s'est tenue à Tokyo en 1994 a tristement confirmé que l'AZT ne prolongeait pas toujours la vie des victimes du sida. Le plus triste est qu'il y a peu d'espoir à court terme. En fait, la conférence internationale sur le sida qui devait se tenir en 1995 a été reportée à 1996 dans l'espoir qu'on découvrirait, au cours de ces deux années, un nouveau médicament ou un nouveau vaccin.

Cependant, le véritable problème est que les études, qui ont coûté des milliards de dollars, considèrent toutes le sida comme une maladie virale; or, cette approche n'a jamais donné aucun résultat concluant. Serait-il possible que le sida *ne soit pas* une maladie virale?

Au tout début de l'épidémie, les experts (dont bon nombre étaient des vétérans de la lutte contre le cancer) se sont hâtés d'atteindre un consensus sur la cause du sida et, par conséquent, sur le traitement «approprié». Et, d'un commun accord, ils ont établi que la seule explication possible était que l'infection était due à un virus. Robert Root-Bernstein, professeur à l'université de l'État du Michigan et critique notoire de la pensée courante sur le sida, fait remarquer dans son ouvrage *Rethinking AIDS* que cette explication a mené la recherche sur le sida dans une impasse. Il y pose une question importante et cruciale: «Est-il possible que, dans leur hâte initiale à atteindre un consensus scientifique, les scientifiques aient ignoré d'autres approches qui auraient permis de trouver de meilleures solutions?»

En 1984, j'avais acquis la conviction que le sida pouvait être une maladie due à un déséquilibre eicosanoïdal. En fait, on avait déjà commencé à soulever ce point de vue dans les années 50.

La définition clinique du sida est l'apparition d'infections opportunistes (parasitaires, fongiques ou virales) faciles à soigner lorsque le système immunitaire fonctionne normalement. Un grand nombre de ces infections opportunistes est apparu dans les années 50 après l'avènement d'un médicament miracle, les corticostéroïdes. Aucune maladie ne semblait pouvoir résister aux effets merveilleux des corticostéroïdes tels que la cortisone et la prednisone. Cependant, lorsque les malades continuaient à en prendre pendant plus de trente jours, leur système immunitaire devenait complètement paralysé.

Qu'arrivait-il? Ils développaient des infections opportunistes semblables à celles que nous retrouvons aujourd'hui chez les personnes atteintes du sida, infections qu'un système immunitaire fonctionnant normalement peut aisément vaincre. Ces mêmes infections apparaissent chez les personnes atteintes du cancer qui suivent une chimiothérapie, ce qui affaiblit également le système immunitaire.

Au cours des années 70, l'ouvrage d'Anthony Fauci (qui dirige à présent la recherche sur le sida à la National Institutes of Health) a fourni un autre indice à l'effet qu'une seule injection de corticostéroïdes, faite à un individu normal, réduit considérablement le nombre des lymphocytes T, en particulier les lymphocytes T auxiliaires, ces cellules immunes que le sida avarie. Ainsi, les corticostéroïdes produisent (temporairement du moins) des effets plus ou moins semblables à ceux du sida.

Comment agissent les corticostéroïdes dans l'organisme? Ils agissent comme des super-aspirines, éliminant toutes les synthèses eicosanoïdales pour de longues périodes de temps. (L'aspirine élimine un sous-groupe d'eicosanoïdes, les prostaglandines, mais pour une courte période de temps.) Le V.I.H. est-il, comme les corticostéroïdes, un puissant inhibiteur de toutes les synthèses eicosanoïdales? C'est ce que je croyais.

Il est prouvé que certains virus sont des inhibiteurs de l'enzyme delta 6 désaturase, empêchant ainsi la production d'acides gras essentiels et d'eicosanoïdes. À mon avis, le V.I.H. produit le même effet mais avec plus de puissance. Les effets du V.I.H. sur le métabolisme des acides gras essentiels sont les mêmes que ceux qui résultent d'une utilisation continue et de longue durée des corticostéroïdes: paralyser toutes les synthèses eicosanoïdales et laisser le système immunitaire fonctionner à vide.

Cette hypothèse, apparemment juste, devait cependant être vérifiée. En 1988, j'ai eu la chance de rencontrer deux médecins de Pittsburgh, Paul Kahl et Sam Golden, qui avaient parmi leur clientèle un grand nombre de personnes atteintes du sida. Paul et Sam, confrontés à la dure réalité de cette maladie, savaient que les médicaments disponibles n'apportaient aucun soulagement réel aux personnes atteintes du V.I.H.

Par bonheur, Paul avait complété son stage médical à l'université de New York, foyer des premières recherches faites sur les eicosanoïdes. Comme nombre de médecins qui se sont quelque peu intéressés aux eicosanoïdes, Paul savait tout au sujet des mauvaises eicosanoïdes, mais ignorait complètement qu'il pouvait y en avoir de bonnes. Intrigués à l'idée qu'un programme purement alimentaire puisse aider les personnes atteintes du V.I.H. et souffrant de fatigue chronique due à l'infection ou à de fortes doses d'AZT, nous avons organisé une étude croisée à double inconnue avec un groupe de contrôle au placebo auprès de malades présentant des symptômes reliés au sida.

Nous nous sommes servis de deux combinaisons, l'une à base d'acides gras essentiels activés (AEP et ALG), l'autre à base de placebo (huile d'olive), que nous avons administrées à deux groupes de personnes (des patients de Paul et Sam), un premier groupe de personnes atteintes du V.I.H., souffrant de fatigue chronique, mais ne prenant pas d'AZT; et un deuxième groupe de personnes atteintes du V.I.H. qui prenaient de fortes doses d'AZT (1 500 mg par jour).

Comme je n'avais pas encore à l'époque cerné l'importance de contrôler le rapport insuline/glucagon, nous nous servions dans cette étude d'une approche moins sophistiquée pour atteindre le juste milieu en utilisant simplement les acides gras essentiels activés.

Après six mois, la fatigue chez les personnes prenant des suppléments d'acides gras essentiels activés était considérablement moindre que chez les personnes prenant du placebo. Ces résultats sont illustrés au tableau 15-1 et dans la table 15-1. La diminution de la fatigue est calculée, selon les estimations médicales, sur une échelle de 5 points allant de -2 (augmentation significative de la fatigue) à +2 (diminution significative de la fatigue), avec un pointage de zéro qui indique l'absence de changement.

Tableau 15-1

Les effets des acides gras essentiels activés chez les personnes présentant les symptômes du sida accompagnés de fatigue chronique

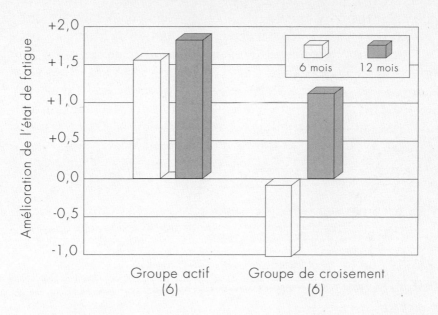

Dans le groupe des personnes ne prenant pas d'AZT, la différence était statistiquement significative, avec un facteur p inférieur à 0,005, c'est-à-dire que si 1 000 personnes atteintes du V.I.H. et souffrant de fatigue chronique complètent leur régime alimentaire avec des suppléments d'acides gras essentiels activés, 995 d'entre elles vont connaître une diminution de leur fatigue. Dans le groupe de personnes prenant de fortes doses d'AZT (1 500 mg par jour), nous avons obtenu essentiellement les mêmes résultats, mais avec un facteur p de 0,025, c'est-à-dire que sur 100 personnes prenant de fortes doses d'AZT, 97 vont connaître un soulagement de la fatigue en prenant des suppléments d'acides gras essentiels activés.

Cette amélioration a eu lieu malgré le fait que, durant les six mois, le nombre des lymphocytes T auxiliaires (les cellules que le V.I.H. éliminent) diminuait plus rapidement dans le groupe actif que dans le groupe placebo. Cela semblait paradoxal, d'autant plus que l'état des malades s'améliorait, en particulier ceux qui prenaient l'AZT. Dans le groupe placebo, le nombre de lymphocytes T ne diminuait pas, mais la fatigue était croissante. En fait, ce n'était pas un paradoxe étonnant. N'importe quel médecin qui soigne des sidéens vous dira que le taux de mortalité est plus élevé chez ceux qui ont un taux relativement élevé de lymphocytes T auxiliaires. En fait, nous avons eu parmi nos sujets une personne avec un taux de lymphocytes T extrêmement bas (moins de 10) qui jouait au tennis chaque jour.

Encouragé par le résultat obtenu (diminution de la fatigue), nous avons poursuivi l'étude en donnant cette fois-ci aux personnes du groupe placebo des suppléments d'acides gras essentiels activés identiques à ceux que prenaient les personnes du groupe actif. Par ailleurs, nous avons laissé le groupe d'origine sur les acides gras essentiels activés pour une autre période de six mois. Nous avons obtenu le même résultat, soit un soulagement significatif de la fatigue.

TABLE 15-1

Les effets des suppléments d'acides gras essentiels activés chez les personnes atteintes du V.I.H. et souffrant de fatigue chronique

PARAMÈTRE	GROUPE ACTIF	GROUPE PLACEBO	IMPORTANCE
Personnes ne prenant pas d'AZT	(6)	(6)	
Fatigue estimation à six mois	+1,5	-1,0	$p < 0,005$
Changement dans les lymphocytes T4	-30 %	-14 %	$p < 0,01$
Personnes prenant de l'AZT	(5)	(4)	
Fatigue estimation à six mois	+1,0	-0,5	$p < 0,025$
Changement dans les lymphocytes T4	-58 %	-0 %	$p < 0,025$

Le groupe d'origine constitué des personnes souffrant de fatigue chronique mais ne prenant pas d'AZT, et qui prenaient des suppléments d'acides gras essentiels activés, a continué à progresser. Toutefois, le plus important fut que le groupe qui passa du placebo aux acides gras essentiels activés montra un revirement dans le schéma de la fatigue, avec un facteur p inférieur à 0,01, c'est-à-dire que sur 100 personnes, 99 vont connaître une réversion de la fatigue. Ces résultats étaient plus ou moins identiques à ceux obtenus dans le groupe original. Quant aux personnes atteintes du V.I.H., prenant de l'AZT, elles ont également connu une réversion de la fatigue, mais les résultats ne furent pas statistiquement significatifs (dû au simple fait que nous travaillions avec un nombre limité de personnes). Ces résultats apparaissent dans la table 15-2 et sont illustrés au tableau 15-2.

Il va sans dire que nous étions surexcités. Cette étude était la seule étude croisée à double inconnue avec un contrôle au placebo jamais menée dans la recherche sur le sida, que nous avions nous-mêmes subventionnée.

Tableau 15-2

Les effets des suppléments d'acides gras essentiels activés chez les personnes présentant les symptômes du sida et souffrant d'une fatigue chronique due à l'AZT

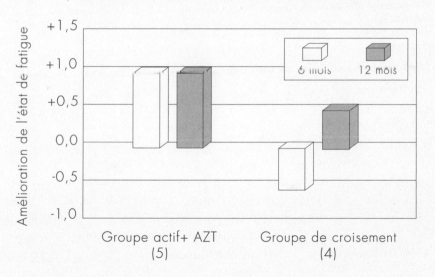

Ensuite, nous avons fait ce que tout bon scientifique aurait fait, nous avons présenté nos résultats devant la tribune concernée qui, dans ce cas, était la cinquième conférence internationale sur le sida qui se tenait, en 1989, à Montréal. Malheureusement, l'accueil n'a pas été particulièrement chaleureux. Aux yeux de la communauté en charge de la recherche sur le sida, nos conclusions n'étaient rien de plus qu'une nouvelle promotion d'aliments diététiques comparées aux données scientifiques qu'eux-mêmes présentaient sur l'AZT. À quoi pouvait servir un régime alimentaire quand il semblait clair (à leurs yeux du moins) que l'AZT allait bientôt permettre l'éradication de l'épidémie sidatique?

TABLE 15-2

Étude croisée avec les personnes atteintes du V.I.H. et souffrant de fatigue chronique

PARAMÈTRE	GROUPE ACTIF	GROUPE PLACEBO	IMPORTANCE
Personnes ne prenant pas d'AZT	(6)	(6)	
Fatigue estimation à douze mois	+1,7	+1,0	
Amélioration par rapport à l'estimation à six mois	+0,2	+2,0	p<0,01
Personnes prenant de l'AZT	(5)	(4)	
Fatigue estimation à douze mois	+1,0	+0,5	
Amélioration pa rapport à l'estimation à six mois	0,0	+1,0	n.d.

Cependant, nous ne naviguions pas en solitaires. Une année après avoir présenté nos premières conclusions à Montréal, un autre chercheur, Terry Pulse, a publié les résultats de son étude également basée sur des combinaisons d'AEP et d'ALG, quoique légèrement différentes des nôtres. Malheureusement publiés dans un journal peu connu, ses résultats ont dépéri comme autrefois les conclusions de Craven sur l'aspirine. Les conclusions de Pulse confirmaient celles de notre étude pilote quant à l'effet des acides gras essentiels activés sur l'amélioration de la qualité de vie des personnes atteintes du V.I.H. Cependant, ces deux morceaux du casse-tête du sida se sont perdus dans l'immense brouhaha des clameurs de victoire applaudissant les bienfaits de l'AZT.

Cinq années plus tard, les ravages du sida étaient toujours incontrôlés et la lune de miel entre les scientifiques et l'AZT était terminée. Cela ne m'a guère surpris. Il y avait déjà dix ans que le National

Cancer Institute avait mis fin à tous les tests d'AZT chez les personnes atteintes du cancer parce que le médicament s'était avéré toxique. J'avais moi-même essayé à l'époque, sans grand succès, de trouver un moyen de réduire la toxicité de l'AZT.

La communauté en charge de la recherche sur le sida, en particulier les agences de financement, ne prêtant aucune considération au potentiel de modulation alimentaire des eicosanoïdes, je décidai de ne plus dépenser ni temps ni argent (je finançais moi-même mes recherches) sur l'étude du sida. Je suis donc revenu à mes premiers champs d'intérêt, soit le traitement des malades cardiovasculaires.

Vers 1992, mes recherches montraient clairement qu'il est possible d'avoir un meilleur contrôle des eicosanoïdes en contrôlant les taux d'insuline et de glucagon plutôt qu'en utilisant seulement les suppléments d'acides gras essentiels activés. (Les personnes atteintes du V.I.H. devraient cependant prendre des suppléments d'acides gras essentiels activés mais en doses plus faibles que celles utilisées lors de l'étude pilote en 1989.) Ayant acquis une compréhension plus complète des conséquences du contrôle des eicosanoïdes, mon intérêt pour la recherche sur le sida s'est ranimé. Par ailleurs, il était parfaitement clair à présent que l'AZT n'avait rien du médicament miracle.

En septembre 1992, j'ai à nouveau eu la chance de mettre en pratique mes théories sur les infections dues au V.I.H., lorsqu'un ami m'a demandé si je pouvais faire quelque chose pour Bill B., un avocat de renom à Boston, qui avait vu son monde s'effondrer en 1988 quand ses médecins lui avaient annoncé la triste nouvelle. Des prises de sang avaient révélé qu'il était atteint du V.I.H. Il n'avait pas encore développé tous les symptômes de la maladie, mais il souffrait déjà de faiblesse chronique, de fièvre et de fatigue.

En mars 1991, Bill était si malade qu'il avait été forcé de prendre un congé d'invalidité. Sept mois plus tard, il était diagnostiqué sidéen. Le nombre de ses lymphocytes T chutait rapidement et il avait développé le sarcome de Kaposi, une forme de cancer de la peau très rare avant l'apparition du sida. En septembre 1992, le pronostic des médecins ne laissait que peu d'espoir.

J'ai dit que je pourrais peut-être l'aider à condition que lui-même soit prêt à suivre un programme double, comprenant un régime alimentaire propice à l'atteinte du juste milieu et des suppléments d'acides gras essentiels activés. J'ai rencontré Bill et je lui ai décrit la stratégie du programme destiné à renforcer le système immunitaire grâce au contrôle des eicosanoïdes.

Les deux années qui ont suivi cette première rencontre ont été bonnes. Bill n'a plus souffert de fatigue et il a recommencé à travailler cinq jours par semaine. L'année dernière, il s'est acheté un voilier et il a navigué tout l'été le long des côtes de la Nouvelle-Angleterre. Et, bien que le nombre de ses lymphocytes T demeure bas (environ 30), aucune nouvelle infection ne s'est déclarée depuis qu'il a commencé à suivre le régime du juste milieu.

La réussite du programme suivi par Bill s'est bientôt répandue, et un groupe de personnes atteintes du V.I.H., membres du Boston Living Center, un groupe de soutien aux sidéens, en a eu vent. Avec l'aide de Bill, nous avons regroupé des personnes prêtes à suivre le régime du juste milieu. En 1994, les personnes du groupe ont obtenu les mêmes résultats que Bill, surtout en ce qui a trait à la diminution de la fatigue chronique. Tant et aussi longtemps qu'ils demeurent dans le juste milieu, ils ont un rythme de vie normal, mais aussitôt qu'ils s'en éloignent, la vie devient plus rude. Je leur rappelle donc constamment que, s'ils peuvent *rester* dans le juste milieu, il n'y a aucune raison pour qu'ils ne puissent pas jouir complètement d'une vie pleine et productive.

Ils en sont à présent convaincus. Bill, lui, y croit fermement.

LES MALADIES AUTO-IMMUNES

De nombreux chercheurs, parmi lesquels Robert Root-Bernstein, pensent que le sida est essentiellement une maladie auto-immune, une maladie où le système immunitaire passe du côté de l'ennemi et attaque l'organisme lui-même. Dans le cas du sida, l'organisme attaque ses propres lymphocytes T. (C'est pourquoi les traitements classiques anti-virus, comme l'AZT, n'auront jamais d'effet.)

Toutes les maladies auto-immunes (dont peut-être le sida) peuvent être perçues comme des maladies résultant d'un déséquilibre eicosanoïdal. C'est ce déséquilibre et, de manière plus spécifique, la surproduction de mauvaises eicosanoïdes qui pousse l'organisme à s'attaquer lui-même et à développer cette réaction immunitaire précaire qui définit l'auto-immunisation.

Il y a un grand nombre de maladies auto-immunes, mais la plus répandue est l'arthrite. Habituellement, l'arthrite est soignée avec des anti-inflammatoires tels que l'aspirine, les anti-inflammatoires non stéroïdiens ou les corticostéroïdes. Tous ces anti-inflammatoires ont le même mode de fonctionnement: ils empêchent la production d'eicosanoïdes, bonnes et mauvaises. La différence vient de la puissance de leurs effets. Les corticostéroïdes sont les plus forts mais aussi les plus dangereux car ils arrêtent si bien la production d'eicosanoïdes qu'ils provoquent aussi l'arrêt du système immunitaire.

Donc, si l'arthrite est le résultat d'un déséquilibre eicosanoïdal, l'action modulatrice du régime du juste milieu devrait certainement aider les personnes qui en souffrent.

Comment le sais-je? De nombreuses études cliniques ont démontré que le fait de compléter un régime alimentaire avec des acides gras essentiels activés (ALG et AEP, séparément ou combinés) réduit les douleurs arthritiques et l'inflammation. Si on obtient des résultats positifs avec les suppléments d'acides gras essentiels activés, cela laisse croire fortement qu'un régime propice à l'atteinte du juste milieu (conçu pour maintenir un bon équilibre eicosanoïdal) ferait tout aussi bien l'affaire sinon mieux.

Un régime propice à l'atteinte du juste milieu devrait constituer la ligne de défense première dans le traitement de l'arthrite. En fait, plus l'arthritique suit de près ce régime, moins il aura besoin d'anti-inflammatoires pour contrôler la douleur. À l'inverse, plus un régime alimentaire éloigne l'arthritique du juste milieu, plus ce dernier aura besoin d'anti-inflammatoires pour ralentir une production croissante d'eicosanoïdes pro-inflammatoires.

Le choix est simple. Et, bien que dans certains cas les anti-inflammatoires soient nécessaires, le régime du juste milieu permet d'en réduire les doses, d'où ses bienfaits à longue durée.

Le régime du juste milieu est un assaut frontal sûr et efficace contre les douleurs arthritiques et l'inflammation. Il a aussi un effet secondaire positif important, soit la perte du gras corporel excédentaire. En réduisant la charge qui pèse sur les articulations, comme les genoux, la perte du gras corporel excédentaire aide à réduire les douleurs arthritiques.

L'arthrite est la maladie auto-immune la plus courante, mais la plus terrifiante est la sclérose en plaques. Dans le cas de l'arthrite, l'organisme attaque le tissu des articulations; dans le cas de la sclérose en plaques, l'organisme attaque la couche lipidique calorifuge appelée gaine de myéline, qui entoure les fibres nerveuses du système nerveux central. Lorsque cette couche calorifuge est érodée, la conduction des fibres est amoindrie et, par conséquent, il y a une perte du contrôle musculaire.

La sclérose en plaques est comme l'arthrite du système nerveux central; on pourrait donc croire que les médicaments utilisés pour soigner l'arthrite pourraient aider à combattre la sclérose en plaques. C'est faux. Pour soigner une maladie qui attaque le système nerveux central, le médicament doit pouvoir atteindre le cerveau. Or, les anti-inflammatoires sont solubles dans l'eau et la membrane appelée barrière hémato-encéphalique empêche tous ces médicaments d'atteindre le cerveau.

Les acides gras essentiels et les eicosanoïdes sont des matières grasses qui traversent aisément la barrière hémato-encéphalique. Le cerveau est en fait principalement constitué de matières grasses qui sont aussi les principales composantes de la gaine de myéline.

Si la sclérose en plaques résulte de l'inflammation de la gaine de myéline, il est possible de l'atténuer en réduisant le nombre des mauvaises eicosanoïdes pro-inflammatoires, tout en augmentant simultanément le nombre des bonnes eicosanoïdes anti-inflammatoires. Comment? En suivant le régime du juste milieu.

C'est exactement ce qui se produit chez les personnes atteintes de sclérose en plaques qui sont soumises à ce régime. Et, comme pour les personnes atteintes du V.I.H., le premier bienfait est une réduction significative de la fatigue. Voici quelques cas qui illustrent parfaitement les effets du régime: le docteur Paul Kahl, avec qui j'avais mené l'étude pilote sur le sida, a fait suivre le régime du juste milieu à l'une de ses patientes, une femme âgée de cinquante ans atteinte de la sclérose en plaques. Elle est revenue quelques mois plus tard pour son examen médical et Paul lui a demandé comment elle se sentait. Elle a aussitôt répondu qu'elle était en pleine forme. Remarquant qu'elle avait toujours sa canne à la main, Paul lui a demandé: «Si vous vous sentez aussi bien pourquoi vous servez-vous encore de votre canne?» Elle a répondu que c'était par habitude. Paul lui a enlevé la canne et lui a demandé de marcher jusqu'au bout du couloir et de revenir. Après quelques pas hésitants, elle a fait le trajet aller-retour sans problème. Quand Paul lui a demandé si elle avait encore besoin de sa canne, elle a souri et lui a dit de la garder pour quelqu'un qui en aurait vraiment besoin.

L'autre exemple est celui de Phoebe Stark atteinte d'une sclérose en plaques dite progressive chronique qui entraîne l'affaiblissement progressif du malade au point de rendre épuisantes les simples tâches quotidiennes. Un mois après avoir commencé le régime du juste milieu, elle a dit se sentir revivre. Elle avait encore quelques séquelles des dommages que la sclérose en plaques avait causés au cerveau, mais la détérioration progressive s'était arrêtée et elle avait à présent une meilleure qualité de vie.

Je suis le premier à admettre que ces exemples ressemblent aux témoignages types qu'on entend dans les assemblées pour le renouveau de la foi et la guérison par la foi. Je les ai cependant racontés parce qu'ils illustrent parfaitement le fait que, dans le cas d'une maladie auto-immune avec un composant inflammatoire important, comme la sclérose en plaques, un régime propice à l'atteinte du juste milieu apporte des bienfaits considérables en modifiant simplement le taux eicosanoïdal.

Il y a en fait de nombreuses données scientifiques qui le confirment. Des recherches récentes démontrent que les personnes atteintes de la sclérose en plaques progressive chronique ont un taux plus élevé de PGE2 dans le sang que les personnes en santé ou que les personnes atteintes de la sclérose en plaques stable. Le taux de PGE2 est aussi plus élevé peu avant le développement de la sclérose en plaques. Une autre recherche démontre un taux plus élevé de leucotriènes dans le liquide cérébro-rachidien des personnes atteintes de la sclérose en plaques. Les PGE2 et les leucotriènes sont des eicosanoïdes pro-inflammatoires dont les taux peuvent être réduits par un régime propice à l'atteinte du juste milieu. C'est ce qui explique les bienfaits ressentis par les personnes atteintes de la sclérose en plaques qui sont soumises à ce régime.

De plus, au cours des trente dernières années, les travaux de Roy Swank ont démontré les bienfaits d'un régime à faible teneur en gras saturés pour les personnes atteintes de la sclérose en plaques. Les bienfaits du régime du juste milieu (avec sa faible teneur en matières grasses) confirment les conclusions de Swank.

La plus récente percée dans le traitement de la sclérose en plaques est une méthode qui consiste à faire des injections d'interférons, les protéines qui aident à régulariser le système immunitaire en inhibant la reproduction de virus. Or, les mauvaises eicosanoïdes comme la PGE2 empêchent la libération des interférons. Par conséquent, en réduisant le taux des PGE2, on augmente la production naturelle des interférons par l'organisme. C'est ce que fait le régime propice à l'atteinte du juste milieu.

En faisant le point sur toutes ces données, nous arrivons donc à une seule et même conclusion: le régime du juste milieu convient à toute personne atteinte de la sclérose en plaques quel que soit le stade de la maladie.

Une autre maladie auto-immune où la modulation du taux d'eicosanoïdes a été prouvée efficace, du moins chez les animaux, est le lupus. Cette maladie peut être développée par des souris consanguines qui en meurent dans un intervalle d'une année. Cependant, des études menées à l'université de Pennsylvanie ont démontré qu'il était possible de garder ces souris consanguines en vie en leur injectant de bonnes eicosanoïdes PGE1.

Nous avons ainsi une multitude de preuves qui tendent à démontrer qu'un régime propice à l'atteinte du juste milieu améliore le traitement de toutes les maladies auto-immunes, que ce soit le sida, l'arthrite, la sclérose en plaques ou le lupus, parce qu'il réduit la surproduction de mauvaises eicosanoïdes et accroît la production de bonnes eicosanoïdes, une combinaison idéale pour soigner les états inflammatoires provoqués par les maladies auto-immunes.

À quel degré d'amélioration les personnes souffrant de maladies auto-immunes peuvent-elles s'attendre? En suivant le régime seul, les améliorations sont variables. Les maladies auto-immunes gênent la capacité de l'organisme à produire des acides gras essentiels activés. Ainsi, en plus de suivre le régime du juste milieu, les personnes souffrant de maladies auto-immunes ont avantage à prendre des petites doses de suppléments d'acides gras essentiels activés pour se maintenir dans le juste milieu.

Après tout, un bon régime alimentaire associé, si nécessaire, à de faibles doses médicamenteuses est une bonne médecine.

LA FATIGUE CHRONIQUE

Pour les personnes atteintes d'une maladie auto-immune, la meilleure amélioration qui puisse être apportée à leur qualité de vie est de réduire leur fatigue. Le régime du juste milieu peut-il soulager les personnes souffrant d'une fatigue due à des infections virales ou d'une fatigue sans cause apparente? Encore une fois, la réponse est oui.

À mon avis, un grand nombre de conditions reliées à la fatigue résultent d'une infection virale. Ce qui semble être le cas avec l'arthrite et la sclérose en plaques, quoique les virus coupables n'aient pas encore été isolés. De même, dans le cas du sida, c'est le V.I.H. qui est la cause sous-jacente de la fatigue. Le syndrome de fatigue chronique est une autre manifestation de l'origine virale de la fatigue.

Il y a donc un lien entre les virus, la fatigue constante, les acides gras essentiels activés et les eicosanoïdes. Des études menées à l'université de l'État d'Ohio, par exemple, démontrent que chez les personnes atteintes de fatigue chronique des suites d'une mononucléose (une infection virale), la capacité de l'organisme de produire des ALG (et, par conséquent, des eicosanoïdes) est handicapée pour une longue période de temps.

Dans une autre étude menée à l'université de Glasgow, des personnes souffrant du syndrome de fatigue post-viral qui ont reçu des suppléments d'acides gras essentiels activés ont montré une amélioration statistiquement significative comparées aux personnes du groupe de contrôle n'ayant reçu que du placebo. Ce rapport, très similaire à celui que nous avions établi à la suite de l'étude menée auprès de personnes atteintes du V.I.H., laisse fortement supposer que la fatigue d'origine virale est simplement la conséquence d'un séjour prolongé hors du juste milieu.

La fatigue chronique c'est comme avoir la grippe tout le temps, or vous savez dans quel état vous êtes quand vous avez la grippe. L'organisme a des réserves pour combattre le dommage eicosanoïdal causé par une infection virale, mais ces réserves ne sont pas infinies. Lorsqu'elles sont épuisées, la fatigue s'installe et demeure tant que rien n'intervient pour modifier la situation (un nouveau médicament, un changement de régime alimentaire ou le hasard tout simplement).

La fatigue étant selon toute évidence reliée à une infection virale, il est bon de compléter le régime du juste milieu par de faibles doses d'acides gras essentiels activés. Souvenez-vous que les suppléments d'acides gras essentiels activés accélèrent l'atteinte du juste milieu quoique, pris isolément, ils ne peuvent en stabiliser les frontières. Donc, à moins de les associer à un régime propice à l'atteinte du juste milieu, il faut constamment réajuster les proportions. Le régime du juste milieu précise et stabilise les frontières de sorte que vous n'aurez que quelques ajustements occasionnels à faire pour demeurer dans le juste milieu sur une base continue.

Prenons le cas de mon voisin, un éminent physiothérapeute de la région de Boston. Il y a deux ans, je l'ai vu marcher au lieu de courir, lui, le grand marathonien. Il m'a aussi semblé respirer avec difficulté. En bon voisin, je lui ai demandé des nouvelles sur sa santé. Il m'a répondu: «C'est horrible!»

Il éprouvait, depuis six mois, une fatigue intense. Il s'endormait durant les colloques et au volant de sa voiture lorsqu'il avait un trajet de plus de quarante-cinq minutes à faire. Sa vie était un véritable cauchemar. Il avait passé tous les tests possibles et imaginables, avec comme seul diagnostic, un taux légèrement élevé de cholestérol.

Je lui ai dit que cela me semblait être un cas de fatigue chronique, ce qu'aucun médecin ne lui avait mentionné. Je suis revenu à la maison et je lui ai rapporté quelques tablettes nutritives expérimentales de celles que j'utilisais pour mes patients atteints du diabète, et plusieurs feuilles de menus propices à l'atteinte du juste milieu. Je lui ai dit que s'il suivait ce régime pendant une semaine, sa fatigue serait considérablement réduite.

Il m'a regardé avec des yeux ahuris, comme s'il avait devant lui un dément. Mais, dans son désespoir, tout remède était bon à essayer.

Quatre jours plus tard, il est venu me voir pour me dire qu'il se sentait beaucoup mieux, mais il ne savait pas si c'était uniquement l'effet de son imagination. Une semaine plus tard, il est allé passer une semaine avec sa famille à Disney World et il a fait le tour de tous les manèges. En fait, lorsque les enfants, épuisés, voulaient retourner à l'hôtel pour se reposer, il fallait qu'il les supplie pour faire un dernier tour avec lui. Voilà ce qui restait de sa fatigue chronique!

LES TROUBLES DU SYSTÈME NERVEUX CENTRAL

Le cerveau, comme je l'ai mentionné plus tôt, est essentiellement constitué de matières grasses. Il est aussi riche en acides gras essentiels. Il n'est donc pas surprenant qu'un grand nombre de troubles du système nerveux central soient reliés à des perturbations de l'équilibre eicosanoïdal.

La maladie qui a sans doute fait l'objet du plus grand nombre d'études est l'alcoolisme. L'alcool est une drogue fascinante qui a un long passé. L'alcool existe depuis quelque 8 000 ans, bien avant bon nombre de civilisations humaines.

En quantités réduites, l'alcool est une bénédiction pour le système cardiovasculaire. Il augmente la production de bonnes eicosanoïdes, ce qui améliore le fonctionnement cardiovasculaire. Mais, comme nous le savons tous, l'alcool présente de sérieux dangers dont le plus grave est l'alcoolisme. On estime qu'il y a plus de 20 millions d'alcooliques aux États-Unis, et l'impact négatif de l'alcoolisme sur la moralité, les coûts des soins médicaux et l'ordre social est bien connu. Bien sûr, ce n'est pas tous ceux qui prennent un verre de bière le soir, après le travail, ou quelques cocktails à l'occasion d'une soirée de fête, qui deviennent alcooliques. Néanmoins, l'alcoolisme n'est pas une maladie qui frappe uniquement les faibles de volonté. Un grand nombre de personnes qui ont, par ailleurs, bien réussi dans la vie et qui ont une discipline rigoureuse semblent n'avoir aucun contrôle sur leur consommation d'alcool. La vérité est que l'alcoolisme présente une forte relation génétique, ce qui laisse supposer qu'il existe des prédispositions héréditaires à la maladie.

Quelle est cette relation? C'est une déficience héréditaire au niveau de la production des ALG qui signifie que, chez les alcooliques, la capacité de l'organisme à produire de bonnes eicosanoïdes est compromise. (En fait, chez les alcooliques, le taux d'ALG dans le sang représente 50 p. 100 seulement du taux normal.)

En général, une consommation d'alcool modérée active la production de bonnes eicosanoïdes, du moins pour un certain temps. C'est ce qui explique les bienfaits cardiovasculaires à long terme et les bienfaits émotionnels à court terme de l'alcool pris avec modération (les bonnes eicosanoïdes ont un effet antidépressif).

Malheureusement, chez les personnes dont la capacité de produire des ALG est génétiquement compromise, l'alcool empêche le réapprovisionnement en acides gras essentiels activés. C'est un cercle vicieux qui se forme. Les victimes de l'alcoolisme épuisent leurs réserves d'ALG et empêchent en même temps leur réapprovisionnement. Il en résulte est que, pour produire de bonnes eicosanoïdes, l'alcoolique a besoin de plus d'alcool, ne serait-ce que pour se sentir bien.

Tout ex-alcoolique vous le dira, même après de nombreuses années d'abstinence, la lutte est constante pour rester sobre. Néanmoins, lorsque j'ai commencé à travailler avec des alcooliques en voie de rétablissement en me servant du régime du juste milieu, la première chose qu'ils ont noté est que leur désir impérieux de boire s'était considérablement amoindri, voire avait complètement disparu.

Quelle est l'explication biologique derrière cet heureux résultat? Une conséquence immédiate du régime du juste milieu est d'augmenter l'activité de l'enzyme delta 6 désaturase qui augmente la production d'ALG. Lorsque le taux normal d'ALG est rétabli, la production normale de bonnes eicosanoïdes est rétablie aussi, ce qui réduit le besoin biologique de prendre de l'alcool pour stimuler la production eicosanoïdale.

En 1984, Ian Glen a prouvé ce point à la suite d'études cliniques auprès d'alcooliques qui recevaient des suppléments d'ALG. Les chercheurs ont noté une réduction significative du désir impérieux de prendre de l'alcool.

Pour un alcoolique en voie de rétablissement, se trouver au juste milieu signifie être libéré du défaut biochimique propre à l'alcoolisme, soit un métabolisme eicosanoïdal défectueux. Pour se libérer à vie, il est recommandé de combiner le régime du juste milieu à de faibles doses de suppléments d'acides gras essentiels activés.

L'alcoolisme n'est cependant pas le seul trouble du système nerveux central qui réagit à un régime du juste milieu. C'est également le cas avec la dépression. Les bonnes eicosanoïdes ont des effets antidépressifs considérables parce qu'elles augmentent la captation et la dissémination des neurotransmetteurs des fibres nerveuses. Les neurotransmetteurs sont les interrupteurs biochimiques qui permettent aux fibres nerveuses de communiquer entre elles. Si le taux de neurotransmetteurs est réduit (par l'inhibition de leur dissémination par le nerf transmetteur ou par l'inhibition de leur captation par le nerf récepteur), il en résulte une dépression.

L'arme magique courante utilisée pour soigner la dépression est le très célèbre prozac, un médicament qui augmente le taux du neurotransmetteur cervical appelé *sérotonine*. Des taux accrus de sérotonine améliorent la communication entre les fibres nerveuses, ce qui a pour effet de réduire la dépression.

Le prozac fonctionne si bien que les ventes se chiffrent à des milliards de dollars. Il y a cependant une autre façon de soigner la dépression sans coût et sans les effets secondaires de tout médicament, et aussi efficace que le prozac.

Qu'est-ce qui contrôle la dissémination et la captation des neurotransmetteurs comme la sérotonine? Les bonnes eicosanoïdes. En produisant davantage de bonnes eicosanoïdes, vous améliorez l'efficacité de la communication neurologique, que vous soyez ou non en dépression. Si vous souffrez de dépression, c'est-à-dire que vous présentez un taux réduit de neurotransmetteurs, le régime du juste milieu augmentera la captation et la dissémination de ces messagers chimiques vitaux et vous aidera à vous remettre en forme.

Au cours des dernières années, les médias et cercles scientifiques ont accordé beaucoup d'attention à une autre forme de dépression: les troubles affectifs saisonniers. Les changements de luminosité qui surviennent à l'approche de l'hiver affectent l'organisme de certaines personnes, ce qui se traduit par des perturbations au niveau de la libération d'une hormone, appelée *mélatonine,* de la glande pinéale. Une insuffisance de mélatonine entraîne la dépression saisonnière communément appelée «cafard d'hiver».

Depuis deux ans, le docteur Michael Norden, un psychiatre qui fait de la recherche à la faculté de médecine de l'université de Washington, recommande le régime du juste milieu à ses patients. Plusieurs d'entre eux ont connu des améliorations considérables. Si vous avez le cafard d'hiver, le régime du juste milieu est ce qu'il vous faut pour balayer vos idées noires.

Il ne s'agit pas d'une dépression au vrai sens du terme (et, heureusement, elle n'est pas chronique). On parle ici d'une cousine biologique de la dépression: la fatigue due au décalage horaire. Cette fatigue est causée par un réajustement du taux de mélatonine en réponse à un changement trop rapide des cycles du jour et de la nuit. Le régime du juste milieu aide à la combattre, voire à l'éliminer. (Moi-même, j'avais beaucoup de difficulté à me réajuster à l'horaire de l'Est en revenant de la côte Ouest. À présent, j'attends avec impatience de voyager d'un bord à l'autre du pays, parce que cela me donne six heures de lecture et d'écriture ininterrompues et sans les effets de la fatigue due au décalage horaire. Un autre bienfait du régime du juste milieu.)

Si l'état dépressif provient d'un système neurotransmetteur ralenti, l'hyperactivité, son contraire, est le résultat d'un système neurotransmetteur superactif. Bien sûr, l'hyperactivité peut également provenir d'une insuffisance du taux de sucre dans le sang. Dans les deux cas, le régime propice à l'atteinte du juste milieu aide l'organisme à normaliser ce taux. Par ailleurs, il est prouvé que les suppléments d'acides gras essentiels activés aident à régulariser les neurotransmetteurs superactifs surtout chez les enfants. Par conséquent, le régime du juste milieu est aussi bon pour les enfants.

Qu'advient-il si vous ne souffrez pas de dépression, si la fatigue due au décalage horaire ne vous affecte pas ou si vous n'êtes pas hyperactif? Qu'en est-il si vous avez un taux suffisant de neurotransmetteurs et que vos cellules cervicales les reçoivent clairement? Le régime du juste milieu vous procurera quand même de précieux bienfaits. Vous aurez un meilleur contrôle du stress et des tensions du quotidien. Votre système nerveux central, soutenu par une production accrue de bonnes eicosanoïdes, va répondre aux pressions toujours présentes avec plus de vigueur et aplanir ainsi le cours de votre vie.

LES TROUBLES DE REPRODUCTION

Les eicosanoïdes sont intimement liées au plus complexe des problèmes de contrôle biologique, la reproduction. Sans les eicosanoïdes, la fertilisation, voire la naissance elle-même, serait impossible. Il n'est donc pas étonnant que le déséquilibre eicosanoïdal soit la cause sousjacente de bon nombre de troubles de reproduction.

La relation entre les troubles de reproduction et les eicosanoïdes la mieux documentée est celle que bien des femmes (et bien des conjoints) considèrent comme un cauchemar, soit le syndrome prémenstruel.

Le syndrome prémenstruel, comme l'alcoolisme, est relié à un défaut génétique dans la synthèse normale des ALG. En fait, alors que le taux d'ALG chez les alcooliques est de 50 p. 100 inférieur à la normale, le taux plasmatique des femmes souffrant du syndrome prémenstruel est estimé à 20 p. 100 de la normale.

Depuis le début des années 80, un certain nombre d'études cliniques ont démontré que les suppléments d'acides gras essentiels activés soulagent les douleurs causées par le syndrome prémenstruel. D'autres études, toutefois, indiquent que ces suppléments n'ont aucun effet. Ces résultats contraires sont dus, à mon avis, au fait que les suppléments d'acides gras essentiels activés pris isolément ne permettent pas de viser avec précision le juste milieu. Il est nécessaire de combiner les suppléments en doses réduites à un régime propice à l'atteinte du juste milieu afin d'en stabiliser les frontières mouvantes.

J'ai appliqué cette combinaison à une centaine de mes patientes souffrant du syndrome prémenstruel et les résultats étaient fort satisfaisants. Elles ont rapporté une diminution importante, voire une éradication, du syndrome dans un intervalle de trente à soixante jours.

Le syndrome prémenstruel est peut-être le cauchemar de certains conjoints, mais ce qui terrifie encore plus les hommes c'est l'impotence. Quel est le traitement le plus répandu pour soigner l'impotence? Une injection de bonnes eicosanoïdes, les PGE1, directement dans le pénis, trente minutes avant la relation. Comment agissent les PGE1? Comme elles le font ailleurs dans l'organisme, c'est-à-dire qu'elles augmentent considérablement le débit sanguin. Et un débit sanguin accru vers le pénis provoque une érection.

Il est évident qu'une injection dans le pénis juste avant la relation peut rompre le charme. Pourquoi alors ne pas maintenir un bon débit sanguin par un moyen simple et indolore? Le régime du juste milieu incite l'organisme à produire plus de bonnes eicosanoïdes, incluant les PGE1, qui à leur tour aident à maintenir les vaisseaux sanguins dilatés et ce, sans transformer la chambre à coucher en clinique externe.

Au cours des quatre dernières années, j'ai reçu plusieurs témoignages d'hommes d'âge mûr à l'effet que, après six mois de régime, leur performance sexuelle s'était considérablement améliorée. Bien sûr, ce sont de simples témoignages et non des études scientifiques contrôlées. Néanmoins, ces hommes ont trouvé leur bonheur sans médicaments, sans injections, sans aphrodisiaques magiques. La source de leur bonheur: les aliments.

LA DOULEUR CHRONIQUE

Tout le monde sait ce qu'est la douleur, mais peu connaissent la définition médicale de la douleur chronique. Du point de vue d'un médecin ou d'un scientifique, la douleur chronique est la production continuelle de médiateurs biochimiques de douleur qui voyagent par les fibres nerveuses jusqu'au système nerveux central.

La douleur chronique a en fait deux causes généralement coexistantes. La première est un empiètement structural sur la fibre nerveuse elle-même. En d'autres termes, il y a quelque chose qui frotte contre les fibres nerveuses et qui les pousse à envoyer des signaux de douleur au cerveau. Ce quelque chose peut être un élément structural dur comme un os ou un disque (surtout au niveau de la colonne vertébrale), ou un élément structural souple comme un muscle. Il est évident que si le problème structural n'est pas résolu, la douleur est constante.

La chiropractie permet d'effectuer des manipulations qui soulagent les fibres nerveuses. La thérapie musculaire (myothérapie) permet de soulager la douleur causée par un empiètement musculaire.

Les massages courants influent sur le mauvais alignement des tissus souples et la douleur conséquente et, quoique leurs effets soient plus limités et moins précis, ils aident à se sentir mieux, du moins pour un certain temps.

La douleur étant difficile à quantifier, on ne peut juger l'efficacité réelle de la chiropractie et de la myothérapie même si des milliers d'études de cas laissent supposer qu'elles sont bénéfiques pour bien des gens. Et, même lorsqu'elles sont réussies, il y a toujours des réajustements à faire parce que la douleur revient souvent.

L'inconséquence de la chiropractie et de la myothérapie provient, à mon avis, du fait qu'elles ne s'attaquent pas à l'autre cause de la douleur chronique, la surproduction de médiateurs biochimiques de douleur. Les deux plus puissants médiateurs de douleur et d'inflammation sont deux mauvaises eicosanoïdes, la PGE2 et la leucotriène B4. Par ailleurs, les bonnes eicosanoïdes, comme les PGE1, inhibent la libération des médiateurs de douleur non-eicosanoïdaux.

Les anti-inflammatoires inhibent la production de mauvaises eicosanoïdes et, par conséquent, réduisent la douleur, mais ils éliminent aussi les synthèses de *toutes* les eicosanoïdes. L'aspirine est l'anti-inflammatoire le plus répandu. S'il est vrai qu'elle réduit le taux des PGE2, elle n'a aucun effet sur la production de leucotriènes B4. Aucun autre anti-inflammatoire, même les plus puissants appelés anti-inflammatoires non stéroïdiens, tels que l'ibuprofen et le naproxen, ne peuvent faire mieux.

Pour éliminer les leucotriènes B4, il faut des analgésiques résistants, les corticostéroïdes, tels que la cortisone et la prednisone. Malheureusement, comme nous l'avons vu plus tôt, ces médicaments affaiblissent le système immunitaire en éliminant toutes les eicosanoïdes, bonnes et mauvaises. Ainsi, le patient qui souffre de douleur chronique et qui doit prendre des corticostéroïdes sur une longue période se retrouve devant un terrible dilemme: risquer une insuffisance immunitaire ou supporter une douleur continuelle.

Le moyen, bien sûr, de contourner ce dilemme est de suivre le régime du juste milieu. *C'est la thérapie alimentaire de base qui permet de réduire le recours sur une longue période aux analgésiques puissants.*

J'ai travaillé avec des chiropraticiens et des myothérapeutes qui, en plus d'effectuer les manipulations nécessaires, ont fait suivre à leurs patients le régime du juste milieu. Le résultat était un soulagement beaucoup plus durable de la douleur chronique.

LES PROBLÈMES DE PEAU

À l'exception de certaines formes fatales du cancer de la peau, la plupart des maladies de la peau ne sont pas menaçantes. Elles ont néanmoins un effet négatif sur la qualité de vie, que ce soit au niveau de l'apparence ou à cause de facteurs irritants comme la démangeaison.

Les deux maladies de la peau les plus communes sont l'eczéma et le psoriasis. La cause sous-jacente de ces deux maladies est une surproduction de mauvaises eicosanoïdes, en particulier la leucotriène B4, celle-là même qui, à taux élevé, cause la douleur chronique. Le traitement habituel de ces maladies est basé sur l'utilisation de corticostéroïdes (le seul médicament qui élimine les leucotriènes), mais les symptômes réapparaissent souvent. Il semble que les suppléments d'acides gras essentiels activés apportent un soulagement qui n'est cependant pas durable.

Du fait qu'il réduit la surproduction de mauvaises eicosanoïdes telles que les leucotriènes, le régime du juste milieu peut soulager les personnes souffrant de ces conditions dermiques désagréables. Il apporte un bienfait supplémentaire car, en activant la circulation des globules rouges, il donne un teint plus éclatant.

Un à-côté intéressant est le Retin-A, le seul médicament qui ait jamais permis de diminuer l'apparition de rides et qui peut être considéré comme un stimulateur non spécifique des eicosanoïdes (non spécifique parce qu'il stimule la production simultanée des bonnes et des mauvaises eicosanoïdes). Les bonnes eicosanoïdes engendrent une synthèse accrue du collagène qui va remplir les crevasses dermiques et, par conséquent, effacer les rides.

Malheureusement, le Retin-A stimule également la production de mauvaises eicosanoïdes qui provoquent une réaction inflammatoire. C'est cette inflammation qui donne au visage un teint de homard. Ainsi, comme l'aspirine, le Retin-A agit en modulant le taux des eicosanoïdes, mais il y a un prix à payer.

Le meilleur moyen d'améliorer la condition de la peau à long terme est de suivre le régime du juste milieu. En fait, le premier indice d'une insuffisance d'acides gras essentiels est une détérioration considérable de la peau.

Dans ce chapitre, j'ai présenté une longue liste de maladies chroniques, en plus des cardiopathies et du cancer, qui sont à mon avis reliés à un déséquilibre eicosanoïdal sous-jacent. Il est possible de modifier le taux des eicosanoïdes en prenant de l'aspirine ou des corticostroïdes qui éliminent les eicosanoïdes, ou en faisant des injections directes de bonnes eicosanoïdes, ou en prenant des suppléments d'acides gras essentiels activés. Toutes ces stratégies permettent de réduire les symptômes associés aux maladies chroniques.

Malheureusement, toutes les thérapies médicamenteuses actuelles ont des effets secondaires indésirables. Par ailleurs, un régime alimentaire seul, même le régime du juste milieu, n'est pas une alternative à la thérapie médicamenteuse. L'objectif du régime propice à l'atteinte du juste milieu n'est pas d'éliminer l'usage des médicaments mais d'en réduire les doses. Je dois seulement vous prévenir que, si vous prenez des médicaments, vous ne devez modifier d'aucune façon votre régime alimentaire sans demander l'avis de votre médecin. Tout changement alimentaire (pour le meilleur ou pour le pire) risque d'influer sur le métabolisme des eicosanoïdes et vous obliger, par conséquent, à modifier les doses médicamenteuses qui vous sont prescrites en fonction du juste milieu thérapeutique.

Pour certaines personnes, en particulier celles qui souffrent de troubles immunologiques, le régime du juste milieu seul n'est pas suffisant. Il faut le combiner à de faibles doses d'acides gras essentiels activés qui sont essentiels à la production d'eicosanoïdes.

Qu'est-ce qu'une faible dose? Cela dépend de la maladie. Dans le cas de troubles cardiovasculaires, il faut des doses moindres pour compléter le régime du juste milieu; il en faut davantage dans le cas de maladies auto-immunes ou de fatigue chronique. D'après mon expérience, la limite se situe entre 1 à 10 mg par jour d'ALG (rarement plus) et, au moins 20 à 50 fois cette dose d'AEP (50 à 500 mg par jour) pour les personnes qui suivent le régime du juste milieu. Les doses d'ALG que je recommande sont de loin inférieures à celles couramment vendues dans les magasins d'aliments-santé. Il faut cependant faire attention. Un excès d'acide gras oméga 6 risque d'augmenter le taux d'acide arachidonique et d'éliminer par le fait même tous les bienfaits du régime du juste milieu. Le meilleur dosage en ce qui a trait au régime du juste milieu est d'en prendre le moins possible.

Je demeure convaincu, et je le répète, que le régime du juste milieu offre de belles récompenses à quiconque souffre de l'une ou l'autre des maladies décrites dans ce chapitre, ainsi qu'à toutes les personnes atteintes de maladie du cœur, de diabète ou de cancer. Souvenez-vous que les seuls «effets secondaires» de ce régime sont une réduction du gras corporel, une augmentation de l'énergie mentale et une meilleure performance physique.

Il reste encore une maladie chronique que j'ai laissée pour la fin. C'est une maladie qui frappe tout le monde sans exception. Il s'agit du vieillissement. Au fur et à mesure que l'Amérique vieillit et grisonne, le taux de toutes les autres maladies chroniques (cardiopathie, diabète, cancer, arthrite, obésité, et le reste) continue d'augmenter. La combinaison d'une Amérique qui gagne de l'embonpoint avec une Amérique vieillissante est une ordonnance explosive certaine qui mène les soins médicaux au désastre car la population vieillissante croissante accapare une part disproportionnée des ressources médicales nationales. À moins de changements radicaux, ces faits démographiques risquent de détruire notre système de soins de santé.

Il va sans dire que c'est la manière dont le pays traite sa population vieillissante et les maladies associées au vieillissement qui déterminera l'avenir des soins de santé et leur réforme. Presque toutes les maladies chroniques, qui constituent un fardeau tant pour les personnes qui en sont victimes que pour le système des soins de santé, sont la conséquence d'un déséquilibre eicosanoïdal.

Or, le vieillissement en tant que tel ne peut être évité, mais le déséquilibre eicosanoïdal peut l'être assurément à l'aide d'un régime alimentaire, et dans un intervalle de quelques semaines.

Pour une réforme sans pareille des soins médicaux, pourquoi ne pas emprunter la voie la plus simple, la moins onéreuse et la plus efficace au lieu d'exiger de plus en plus d'interventions de haute technologie par ailleurs très coûteuses? Le premier pas est que chacun devienne responsable de sa santé. Le second et l'ultime est de suivre la voie qui mène au juste milieu.

CHAPITRE SEIZE

LA PROLONGATION DE LA DURÉE DE VIE ET LE JUSTE MILIEU

Depuis que l'Homme est sur Terre, il cherche le moyen de prolonger sa vie. Des anciens Grecs de l'Antiquité à Ponce de Léon et à nombre de scientifiques anonymes qui peuplent les laboratoires de recherche du monde, des milliers de personnes, certaines avec des buts honorables, d'autres aux motifs plus douteux, ont cherché le moyen de garder la mort à distance le plus longtemps possible. L'histoire de la civilisation industrielle est marquée par le prolongement inexorable de l'espérance de vie qui, de vingt ans du temps des Romains, trente ans du temps de la Révolution américaine, quarante ans seulement il y a un siècle, atteint aujourd'hui une moyenne de quatre-vingts ans.

Un régime propice à l'atteinte du juste milieu peut-il prolonger votre espérance de vie? Je le crois. La plupart des experts croient qu'il y a une limite d'âge chez les animaux, qu'il s'agisse de drosophiles ou d'êtres humains. Pour les humains, la durée de vie maximale est d'environ 115 ans et ce, depuis 100 000 années. Comment puis-je être aussi précis? La durée de vie maximale pour toutes les espèces se calcule d'après le rapport qu'il y a entre la taille du crâne et le poids total du corps. Or, chez les humains, ces deux mesures n'ont pas changé au cours des dernières 100 000 années.

Ces limites sont-elles réellement fixes? Probablement, mais il est possible de se rapprocher du maximum. Les scientifiques ont déjà trouvé un moyen de prolonger considérablement la durée de vie des animaux or, toutes les preuves laissent supposer que ce qui est valable pour les animaux peut l'être pour les humains. Quelle est cette formule magique? Elle est très simple, il suffit de manger moins.

En autant que l'animal reçoit les éléments nutritifs dont il a besoin (incluant les protéines et les gras essentiels appropriés), on peut réduire sa consommation calorique de 40 p. 100. Les animaux vivent plus longtemps et, de plus, ils sont moins vulnérables à la maladie et aux ravages de l'âge.

Les expériences sur les restrictions alimentaires se poursuivent depuis une soixantaine d'années et elles ont presque toujours été couronnées de succès. En fait, il est possible de prolonger la durée de vie de manière significative en réduisant les calories (non les éléments macronutritifs essentiels) et ce, pour toutes les espèces soumises aux expériences, allant des protozoaires aux petits mammifères tels que les rats et les souris.

Il y a actuellement des expériences en cours menées sur les primates les plus près de nous, les singes et les chimpanzés. Bien qu'il soit encore trop tôt pour juger des effets du régime hypocalorique sur la prolongation de leur durée de vie, les premiers rapports indiquent néanmoins une réduction de la résistance à l'insuline et du taux de sucre dans le sang, deux indices de bonne santé.

Certains indices nous laissent croire que la restriction alimentaire peut prolonger l'espérance de vie des humains comme chez les animaux. On rapporte que les habitants de l'île d'Okinawa, par exemple, consomment de 17 à 40 p. 100 moins de calories que le reste de leurs compatriotes japonais et qu'ils ont 40 p. 100 moins de cardiopathies, d'attaques d'apoplexie et de cancers que les autres Japonais. Okinawa est la région qui compte le plus de centenaires au monde.

Voici une autre preuve. En 1960, une équipe de scientifiques espagnols a publié les résultats d'une expérience menée auprès de deux groupes de personnes âgées habitant une maison de retraite. Le premier groupe a été soumis à un régime alimentaire «normal», le second à un régime alimentaire hypocalorique. Après trois années, le taux de maladie et le taux de mortalité *avaient baissé de moitié* dans le second groupe comparé au premier.

Ces diverses études indiquent que la restriction alimentaire peut prolonger la durée de vie des humains, mais il n'a pas été possible jusqu'à présent de mener une étude sur une longue période et avec suffisamment de contrôle pour obtenir des réponses scientifiques. Il est en effet très difficile de trouver des personnes disposées à réduire de 40 p. 100 leur consommation alimentaire (c'est à la limite de la famine) même pour quelques semaines, imaginez pour toute la vie.

La célèbre (ou notoire, dépendamment de votre point de vue) expérience de vie en biosphère comportait une étude sur la restriction alimentaire. Huit personnes ont participé à cette expérience et ont vécu une année entière dans un environnement totalement clos. (Parmi elles, le docteur Roy Walford, éminent chercheur à l'université de Californie dont les études sur la restriction alimentaire font autorité. Il est lui-même pratiquant de la restriction alimentaire.) Durant la période d'étude de six mois, les quatre hommes et les quatre femmes de l'expérience de vie en biosphère ont réduit de 29 p. 100 leur consommation calorique et ils ont tous noté une diminution de la tension artérielle, du taux de cholestérol et du taux de triglycérides, des changements similaires à ceux observés chez les animaux. (Ces changements ressemblent également à ceux notés chez les diabétiques de type II que nous avions soumis au régime du juste milieu. La différence majeure est que nos sujets n'avaient pas à vivre en biosphère.)

Cependant, les scientifiques qui menaient des expériences sur la restriction alimentaire pensaient alors en termes de calories et non en termes d'hormones. Le régime du juste milieu permet de mener une expérience contrôlée sur la prolongation de la durée de vie chez les humains. Quand une personne atteint le juste milieu, elle n'a plus besoin d'autant de calories pour y rester parce que son régime donne à l'organisme un accès plus facile au gras corporel excédentaire et, lorsque la personne atteint son pourcentage idéal de gras corporel, il ne lui reste plus qu'à compléter son régime avec quelques suppléments de gras monoinsaturés pour le maintenir. La consommation calorique dans un régime propice à l'atteinte du juste milieu correspond fondamentalement au taux calorique requis dans les expériences traditionnelles de restriction alimentaire. Une personne normale a besoin de 800 à 1 200 calories par jour. Cette quantité peut sembler infime, mais je peux vous assurer que vous aurez du mal à consommer tous les aliments requis pour combler ce besoin si vous vous conformez aux directives du régime du juste milieu.

Bien sûr, vous n'avez pas à attendre toute une vie pour bénéficier des avantages d'un régime propice à l'atteinte du juste milieu. Il suffit de deux semaines pour ne plus vous sentir tiraillé par la faim, être libéré du besoin impérieux de glucides, éprouver une plus grande concentration mentale et obtenir une meilleure performance physique. Le régime du juste milieu n'est pas un régime draconien, c'est un régime correct du point de vue hormonal.

Examinons à présent les expériences de restriction alimentaire menées sur les animaux et voyons les effets spécifiques d'une alimentation réduite (à distinguer de la sous-alimentation) sur leur organisme. Une fois que nous aurons saisi la signification de ces effets, il nous sera plus facile de les transposer chez les humains.

Le succès de la restriction calorique vient en partie du fait qu'il faut beaucoup d'énergie pour digérer et emmagasiner les calories excédentaires. Le processus lui-même crée des radicaux libres. Une réduction du nombre des radicaux libres entraîne une réduction du taux d'oxydation dans les cellules animales qui provoque en retour un ralentissement du processus de vieillissement.

Comme je l'ai mentionné plus tôt, les cibles préférées des radicaux libres excédentaires sont les acides gras essentiels apparentés aux eicosanoïdes. La réduction du nombre des radicaux libres, qui est automatique lorsque vous suivez le régime du juste milieu, rétablit un bon équilibre eicosanoïdal.

Un régime hypoglucidique offre d'autres avantages en ce qui a trait à la prolongation de la durée de vie car une réduction du taux des glucides signifie une production réduite de substances issues du processus de glycosylation, des «rebuts» résultant d'une série de réactions métaboliques déclenchées au moment où les glucides excédentaires croisent les protéines. Ces substances agissent comme une colle forte biologique qui adhère là où il ne faut pas (artères et ADN cellulaires) et perturbe le fonctionnement normal des éléments atteints de l'organisme, accélérant par le fait même les divers processus de maladie.

Chez les humains, le meilleur indicateur de la présence de ces substances est l'hémoglobine glycosylée. Vous vous souvenez que, dans l'étude où nous avions soumis des diabétiques de type II au régime du juste milieu, nous avions noté, après quatre mois, une réduction d'environ 20 p. 100 du taux de cette substance particulière.

Le plus important, toutefois, c'est que la réduction des calories et des glucides réduit la production d'insuline et la surproduction correspondante de mauvaises eicosanoïdes. C'est, à mon avis, la clé de la bonne santé et de la prolongation de la durée de vie notée chez les animaux soumis à une restriction calorique.

Les résultats sont les mêmes chez les humains. Dans l'étude où nous avions soumis des diabétiques de type II au régime propice à l'atteinte du juste milieu, nous avions noté, après quatre mois, une réduction de 30 p. 100 du taux d'insuline. C'est ce même résultat que vous obtiendrez après un régime antivieillissement basé sur une recherche de trente années.

Ce n'est pas tout. Vous vous souvenez qu'un taux réduit d'insuline diminue la taille et la masse des cellules adipeuses. Par conséquent, avec un régime hypocalorique, il n'y a pas de souris obèses et, avec un régime propice à l'atteinte du juste milieu, il n'y a pas d'humains obèses. C'est ce qui, en définitive, assure à votre cœur une plus longue espérance de vie.

Il y a d'autres récompenses. Vous vous souvenez que la santé du cœur dépend de facteurs tels que la tension artérielle et le débit sanguin qui sont en fait contrôlés par l'équilibre des bonnes et des mauvaises eicosanoïdes. Or, la restriction calorique réduit la tension artérielle qui, elle, réduit le risque de cardiopathie et d'attaque d'apoplexie. C'est exactement ce qui se passe dans le juste milieu.

Par ailleurs, la restriction alimentaire pratiquée sur une longue période abaisse considérablement le taux de cholestérol et le taux de triglycérides dans le sang, ce qui réduit le risque d'athérosclérose et d'obstruction des conduits vitaux du cœur. Ce sont, encore une fois, les mêmes résultats que nous avions obtenus à la suite de l'étude menée auprès de diabétiques de type II soumis au régime du juste milieu.

Tout cela m'amène à croire que, pour les humains, le régime du juste milieu peut également être perçu comme un régime antivieillissement. Car les observations faites par les scientifiques sur les animaux soumis à une restriction alimentaire (peu d'études ont été faites sur les humains) correspondent en tout point aux résultats que je note régulièrement chez les personnes qui suivent le régime du juste milieu: meilleure santé cardiovasculaire, meilleur fonctionnement immunitaire et meilleur contrôle de l'insuline. Ces résultats sont tous dus à un meilleur contrôle eicosanoïdal.

La conclusion inéluctable sous-jacente est que la restriction alimentaire incite l'organisme à produire plus de bonnes eicosanoïdes que de mauvaises, le même effet fondamental que vous obtenez en suivant un régime propice à l'atteinte du juste milieu. En fait, comme je l'ai déjà dit, le régime du juste milieu *est* un régime hypocalorique; cependant, au lieu de fixer des limites caloriques mathématiques ne correspondant pas aux besoins réels des gens, il met la restriction calorique sur le pilotage automatique. En d'autres termes, en assurant le bon contrôle du taux d'insuline, de glucagon et d'eicosanoïdes, ce régime réduit automatiquement votre appétit.

En suivant un régime propice à l'atteinte du juste milieu, vous aurez toujours tous les éléments nutritifs essentiels dont vous avez besoin, comme dans les expériences de restriction alimentaire, avec un bon taux de protéines et un taux réduit de matières grasses. Et en plus de récolter les avantages que procure la restriction alimentaire au niveau de la santé, vous ne vous sentirez jamais affamé et vous n'aurez pas à vous priver de vos aliments préférés. À court terme, vous améliorerez considérablement votre qualité de vie et, à long terme, vous vivrez suffisamment longtemps pour accompagner les enfants de vos petits-enfants à leur premier match de base-ball ou à leur première journée d'école.

C'est merveilleux! Qui n'aimerait pas vivre aussi longtemps en santé et en forme? Que diriez-vous toutefois de vivre plus longtemps *sans* augmenter le nombre des années? Vous passez le tiers environ de votre vie à dormir, c'est un temps non fonctionnel. Il est vrai que le sommeil est nécessaire pour permettre à l'organisme de récupérer et de se renouveler pour le lendemain. Mais n'est-il pas possible d'accélérer ce processus? Quels seraient les effets immédiats d'un sommeil plus court suivi d'un réveil accompagné d'un regain d'énergie?

Si vous avez déjà atteint la quarantaine, il est plus que probable que vous viviez jusqu'à quatre-vingts ans. Si vous dormez une heure de moins chaque nuit au cours des quarante prochaines années, vous vous donnez chaque jour une heure additionnelle de vie fonctionnelle, soit quinze jours additionnels de vie fonctionnelle par année. Multipliez cette augmentation annuelle par quarante et vous gagnez 1,7 année de vie fonctionnelle. (Si la science médicale élimine toutes les formes de cancer, l'espérance de vie augmenterait dans les mêmes proportions.) De plus, vous prolongez votre vie au moment où vous le voulez le plus, c'est-à-dire immédiatement.

Pourquoi j'en parle? Parce que, dans le juste milieu, vous diminuez votre sommeil d'une à deux heures par jour, soit une prolongation immédiate aisée de votre durée de vie.

Il est sûr et certain que lorsqu'on est malade la vie est plus pénible et on a aucune envie de la prolonger. La clé est de se maintenir en santé et en forme même en prenant de l'âge. C'est ce que la restriction alimentaire permet de réaliser. En plus de vivre plus longtemps, les animaux soumis à une restriction alimentaire ont développé une plus grande résistance à la maladie que leurs cousins qui n'étaient soumis à aucun contrôle alimentaire. Or, si vous suivez mes conseils alimentaires, vous obtiendrez les mêmes bienfaits, soit longévité, vitalité accrue et, le plus beau cadeau de tous, une bonne santé.

Tout cela est possible dans le juste milieu.

CHAPITRE DIX-SEPT

RÉSUMÉ

Cet ouvrage décrit ma quête personnelle des moyens de prévenir la maladie du cœur qui me menace. Dès 1982, je savais que la solution serait d'apprendre à contrôler les eicosanoïdes et, de ce fait, de prendre le contrôle de mon destin héréditaire. Mais comment faire? Au cours de mon odyssée personnelle pour comprendre le code alimentaire des eicosanoïdes, je ne cessais de revenir au bon sens commun, la modération en tout.

Le point de départ du développement du régime du juste milieu était de contrôler l'équilibre eicosanoïdal en fusionnant la technologie pharmaceutique à des principes alimentaires solides. Il y a cependant d'autres indices scientifiques qui appuient les bienfaits fondamentaux du régime du juste milieu. Ces éléments sont résumés dans le tableau 17-1.

Tableau 17-1

Les fondements du régime du juste milieu

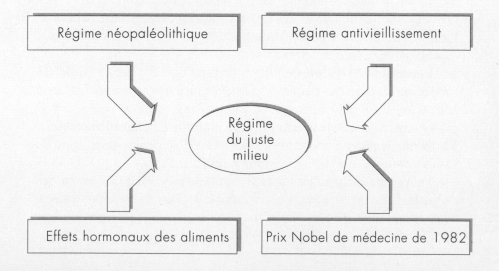

Régime néopaléolithique

Régime antivieillissement

Régime du juste milieu

Effets hormonaux des aliments

Prix Nobel de médecine de 1982

Premièrement, le régime du juste milieu respecte le bagage génétique de l'humanité. Or, les gènes humains ont besoin d'un régime alimentaire qui offre un rapport protéines/glucides relativement constant où la plupart des glucides sont de basse densité et à indice glycémique réduit. En d'autres termes, les êtres humains sont naturellement «conçus» pour se nourrir suivant un régime propice à l'atteinte du juste milieu. Au cours des 100 000 dernières années, les gènes humains sont restés inchangés. Seule une partie minime de la population est génétiquement capable de répondre aux glucides par une faible réponse insulinique. Génétiquement, on peut parler de chance. La plupart des gens ne sont pas conçus pour manger des pâtes alimentaires.

Deuxièmement, le meilleur moyen de retarder le vieillissement est de réduire les calories, mais pas les éléments nutritifs. Le régime du juste milieu est un régime hypocalorique qui fournit les bonnes quantités de protéines, de lipides et d'éléments micronutritifs essentiels au maintien d'un bon état alimentaire. Les deux seules restrictions au régime du juste milieu sont (1) les glucides à haute densité et à indice glycémique élevé, tels que les céréales, le pain, les pâtes alimentaires, le riz et autres amidons; (2) les sources protéiques riches en acide arachidonique telles que le jaune d'œuf, les viandes rouges et les abats. (En fait, aucun de ces aliments n'est interdit, il faut seulement les consommer avec modération. Cependant, si vous souffrez d'une maladie reliée à un déséquilibre eicosanoïdal tel que la maladie du cœur, le diabète ou le cancer, vous devez alors en réduire la consommation au minimum.)

Troisièmement, le régime du juste milieu tient compte des réactions hormonales engendrées par les aliments et, en particulier, de l'importance du rapport insuline/glucagon dans le contrôle des eicosanoïdes.

Finalement, le régime du juste milieu est basé sur le prix Nobel de médecine de 1982 qui démontre l'importance des eicosanoïdes dans le contrôle du fonctionnement de l'organisme humain.

Quatre données différentes indiquant toutes un fait inéluctable, à savoir que le pouvoir du régime du juste milieu provient de sa position au cœur même de la physiologie humaine.

J'ai pris grand soin de mettre l'emphase sur le fait que le régime du juste milieu n'est pas un régime radical. C'est un régime évolutif basé sur votre code génétique et qui vous donne suffisamment de protéines, peu de matières grasses au total et un taux modéré de glucides à basse densité et à indice glycémique réduit, riches en éléments micronutritifs. Qui pourrait avoir quelque chose à redire?

Apparemment, tout le monde. Comme je l'ai dit plus tôt, la nutrition, c'est comme la religion, elles sont toutes les deux extrêmement viscérales. Les gens n'aiment pas les faits qui les embrouillent et, plus important encore, ils n'aiment pas être confrontés à des concepts qui paraissent barbares. Les eicosanoïdes semblent barbares, je l'admets; le terme lui-même semble provenir d'une autre planète.

Le juste milieu dans votre assiette n'est pas réellement un ouvrage sur le régime alimentaire, c'est plutôt un témoignage sur la puissance des aliments dans le contrôle des réactions hormonales. En ce sens, le sujet n'est pas la nutrition mais la biotechnologie du XXIe siècle. C'est à dessein que j'ai voulu à la fois donner une description scientifique détaillée et rendre cet ouvrage accessible au plus grand nombre de personnes possible. Je l'ai fait parce que je crois que la compréhension des conséquences du juste milieu rejoint l'essence même de ce que nous voulons tous: une qualité de vie optimale.

Par ailleurs, *Le juste milieu dans votre assiette* est un cri d'alarme devant les recommandations alimentaires des experts bien intentionnés et du gouvernement qui ont des conséquences extrêmement graves, surtout pour les personnes génétiquement incapables de réagir aux glucides à haute densité et à taux glycémique élevé tels que les pâtes alimentaires et le pain. Il y a 100 000 ans, ces aliments étaient inexistants.

Malheureusement, ces glucides constituent les fondations sur lesquelles s'élaborent les nouvelles lignes directrices alimentaires que défendent les experts en nutrition et le gouvernement. L'augmentation du taux d'obésité aux États-Unis confirme mes craintes à l'effet que, si aucun changement significatif n'est apporté à la surconsommation courante de glucides à haute densité, le taux de cardiopathie, de cancer et de diabète montera en flèche dès le début du XXIe siècle. J'espère que je me trompe, mais je ne le crois pas.

Si le taux des maladies grimpe, comment y ferons-nous face en tant que société, en tant que nation? Pour l'instant, notre réaction est de réformer le système des soins médicaux afin de garantir les soins à tous les malades. Mais la réforme des soins de santé ne consiste pas à augmenter le nombre des tomodensitomètres ou à réduire les coûts de l'assurance maladie. La vraie réforme commence au moment où l'individu endosse la responsabilité de sa propre santé et cesse de la confier à une tierce partie, que ce soit le gouvernement, la compagnie d'assurances ou même le médecin. J'espère que le livre que vous avez entre les mains vous servira de guide pour atteindre cet objectif.

Je m'attends à ce que les révélations de ce livre provoquent de vives controverses, ne serait-ce que parce qu'elles ne sont pas bien comprises. Pour éviter les confusions permettez-moi de les répéter:

- *Les Américains consomment moins de matières grasses et prennent plus d'embonpoint que jamais.* Pourquoi? Parce que ce ne sont pas les matières grasses qui font engraisser mais l'insuline. Il y a deux moyens d'augmenter le taux d'insuline: (1) prendre un seul repas très copieux ou (2) consommer trop de glucides. Les Américains font les deux à la fois.
- *Le bon gras ne fait pas engraisser.* Les gras monoinsaturés n'ont aucun effet sur l'insuline. Par contre, les gras saturés augmentent le taux d'insuline et provoquent une résistance à l'insuline. Le régime du juste milieu est riche en gras monoinsaturés et il est conçu pour activer la production de bonnes eicosanoïdes, deux éléments qui modèrent le taux d'insuline. Toutefois, si vous consommez trop de glucides, vous vous assurez un gain rapide de graisse *quelles que soient* les matières grasses consommées.
- *Les régimes hyperlipidiques améliorent la performance des athlètes bien plus que les régimes hyperglucidiques.* Un athlète qui consomme trop de glucides est sûr de ne jamais atteindre son potentiel de performance génétique optimal. Les conséquences hormonales d'un taux élevé d'insuline et la surproduction correspondante de mauvaise eicosanoïdes nuisent à la performance et à l'entraînement des athlètes.
- *L'exercice en lui-même ne peut pas contrecarrer les effets négatifs d'un régime hyperglucidique.* Seuls les aliments vous permettent d'atteindre le juste milieu et d'y rester. Je ne nie pas pour autant les bienfaits de l'exercice. L'exercice est un important modulateur hormonal qui vous aide à rester dans le juste milieu. Cependant, il faut faire beaucoup d'exercice pour contrecarrer les effets hormonaux négatifs d'un régime à teneur élevée en glucides. Quel est le meilleur exercice? Tout exercice que vous faites sur une base régulière. En général, c'est la marche.

- *Un régime hyperglucidique est dangereux pour les personnes souffrant de maladies cardiovasculaires.* Par définition ou presque, ces personnes souffrent de taux élevés d'insuline. Un régime hyperglucidique (surtout pour les malades qui sont génétiquement prédisposés à avoir une forte réaction insulinique aux glucides) augmente le taux d'insuline et, par conséquent, augmente le risque de crise cardiaque.
- *Les aliments sont les médicaments les plus puissants que vous puissiez prendre.* Les hormones sont cent fois plus puissantes que les médicaments. Chaque fois que vous mangez, vous déclenchez une cascade hormonale; ou vous la contrôlez, ou elle vous contrôle pour les quatre à six heures qui suivent.
- *Les nouvelles recommandations alimentaires du gouvernement américain, des experts en nutrition et des experts médicaux sont erronées.* La nouvelle pyramide alimentaire qui a comme base les glucides à haute densité, sera pour un grand nombre de personnes une ordonnance pour un taux plus élevé d'insuline (hyperinsulinémie), qui les éloignera de plus en plus du juste milieu. Si vous vous débarrassez de la base de cette nouvelle pyramide alimentaire, vous retrouverez simplement le régime du juste milieu.
- *Le juste milieu contrôle votre qualité de vie.* Les caractéristiques d'une meilleure qualité de vie sont une réduction de l'excès de gras corporel, une plus grande productivité mentale, une meilleure performance physique et une probabilité restreinte de maladies chroniques. Ce sont aussi les récompenses du juste milieu. Si vous êtes disposé à doser vos aliments comme vous le feriez pour vos médicaments, votre accès au juste milieu est assuré. Là, vous serez en mesure de modifier votre destinée génétique et d'atteindre votre potentiel génétique optimal.

Ne vous laissez pas leurrer par l'apparente simplicité de ce programme alimentaire propice à l'atteinte du juste milieu. S'il est bien suivi, ce régime apporte des changements hormonaux profonds. Ce programme est conçu pour orchestrer un vaste éventail de réactions hormonales puissantes qui évoluent depuis 40 millions d'années. Un grand nombre d'anciennes stratégies (régime, exercice, diminution du stress, etc.) qui se sont infiltrées dans la médecine moderne peuvent être à présent expliquées en fonction de leur action au niveau hormonal en général et au niveau des eicosanoïdes en particulier. Vous devez manger, alors pourquoi ne pas suivre un régime correct du point de vue hormonal?

Bien sûr, les gens sont généralement réticents à changer leur mode alimentaire, même avec la perspective d'une amélioration de leur qualité de vie. Pourquoi? Parce qu'ils ne veulent pas se priver des aliments qu'ils aiment, parce que c'est fastidieux de se souvenir de ce qu'il faut manger ou ne pas manger et parce qu'ils sont totalement confondus par tous les conseils contradictoires en matière de nutrition.

Il y a longtemps que je réfléchis à ces problèmes et je crois avoir trouvé les bonnes solutions que je vous présente dans cet ouvrage.

La première est qu'il n'y a pas lieu de se priver des aliments qu'on aime. Il suffit pour cela de suivre le régime du juste milieu et de respecter les portions alimentaires recommandées pour maintenir le bon rapport protéines/glucides. Il vous suffit d'être un tant soit peu attentif aux quantités de protéines et de glucides que vous consommez à chaque repas et collation.

La deuxième est qu'il n'y a pas lieu de se soucier de ce qu'il faut manger ou pas. En suivant le régime du juste milieu, vous devez simplement garder à l'esprit la grosseur des portions alimentaires. C'est encore moins compliqué que de se souvenir de son propre numéro de téléphone.

La troisième est qu'il n'y a pas lieu d'être confus. Lorsque le langage des eicosanoïdes est maîtrisé, toute confusion en matière de nutrition disparaît et les données s'éclaircissent par elles-mêmes. C'est comme ces douze personnes qui, un bandeau sur les yeux, essaient de décrire un éléphant. Chacune d'elles tâte une partie et essaie de définir le tout en fonction de cette partie. En saisissant le langage des eicosanoïdes, vous vous enlevez le bandeau des yeux.

En acquérant une bonne compréhension des effets du régime alimentaire sur le contrôle des eicosanoïdes vous vous ouvrez les frontières de la médecine du XXIe siècle. En définitive, du fait que de plus en plus de médecins apprennent ce concept fondamental (et j'espère que cet ouvrage les aidera), les bienfaits hormonaux que procure le régime du juste milieu seront à mon avis le fondement du traitement de toutes les maladies chroniques, reléguant les médicaments à un rôle d'auxiliaire.

En d'autres termes, *lorsque le monde médical va saisir tout le potentiel des effets du régime alimentaire sur les eicosanoïdes, la pratique de la médecine connaîtra une véritable révolution.*

Il est évident que cela ne se passera pas du jour au lendemain. Il va falloir déployer des efforts importants pour développer un langage commun basé sur la notion d'eicosanoïdes qui, pour le moment, est encore tout à fait inconnu. Ce langage permettra de relier toutes les observations faites depuis la nuit des temps jusqu'aux plus récents progrès de la médecine. Autrement, nous nous retrouverons dans une véritable tour de Babel médicale. La confusion qui suivra empêchera toute approche totale et conséquente de la santé optimale.

Au cœur du juste milieu, il y a des concepts biochimiques très complexes. Néanmoins, le pouvoir du juste milieu est que chacun peut commencer à exploiter ce contrôle hormonal en suivant les directives alimentaires soulignées dans cet ouvrage. Vous devez cependant prendre votre vie en main. Vous devez prendre le temps de garder votre organisme dans le juste milieu. Autrement, vous ne serez jamais au meilleur de votre forme et ne connaîtrez jamais une santé optimale.

Une santé optimale signifie la maximisation de votre qualité de vie. Votre objectif n'est peut-être pas de vivre jusqu'à cent quinze ans mais vous pouvez profiter de tous les instants présents et à venir qui vous sont accordés sur cette Terre.

J'ai essayé de vous donner quelques règles et quelques outils que j'ai mis au point pour vous permettre de tracer votre propre parcours vers le juste milieu. Vous seul savez quand vous mettre en route. Et, comme je le répète à tous, peu importe le moyen (médicaments, régimes, vitamines ou minéraux), l'essentiel est de se donner au moins deux semaines pour obtenir des résultats réels. Si au bout de deux semaines vous ne notez aucune différence substantielle et vous n'obtenez aucun résultat, soyez sûr et certain que vous n'en obtiendrez pas plus à la longue. Il en va de même pour le régime du juste milieu. Il faut lui accorder deux semaines de votre temps.

En tant que président d'une importante compagnie de biotechnologie, je mets ma réputation de scientifique en jeu chaque fois que quelqu'un suit ce programme alimentaire.

Voilà pourquoi je vous propose d'appeler au numéro sans frais indiqué dans l'annexe A si vous avez un problème quelconque à suivre les directives présentées dans cet ouvrage. Mes assistants se feront un plaisir de répondre à toutes vos questions. Si vous êtes médecin et vous voulez obtenir plus d'informations sur les eicosanoïdes, vous pouvez me téléphoner. Je serai ravi de vous éclairer sur le sujet. Grâce à cette compréhension que j'ai acquise quant aux effets des eicosanoïdes, c'est moi qui, à présent, tiens les rênes de ma destinée génétique.

J'espère qu'il en sera de même pour vous.

SUPPORT TECHNIQUE

Comme je l'ai déjà souligné, c'est ma réputation de scientifique qui est en jeu quand vous suivez le régime du juste milieu. Si vous avez besoin de renseignements additionnels, si vous avez des questions, ou si vous avez quelques problèmes au départ, composez le 1-800-346-2703, un de mes assistants se fera un plaisir de répondre à toutes vos questions. Si vous êtes médecin et vous désirez de l'information médicale additionnelle, composez le même numéro, un de mes assistants répondra à vos demandes. Pour toute bibliographie, cet ouvrage s'inspire d'un livret technique d'une quarantaine de pages, continuellement révisé en fonction des nouvelles publications médicales, et qui sert de guide aux médecins et aux chercheurs vu le nombre croissant des ouvrages et autres publiés dans ce domaine. Les lecteurs qui désirent avoir ces références techniques doivent composer le même numéro sans frais susmentionné.

Vous pouvez me joindre directement en m'écrivant à l'adresse suivante:

Dr Barry Sears
Surfactant Technologies Inc.
21 Tioga Way
Marblehead, MA 01945

CALCUL DE LA MASSE MAIGRE

A fin de déterminer rapidement la masse maigre de votre organisme, vous avez simplement besoin d'un ruban à mesurer et d'un pèse-personne. Prenez vos mensurations directement sur la peau et non par-dessus vos vêtements, en prenant soin de ne pas trop serrer le ruban à mesurer. Prenez chaque mesure trois fois puis faites la moyenne. Toutes les mesures doivent être en centimètres. Les tables utilisées pour calculer le pourcentage de gras corporel sont celles que l'on retrouve dans le livre du docteur Michael Eades, *Thin So Fast*. Ces tables sont utilisées avec la permission du docteur Eades.

CALCUL DU POURCENTAGE DE GRAS CORPOREL
CHEZ LA FEMME

Voici les cinq étapes à suivre pour calculer votre pourcentage de gras corporel:

1. Mesurer les hanches au point le plus large et la taille au niveau du nombril. Il est très important de prendre la mesure au niveau du nombril et non au niveau le plus étroit de la taille. Prendre la mesure trois fois puis faire la moyenne.
2. Mesurer la grandeur en centimètres, pieds nus.
3. Inscrire les mesures de la grandeur, du tour de taille et des hanches sur la fiche de mesure ci-après.
4. Repérer chaque mesure dans la colonne correspondante de la table 1 ci-jointe et inscrire les constantes sur la fiche de mesure.
5. Additionner les constantes A et B, soustraire la constante C du total, puis arrondir pour obtenir un chiffre entier. Ce chiffre représente votre pourcentage de gras corporel.

FICHE DE MESURE POUR CALCULER LE POURCENTAGE DE GRAS CORPOREL

Moyenne pour les hanches _____ (utilisée pour constante A)

Moyenne pour la taille _____ (utilisée pour constante B)

Grandeur _____ (utilisée pour constante C)

Repérer chaque mesure dans la colonne correspondante de la table 1 ci-jointe et noter la constante correspondante.

Constante A = _____

Constante B = _____

Constante C = _____

Pour obtenir votre pourcentage de gras corporel approximatif, additionner les constantes A et B, puis soustraire la constante C du total. Le chiffre obtenu indique votre pourcentage de gras corporel.

CALCUL DU POURCENTAGE DE GRAS CORPOREL CHEZ L'HOMME

Voici les quatre étapes à suivre pour calculer votre pourcentage de gras corporel:

1. Mesurer le tour de taille au niveau du nombril. Prendre la mesure trois fois et faire la moyenne.
2. Mesurer le poignet à la jointure de la main et de l'os du poignet.
3. Inscrire ces mesures sur la fiche de mesure ci-après.
4. Soustraire la mesure du poignet de celle de la taille, puis repérer ce chiffre dans la table 2 ci-jointe. Dans la colonne de gauche, trouver le chiffre correspondant à votre poids. Trouver ensuite le point de coordonnées en descendant à partir de votre mesure taille-poignet vers la mesure de votre poids. Le point de coordonnées indique votre pourcentage de gras corporel.

FICHE DE MESURE POUR CALCULER LE POURCENTAGE DE GRAS CORPOREL

Moyenne pour la taille   _____ (cm)

Moyenne pour le poignet   _____ (cm)

Soustraire la mesure du poignet de celle de la taille. Repérer ce chiffre sur l'abscisse correspondante de la table 2, puis votre poids sur l'ordonnée correspondante. Le point de coordonnées indique votre pourcentage approximatif de gras corporel.

CALCUL DE LA MASSE MAIGRE (FEMMES ET HOMMES)

Après avoir établi votre pourcentage de gras corporel, l'étape suivante consiste à utiliser ce chiffre pour calculer le poids en kilos de votre gras corporel. Pour cela, multiplier votre poids total par votre pourcentage de gras corporel (ne pas oublier la décimale, ex. 15 % = 0,15).

(Poids) x (% de gras corporel)
= Poids total du gras corporel

Ensuite, soustraire ce poids de votre poids total. Le chiffre obtenu représente votre poids maigre (ou masse maigre). Le poids maigre est le poids de tous les tissus non adipeux du corps.

    _____ poids total

\- _____ poids du gras corporel

= _____ poids maigre

Poids maigre = poids total - poids du gras corporel

TABLE 1

Les constantes de conversion pour déterminer
le pourcentage du gras corporel chez les femmes

HANCHES		TAILLE		GRANDEUR	
CM	CONSTANTE A	CM	CONSTANTE B	CM	CONSTANTE C
76,2	33,48	50,8	14,22	139,7	33,52
77,5	33,83	52,1	14,4	141	33,67
78,7	34,87	53,3	14,93	142,2	34,13
80	35,22	54,6	15,11	143,5	34,28
81,3	36,27	55,9	15,64	144,8	34,74
82,6	36,62	57,2	15,82	146,1	34,89
83,8	37,67	58,4	16,35	147,3	35,35
85,1	38,02	59,7	16,53	148,6	35,5
86,4	39,06	61	17,06	149,9	35,96
87,6	39,41	62,2	17,24	151,1	36,11
88,9	40,46	63,5	17,78	152,4	36,57
90,2	40,81	64,8	17,96	153,7	36,72
91,4	41,86	66	18,49	154,9	37,18
92,7	42,21	67,3	18,67	156,2	37,33
94	43,25	68,6	19,2	157,5	37,79
95,3	43,6	69,9	19,38	158,8	37,94
96,5	44,65	71,1	19,91	160	38,4
97,8	45,32	72,4	20,27	161,3	38,7
99,1	46,05	73,7	20,62	162,6	39,01
100,3	46,4	74,9	20,8	163,8	39,16
101,6	47,44	76,2	21,33	165,1	39,62
102,9	47,79	77,5	21,51	166,4	39,77
104,1	48,84	78,7	22,04	167,6	40,23
105,4	49,19	80	22,22	168,9	40,38
106,7	50,24	81,3	22,75	170,2	40,84
108	50,59	82,6	22,93	171,5	40,99
109,2	51,64	83,8	23,46	172,7	41,45
110,5	51,99	85,1	23,64	174	41,6
111,8	53,03	86,4	24,18	175,3	42,06
113	53,41	87,6	24,36	176,5	42,21

| HANCHES | | TAILLE | | GRANDEUR | |
CM	CONSTANTE A	CM	CONSTANTE B	CM	CONSTANTE C
114,3	54,53	88,9	24,89	177,8	42,67
115,6	54,86	90,2	25,07	179,1	42,82
116,8	55,83	91,4	25,6	180,3	43,28
118,1	56,18	92,7	25,78	181,6	43,43
119,4	57,22	94	26,31	182,9	43,89
120,7	57,57	95,3	26,49	184,2	44,04
121,9	58,62	96,5	27,02	185,4	44,5
123,2	58,97	97,8	27,2	186,7	44,65
124,5	60,02	99,1	27,73	188	45,11
125,7	60,37	100,3	27,91	189,2	45,26
127	61,42	101,6	28,44	190,5	45,72
128,3	61,77	102,9	28,62	191,8	45,87
129,5	62,81	104,1	29,15	193	46,32
130,8	63,16	105,4	29,33		
132,1	64,21	106,7	29,87		
133,4	64,56	108	30,05		
134,6	65,61	109,2	30,58		
135,9	65,96	110,5	30,76		
137,2	67	111,8	31,29		
138,4	67,35	113	31,47		
139,7	68,4	114,3	32		
141	68,75	115,6	32,18		
142,2	69,8	116,8	32,71		
143,5	70,15	118,1	32,89		
144,8	71,19	119,4	33,42		
146,1	71,54	120,7	33,6		
147,3	72,59	121,9	34,13		
148,6	72,94	123,2	34,31		
149,9	73,99	124,5	34,84		
151,1	74,34	125,7	35,02		
152,4	75,39	127	35,56		

TABLE 2

Calcul du pourcentage du gras corporel chez les hommes

TAILLE - POIGNET (CM)	49,5	57,15	58,42	59,69	60,96
Poids (kg)					
54,5	4	6	8	10	12
56,8	4	6	7	9	11
59,1	3	5	7	9	11
61,4	3	5	7	8	10
63,6	3	5	6	8	10
65,9		4	6	7	9
68,2		4	6	7	9
70,5		4	5	6	8
72,7		4	5	6	8
75		3	5	6	8
77,3		3	4	6	7
79,5			4	6	7
81,8			4	5	7
84,1			4	5	6
86,4			4	5	6
88,6			3	5	6
90,9			3	4	6
93,2				4	5
95,5				4	5
97,7				4	5
100				4	5
102,3				3	4
104,5				3	4
106,8				3	4
109,1					4
111,4					4
113,6					4
115,9					3
118,2					3
120,5					
122,7					
125					
127,3					
129,5					
131,8					
134,1					
136,4					

62,23	63,5	64,77	66,04	67,31	68,58	69,85
14	16	18	20	21	23	25
13	15	17	19	20	22	24
12	14	16	18	20	21	23
12	13	15	17	19	20	22
11	13	15	16	18	19	21
11	12	14	15	17	19	20
10	12	13	15	16	18	19
10	11	13	14	16	17	19
9	11	12	14	15	17	18
9	10	12	13	15	16	17
9	10	11	13	14	15	17
8	10	11	12	12	15	16
8	9	10	12	13	14	16
8	9	10	11	13	14	15
7	8	10	11	12	13	15
7	8	9	11	12	13	14
7	8	9	10	11	12	14
6	8	9	10	11	12	13
6	7	8	9	11	12	13
6	7	8	9	10	11	12
6	7	8	9	10	11	12
6	7	8	9	10	11	12
5	6	7	8	9	10	11
5	6	7	8	9	10	11
5	6	7	8	9	10	11
5	6	7	8	9	9	10
5	6	6	7	8	9	10
4	5	6	7	8	9	10
4	5	6	7	8	9	10
4	5	6	7	8	8	9
4	5	6	7	7	8	9
4	5	5	6	7	8	9
4	4	5	6	7	8	9
4	4	5	6	7	8	8
3	4	5	6	7	7	8
3	4	5	6	6	7	8
3	4	5	5	6	7	8

TAILLE - POIGNET (CM)	71,12	72,39	73,66	74,93	76,2	77,47	78,74
Poids (kg)							
54,5	27	29	31	33	35	37	39
56,8	26	28	30	32	33	35	37
59,1	25	27	28	30	32	34	36
61,4	24	26	27	29	31	32	34
63,6	23	24	26	28	29	31	33
65,9	22	23	25	27	28	30	31
68,2	21	23	24	26	27	29	30
70,5	20	22	23	25	26	28	29
72,7	19	21	22	24	25	27	28
75	19	20	22	23	24	26	27
77,3	18	19	21	22	24	25	26
79,5	17	19	20	21	23	24	25
81,8	17	18	19	21	22	23	25
84,1	16	18	19	20	21	23	24
86,4	16	17	18	19	21	22	23
88,6	15	16	18	19	20	21	22
90,9	15	16	17	18	19	21	22
93,2	14	15	17	18	19	20	21
95,5	14	15	16	17	18	19	21
97,7	13	15	16	17	18	19	20
100	13	14	15	16	17	18	19
102,3	13	14	15	16	17	18	19
104,5	12	13	14	15	16	17	18
106,8	12	13	14	15	16	17	18
109,1	12	13	14	15	16	17	17
111,4	11	12	13	14	15	16	17
113,6	11	12	13	14	15	16	17
115,9	11	12	13	14	14	15	16
118,2	10	11	12	13	14	15	16
120,5	10	11	12	13	14	15	15
122,7	10	11	12	13	13	14	15
125	10	11	11	12	13	14	15
127,3	9	10	11	12	13	14	14
129,5	9	10	11	12	12	13	14
131,8	9	10	11	11	12	13	14
134,1	9	10	10	11	12	13	14
136,4	9	9	10	11	12	12	13

80,01	81,28	82,55	83,82	85,09	86,36	87,63
41	43	45	47	49	50	52
39	41	43	45	46	48	50
37	39	41	43	44	46	48
36	38	39	41	43	44	46
34	36	38	39	41	43	44
33	35	36	38	39	41	43
32	33	35	36	38	40	41
31	32	34	35	37	38	40
30	31	33	34	35	37	38
29	30	31	33	34	36	37
28	29	30	32	33	34	36
27	28	29	31	32	33	35
26	27	28	30	31	32	34
25	26	28	29	30	31	33
24	26	27	28	29	30	32
24	25	26	27	28	30	31
23	24	25	26	28	29	30
22	23	25	26	27	28	29
22	23	24	25	26	27	28
21	22	23	24	25	26	28
20	22	23	24	25	26	27
20	21	22	23	24	25	26
19	20	21	22	23	24	25
19	20	21	22	23	24	25
18	19	20	21	22	23	24
18	19	20	21	22	23	24
18	18	19	20	21	22	23
17	18	19	20	21	22	23
17	18	19	19	20	21	22
16	17	18	19	20	21	22
16	17	18	19	19	20	21
16	16	17	18	19	20	21
15	16	17	18	19	19	20
15	16	17	17	18	19	20
15	15	16	17	18	19	19
14	15	16	17	17	18	19
14	15	16	16	17	18	19

TAILLE - POIGNET (CM)	88,9	90,17	91,44	92,71	93,98
Poids (kg)					
54,5	54				
56,8	52	54			
59,1	50	52	53	55	
61,4	48	50	51	53	55
63,6	46	48	49	51	53
65,9	44	46	47	49	51
68,2	43	44	46	47	49
70,5	41	43	44	46	47
72,7	40	41	43	44	46
75	38	40	41	43	44
77,3	37	39	40	41	43
79,5	36	37	39	40	41
81,8	35	36	37	39	40
84,1	34	35	36	38	39
86,4	33	34	35	37	38
88,6	32	33	34	35	37
90,9	31	32	33	35	36
93,2	30	31	32	34	35
95,5	29	30	32	33	34
97,7	29	30	31	32	33
100	28	29	30	31	32
102,3	27	28	29	30	31
104,5	26	27	28	30	31
106,8	26	27	28	29	30
109,1	25	26	27	28	29
111,4	25	26	27	27	28
113,6	24	25	26	27	28
115,9	24	24	25	26	27
118,2	23	24	25	26	27
120,5	22	23	24	25	26
122,7	22	23	24	25	25
125	22	22	23	24	25
127,3	21	22	23	24	24
129,5	21	21	22	23	24
131,8	20	21	22	23	23
134,1	20	21	21	22	23
136,4	19	20	21	22	22

95,25	96,52	97,79	99,06	100,33	101,6	102,87
54						
52	54	55				
50	52	53	55			
49	50	52	53	55		
47	48	50	51	53	54	
45	47	48	50	51	52	54
44	45	47	48	49	51	52
43	44	45	47	48	49	51
41	43	44	45	47	48	49
40	41	43	44	45	46	48
39	40	41	43	44	45	46
38	39	40	41	43	44	45
37	38	39	40	41	43	44
36	37	38	39	40	41	43
35	36	37	38	39	40	42
34	35	36	37	38	39	40
33	34	35	36	37	38	39
32	33	34	35	36	37	38
32	33	34	35	36	37	38
31	32	33	34	35	36	37
30	31	32	33	34	35	36
29	30	31	32	33	34	35
29	30	31	31	32	33	34
28	29	30	31	32	33	34
27	28	29	30	31	32	33
27	28	29	29	30	31	32
26	27	28	29	30	31	31
26	27	27	28	29	30	31
25	26	27	28	29	29	30
25	26	26	27	28	29	30
24	25	26	27	27	28	29
24	25	25	26	27	28	28
23	24	25	26	26	27	28

TAILLE - POIGNET (CM)	104,14	105,41	106,68	107,95	109,22	110,49
Poids (kg)						
54,5						
56,8						
59,1						
61,4						
63,6						
65,9						
68,2						
70,5						
72,7						
75	55					
77,3	54	55				
79,5	52	53	55			
81,8	50	52	53	54		
84,1	49	50	51	53	54	55
86,4	48	49	50	51	52	54
88,6	46	47	49	50	51	52
90,9	45	46	47	48	50	51
93,2	44	45	46	47	48	49
95,5	43	44	45	46	47	48
97,7	42	43	44	45	46	47
100	41	42	43	44	45	46
102,3	40	41	42	43	44	45
104,5	39	40	41	42	44	44
106,8	38	39	40	41	42	43
109,1	37	38	39	40	41	42
111,4	36	37	38	39	40	41
113,6	35	36	37	38	39	40
115,9	34	35	36	37	38	39
118,2	34	35	35	36	37	38
120,5	33	34	35	36	36	37
122,7	32	33	34	35	36	37
125	32	32	33	34	35	36
127,3	31	32	33	33	34	35
129,5	30	31	32	33	34	34
131,8	30	31	31	32	33	34
134,1	29	30	31	32	32	33
136,4	29	29	30	31	32	33

111,76	113,03	114,3	115,57	116,84	118,11	119,38
55						
53	55					
52	53	54	55			
51	52	53	54	55		
49	50	51	53	54	55	
48	49	50	51	52	53	54
47	48	49	50	51	52	53
46	47	48	49	50	51	52
45	46	47	48	49	50	51
44	45	46	47	48	49	50
43	44	45	46	46	47	48
42	43	44	44	45	46	47
41	42	43	44	44	45	46
40	41	42	43	44	44	45
39	40	41	42	43	43	44
38	39	40	41	42	43	43
37	38	39	40	41	42	43
37	38	38	39	40	41	42
36	37	38	38	39	40	41
35	36	37	38	39	39	40
35	35	36	37	38	39	39
34	35	36	36	37	38	39
33	34	35	36	36	37	38

TAILLE - POIGNET (CM)	120,65	121,92	123,19	124,46	125,73	127
Poids (kg)						
54,5						
56,8						
59,1						
61,4						
63,6						
65,9						
68,2						
70,5						
72,7						
75						
77,3						
79,5						
81,8						
84,1						
86,4						
88,6						
90,9						
93,2						
95,5						
97,7	55					
100	54	55				
102,3	53	54	55			
104,5	52	53	54	55		
106,8	5i	51	52	53	54	55
109,1	49	50	51	52	53	54
111,4	48	49	50	51	52	53
113,6	47	48	49	50	51	52
115,9	46	47	48	49	50	51
118,2	45	46	47	48	49	50
120,5	44	45	46	47	48	49
122,7	43	44	45	46	47	48
125	43	43	44	45	46	47
127,3	42	43	43	44	45	46
129,5	41	42	43	43	44	45
131,8	40	41	42	43	43	44
134,1	39	40	41	42	43	43
136,4	39	39	40	41	42	43

PORTIONS MACRONUTRITIVES

Le concept des portions macronutritives vous donne une méthode simple de composer des repas propices à l'atteinte du juste milieu. Vous trouverez ci-après une liste des différentes portions protéiques, glucidiques et lipidiques équivalant à une portion chacune. Dans les portions protéiques, il s'agit d'aliments non cuits. Les bons glucides recommandés ont un indice glycémique peu élevé à l'exception de la crème glacée et des croustilles qui ont aussi un taux élevé en matières grasses.

J'ai arrondi les chiffres pour vous en faciliter la mémorisation. Cette liste est loin d'être exhaustive. Si certains de vos mets préférés ne s'y trouvent pas, consultez le livre de Corinne T. Netzer, *Complete Book of Food Counts*, publié par Dell Books, afin de compléter votre liste.

En composant un repas propice à l'atteinte du juste milieu, n'oubliez jamais la règle première qui consiste à maintenir le rapport 1/1 des portions protéiques et des portions glucidiques.

PORTIONS PROTÉIQUES
(environ 7 g de protéines par portion)

VIANDE ET VOLAILLE

Meilleur choix

Poitrines de poulet en tranches fines	45 g
Poitrines de poulet sans peau	30 g
Poitrines de dinde en tranches fines	45 g
Poitrines de dinde sans peau	30 g
Veau	30 g

Bon choix

Bœuf haché (10-15 % de matières grasses)	45 g
Bœuf maigre	30 g
Bacon canadien maigre	30 g
Poulet sans peau, viande brune	30 g
Bœuf salé maigre en conserve (*corned-beef*)	30 g
Canard	45 g
Jambon en tranches fines	45 g
Jambon maigre	30 g
Agneau maigre	30 g
Porc maigre	30 g
Côtelette de porc	30 g
Dinde sans peau, viande brune	30 g
Bacon de dinde	3 tranches

Mauvais choix

Bacon	3 tranches
Bœuf gras	30 g
Bœuf haché (plus de 15 % de matières grasses)	45 g
Hot-dog (porc ou bœuf)	1 saucisse
Hot-dog (dinde ou poulet)	1 saucisse
Kolbassa (saucisse fumée polonaise)	60 g
Foie de bœuf	30 g
Foie de poulet	30 g
Pepperoni	30 g
Saucisse de porc	2
Salami	30 g

POISSON ET FRUITS DE MER

Bar, achigan	45 g
Rascasse	45 g
Calmar	45 g
Barbue de rivière	45 g
Morue	45 g
Palourdes	45 g
Chair de crabe	45 g
Aiglefin	45 g
Flétan	45 g
Homard	45 g

Maquereau**	45 g
Saumon**	45 g
Sardines**	30 g
Pétoncles	45 g
Crevettes	45 g
Vivaneau	45 g
Espadon	45 g
Truite	45 g
Thon (steak)	45 g
Thon en conserve dans l'eau	30 g

ŒUFS

Meilleur choix
Blanc d'œuf	2
Substitut d'œufs	60 ml

Mauvais choix
Œuf entier	1

PRODUITS LAITIERS RICHES EN PROTÉINES

Meilleur choix
Fromage sans matières grasses	30 g
Fromage cottage à faible teneur en matières grasses	60 ml
Fromage cottage sans matières grasses	60 ml

Bon choix
Fromage à faible teneur en matières grasses	30 g
Fromage mozzarella écrémé	30 g
Fromage ricotta écrémé	60 g

Mauvais choix
Fromages durs	30 g

PRODUITS VÉGÉTARIENS

Poudre protéique	10 ml
Hamburger de soja	1/2 pâté

** Riche en AEP

Hot-dog de soja	1 saucisse
Saucisses de soja	2 saucisses
Tofu ferme ou extra ferme	30 ml
Tofu tendre	90 ml

MÉLANGE PROTÉINES-GLUCIDES
(contient une portion de protéines
et une portion de glucides)

Lait partiellement écrémé 1 %	250 ml
Tempeh	45 ml
Yogourt nature	125 ml

PORTIONS DE GLUCIDES (environ 9 g par portion)

Bons glucides (recommandés)
LÉGUMES CUITS

Artichaut	1 petit
Asperge	250 ml (12 pointes)
Haricots noirs en conserve	60 ml
Haricots verts ou jaunes	250 ml
Pak-choï	750 ml
Brocoli	250 ml
Chou de Bruxelles	250 ml
Chou	375 ml
Chou-fleur	375 ml
Pois chiches	60 ml
Chou rosette	250 ml
Aubergine	375 ml
Chou frisé	250 ml
Haricots blancs en conserve	60 ml
Poireaux	250 ml
Lentilles	60 ml
Champignons (bouillis)	250 ml
Okra tranché	250 ml
Oignons bouillis	125 ml
Choucroute	250 ml
Épinards	250 ml
Bette à cardes	250 ml
Navet en purée	250 ml

Feuilles de navet	375 ml
Courge	250 ml
Courgette	250 ml

LÉGUMES CRUS

Germes de luzerne	1875 ml
Germes de soja	750 ml
Brocoli	500 ml
Chou râpé	500 ml
Chou-fleur	500 ml
Céleri tranché	500 ml
Concombre	1
Concombre tranché	750 ml
Endive en morceaux	1250 ml
Scarole hachée	1250 ml
Poivron vert haché	375 ml
Poivrons verts	2
Hommos	60 ml
Laitue iceberg	1 pomme
Laitue romaine hachée	1500 ml
Champignons hachés	750 ml
Oignon haché	250 ml
Radis tranchés	500 ml
Salsa	125 ml
Pois mange-tout	250 ml
Épinard	1000 ml
Salade d'épinards	1
(500 ml d'épinards crus, 60 ml d'oignons crus, 60 ml de champignons crus et 60 ml de tomates crues)	
Tomate hachée	250 ml
Tomates	2
Salade mélangée	1
(500 ml de laitue hachée, 60 ml de poivrons verts crus, 60 ml de concombres crus et 60 ml de tomates crues)	
Châtaignes d'eau	125 ml

FRUITS (FRAIS, CONGELÉS OU EN CONSERVE DANS UN SIROP LÉGER)

Pomme	1/2
Compote de pommes	60 ml
Abricots	3
Mûres	125 ml

Bleuets, myrtilles	125 ml
Cantaloup	1/4
Cantaloup en cubes	250 ml
Cerises	7
Salade de fruits	125 ml
Pamplemousse	1/2
Raisins	125 ml
Melon miel en cubes	125 ml
Kiwi	1
Citron	1
Lime	1
Nectarine	1/2
Orange	1/2
Mandarine, orange (en conserve)	85 ml
Pêche	1
Pêches en conserve	125 ml
Poire	1/3
Ananas en cubes	125 ml
Prune	1
Framboises	170 ml
Fraises	250 ml
Tangerine	1
Melon d'eau en cubes	125 ml

CÉRÉALES

Gruau, cuisson lente*	85 ml (cuit) ou 15 ml (sec)

MAUVAIS GLUCIDES (consommation modérée recommandée)

LÉGUMES CUITS

Courgeon	60 ml
Haricots cuits	30 ml
Betteraves tranchées	125 ml
Courge Butternut	85 ml
Carottes tranchées	125 ml
Maïs	60 ml

---

* Contient ALG

Haricots de Lima	60 ml
Panais	85 ml
Pois	85 ml
Haricots pinto en conserve	85 ml
Pomme de terre au four	85 ml
Pomme de terre bouillie	85 ml
Pomme de terre frite	5 morceaux
Pomme de terre en purée	50 ml
Haricots sautés	60 ml
Patate douce au four	1/3
Patate douce en purée	50 ml

FRUITS

Banane	1/3
Canneberges	60 ml
Sauce aux canneberges	20 ml
Dattes	2
Figue	1
Goyave en cubes	125 ml
Kumquat	3
Mangue tranchée	85 ml
Papaye en cubes	125 ml
Pruneaux	2
Raisins secs	15 ml

JUS DE FRUITS

Cidre de pomme	85 ml
Jus de pomme	60 ml
Jus de canneberges	60 ml
Punch aux fruits	60 ml
Jus de raisin	125 ml
Jus de pamplemousse	85 ml
Jus de citron	85 ml
Citronnade	85 ml
Jus d'orange	85 ml
Jus d'ananas	60 ml
Jus de tomate	185 ml
Jus de légumes	185 ml

CÉRÉALES ET PAINS

Bagel (petit)	1/4
Biscuit	1/4
Pain complet	1/2 tranche
Pain blanc	1/2 tranche
Chapelure	15 ml
Baguette	1
Sarrasin sec	15 ml
Blé bulgur sec	15 ml
Céréales sèches	15 ml
Pain de maïs	1 tranche
Fécule de maïs	20 ml
Couscous	15 ml
Croissant nature	1/4
Croûtons	15 ml
Beignet nature	1/4
Muffin anglais	1/4
Granola	15 ml
Gruau de maïs cuit	85 ml
Toast melba	15 ml
Millet	15 ml
Muffin aux bleuets	1/4
Nouilles aux œufs cuites	60 ml
Crêpe (10 cm)	1/2
Pâtes alimentaires cuites	60 ml
Pain pita	1/4
Petit pain pita	1/2
Maïs soufflé éclaté	500 ml
Riz brun cuit	50 ml
Riz blanc cuit	50 ml
Galette de riz	1
Petit pain à salade	1/2
Pain hamburger	1/4
Coquille taco	1
Tortilla de maïs (15 cm)	1
Tortilla de farine (20 cm)	1/2
Gaufre	1/2

Autres

Sauce barbecue	30 ml
Tablette de friandise	1/4
Ketchup	30 ml
Sauce cocktail	30 ml
Biscuit graham	1
Craquelins	4
Miel	7,5 ml
Crème glacée (glace) parfumée	40 ml
Crème glacée (glace) régulière	60 ml
Confiture ou gelée	10 ml
Mélasse	10 ml
Sauce aux prunes	22,5 ml
Croustilles	15 ml
Bretzels	15 ml
Relish, cornichon	20 ml
Sucre brun	7,5 ml
Sucre glace	15 ml
Sucre granulé	10 ml
Sirop d'érable	10 ml
Sirop de maïs	10 ml
Sauce Teriyaki	15 ml
Croustilles tortilla	15 ml

MATIÈRES GRASSES (environ 1,5 g par portion de gras)

Meilleur choix (riche en gras monoinsaturés)

Beurre d'amande	2,5 ml
Amandes tranchées	5 ml
Avocat	7,5 ml
Huile de canola	1,5 ml
Guacamole	7,5 ml
Noix macadamia	1
Huile d'olive	1,5 ml
Vinaigrette à l'huile d'olive et vinaigre	5 ml
Olives	3
Beurre d'arachide nature	2,5 ml
Huile d'arachide	1,5 ml
Arachides	6
Tahini (beurre de sésame)	7,5 ml

Bon choix (à faible teneur en gras saturés)

Mayonnaise légère	5 ml
Mayonnaise régulière	1,5 ml
Huile de sésame	1,5 ml
Huile de soja	1,5 ml
Noix	2,5 ml

Mauvais choix (riche en gras saturés)

Simili-bacon en miettes	10 ml
Beurre	1,5 ml
Crème	2,5 ml
Fromage en crème	5 ml
Fromage en crème léger	10 ml
Lard	1,5 ml
Crème sure	2,5 ml
Crème sure légère	15 ml
Graisse végétale	1,5 ml

RECETTES PROPICES À L'ATTEINTE DU JUSTE MILIEU

I l n'est guère difficile de se mijoter de bons petits plats en suivant le régime du juste milieu. Grâce aux recettes de Jeannette Pothier et de Ann Rislove, vous pourrez préparer des repas réellement fins et délicieux et atteindre le juste milieu.

Jeannette est un chef professionnel. Elle possède un brevet d'enseignement en art culinaire. Elle fut pendant dix ans l'associée du chef le plus renommé de Boston, Madeleine Kamman, à la Modern Gourmet Cooking School. Elle fut aussi premier chef au Café l'Orange à Concord, Massachusetts. Jeannette a également fait un stage au collège Luberon à Aix-en-Provence.

Les recettes qui suivent sont parmi les préférées de Jeannette et Ann.

AIGLEFIN POCHÉ AVEC HARICOTS VERTS ET ARTICHAUTS

Pour 4 personnes

Les filets d'aiglefin, comme tous les autres filets de poisson de la même famille, peuvent être cuits au four, grillés ou pochés. Pocher le poisson consiste à le faire cuire en le plongeant dans un liquide bouillant. Le poisson reste tendre et fin. Le bouillon peut servir à préparer une sauce blanche savoureuse.

250 ml d'eau
125 ml d'oignons tranchés mince
500 ml de lait 2 %

1 ml de sel de mer
poivre
4 filets d'aiglefin de 120 g chaque

Sauce
22,5 ml de beurre
22,5 ml de farine
250 ml de bouillon
20 raisins verts, facultatif

Dans un grand poêlon en acier inoxydable ou en fonte émaillée, porter l'eau et l'oignon à ébullition. Ajouter le lait, le sel, le poivre et les filets de poisson. Baisser le feu et laisser cuire 5 à 6 minutes. Éteindre le feu, retirer les filets et les placer dans un plat chaud.

Faire réduire le bouillon de moitié à feu moyen. Pendant ce temps, préparer la sauce. Dans une petite casserole, faire fondre le beurre à feu moyen. Ajouter la farine et cuire une minute en remuant avec un fouet. Ajouter 125 ml du bouillon en continuant à fouetter le mélange. La sauce va rapidement épaissir. Ajouter le reste du liquide et remuer vigoureusement. Ajouter les raisins verts et porter la sauce à ébullition. Ajuster l'assaisonnement puis napper les filets de sauce. Déposer sur le dessus le mélange de haricots et d'artichauts cuits. Garnir de persil.

HARICOTS VERTS ET ARTICHAUTS

Pour 4 personnes

Marinade
45 ml de jus de citron
85 ml de vinaigre de vin rouge
60 ml d'huile d'olive
fines herbes hachées
persil
ciboulette

540 ml de haricots verts
250 ml de cœurs d'artichauts égouttés
15 ml d'huile d'olive
125 ml de persil haché

60 ml de ciboulette hachée
30 ml de piment haché (facultatif)

Mélanger les ingrédients de la marinade. Ajouter les haricots verts et les cœurs d'artichauts. Mettre dans un bol en verre, recouvrir et réfrigérer.

Au moment de préparer le plat, sortir la marinade du réfrigérateur et bien égoutter les haricots et les cœurs d'artichaut. Dans un grand poêlon, chauffer 15 ml d'huile d'olive. Mettre les haricots et les cœurs d'artichauts et les remuer jusqu'à ce qu'ils soient bien chauds, environ 3 à 4 minutes. Ajouter le persil et la ciboulette. S'il y a lieu, ajouter 30 ml de piment pour rehausser le goût et donner de la couleur. Servir immédiatement avec l'aiglefin poché.

3 portions protéiques par personne

AGNEAU AU FROMAGE À L'AIL ET «PÂTES» VÉGÉTARIENNES

Pour 4 personnes

8 tranches de longe d'agneau
10 ml d'huile d'olive
250 ml de vin rouge sec
3 gousses d'ail cuites
15 ml de beurre non salé
30 ml de fromage de chèvre ou de Rondelé léger
6 branches de persil haché
4 branches de persil pour garnir

Dégraisser les tranches d'agneau et les embrocher pour les garder ensemble et assurer une cuisson égale. Dans un poêlon en fonte émaillée ou en acier inoxydable lourd, chauffer l'huile à feu vif et cuire les tranches quatre à la fois. Faire dorer, saler et retourner. Faire dorer le deuxième côté jusqu'à ce qu'elles soient cuites à point. Déposer dans un plat. Cuire les 4 autres tranches de la même manière. Déposer dans le plat.

Vider le gras du poêlon et verser le vin rouge. Faire réduire de moitié à feu modéré. Écraser les gousses d'ail et les ajouter au vin avec le beurre. Fouetter pour bien incorporer le beurre à la sauce.

Ajuster l'assaisonnement s'il y a lieu. Servir deux tranches nappées de sauce par personne. Ajouter le jus resté dans le plat. Couvrir de fromage de chèvre ou de Rondelé. Garnir de persil haché et d'une branche de persil. Servir avec des «pâtes» végétariennes (page suivante).

«PÂTES» VÉGÉTARIENNES

Pour 4 personnes

Des courges et des courgettes coupés en julienne à l'aide d'un éplu-che-légumes remplacent joliment les pâtes alimentaires pour accompagner le poulet ou l'agneau.

2 à 3 courgettes moyennes*
2 à 3 courges moyennes*
2 à 3 carottes moyennes
15 ml de beurre ou d'huile d'olive
60 ml de basilic haché
60 ml de persil haché
sel
poivre frais moulu
fines herbes fraîches comme le basilic ou des herbes séchées

Laver les courgettes et les courges. Laver et peler les carottes. Couper les courges et les courgettes en julienne. Couper les carottes en julienne en prenant soin d'ôter le cœur. Mettre le tout de côté jusqu'au moment de la cuisson.

Dans un wok ou un grand poêlon en acier inoxydable lourd, chauffer le beurre ou l'huile à feu modéré. Ajouter les juliennes de légumes. Cuire les carottes en premier pendant 2 à 3 minutes, puis ajouter les courges et les courgettes, cuire en remuant pendant 3 à 4 minutes. (Note: l'huile d'olive permet de chauffer le poêlon à plus haute température.) Ajouter le sel, le poivre et les fines herbes hachées. Servir immédiatement avec les tranches d'agneau.

4 portions protéiques par personne

ESPADON GRILLÉ À LA MEXICAINE ET SALADE VACANCES MEXICAINES

Pour 4 personnes

Marinade
1 petit oignon haché
1 gousse d'ail hachée fin ou écrasée

---

*Utiliser des courgettes et des courges tendres. Les cœurs de carottes peuvent servir dans une soupe.

85 ml de jus de lime
8-12 morceaux de piments jalapeno marinés
125 ml de coriandre hachée
15 ml d'huile d'olive
500 ml d'eau
720 g de filets d'espadon, séparés en 3 portions égales de 240 g
(environ 2,5 cm d'épaisseur)

Placer les filets dans un plat de cuisson en verre (32,5 x 22,5 x 5 cm). Dans un bol en verre, mélanger les ingrédients de la marinade et en recouvrir le poisson. Bien enrober le tout. Couvrir et réfrigérer au moins une heure ou, pour plus de saveur, laisser mariner toute la nuit.

Cuisson: retirer les filets en prenant soin de bien ôter les morceaux de piments et les fines herbes collés dessus qui risquent de brûler au cours de la cuisson et de donner un goût âcre au poisson. Vaporiser le gril d'huile d'olive en aérosol et chauffer à température moyenne-chaude. Faire griller les filets environ 4 minutes de chaque côté jusqu'à ce qu'ils soient cuits à point. Si vous les préférez bien cuits, faites-les griller environ 5 à 6 minutes de chaque côté. Servir immédiatement avec la salade vacances mexicaines.

SALADE VACANCES MEXICAINES

Pour 4 personnes

1 laitue iceberg ou romaine
1 boîte de 450 ml de betteraves tranchées
2 oranges
1 jicama
125 ml de jus de lime
2 pommes rouges
1 boîte de 600 ml d'ananas en tranches
2 bananes
125 ml d'arachides espagnoles crues en morceaux

Vinaigrette
mayonnaise légère
jus des ananas

Laver les feuilles de laitue et les placer dans un plat rond (35 à 40 cm de diamètre). Disposer les betteraves égouttées en couronne autour des feuilles de laitue.

Peler et parer les oranges, puis les couper en travers en forme de roues de train. Peler et émincer le jicama, puis laisser tremper dans le jus de lime. En les alternant, disposer en couronne les tranches d'orange et les tranches de jicama à l'intérieur de la couronne de betteraves.

Enlever le cœur des pommes sans les peler, les émincer puis laisser tremper dans le jus de lime. Égoutter les tranches d'ananas. Conserver le jus dans un bol. En alternant, disposer en couronne les tranches de pommes et les tranches d'ananas à l'intérieur de la couronne d'oranges et de jicama.

Peler et couper les bananes en rondelles de 1,25 cm d'épaisseur. Laisser tremper dans le jus de lime puis placer au centre des couronnes.

Garnir les bananes de morceaux d'arachides espagnoles.

Mélanger une quantité égale de mayonnaise et de jus d'ananas. Arroser la salade quelques minutes avant de servir l'espadon. La salade se garde au réfrigérateur environ une heure.

(Variante: ajouter au centre des bananes à la noix de coco. Pour les préparer, tremper les rondelles une par une dans le jus de lime, secouer pour enlever l'excès de jus, les plonger dans de la crème sure ou du yogourt puis dans de la noix de coco râpée non sucrée. C'est un régal!) Servir avec l'espadon grillé à la mexicaine.

4 portions protéiques par personne

OMELETTE AU FROMAGE

Pour 1 personne

1 œuf entier et 3 blancs d'œuf, ou 250 ml d'Egg Beaters
sel et poivre blanc frais moulu
huile d'olive en aérosol
30 ml de fromage cheddar
branche de persil ou de coriandre
125 ml de tomates hachées, ou 60 ml de sauce piquante

Dans un bol à mesurer en verre, fouetter les œufs jusqu'à ce qu'ils pâlissent. Saler et poivrer. Vaporiser un poêlon d'huile d'olive en aérosol et laisser chauffer à feu moyen. Verser le mélange et faire cuire environ 30 secondes. Soulever le bord de l'omelette avec une spatule et laisser le mélange couler tout autour de l'omelette. Garder l'omelette baveuse. Arroser le centre de fromage. Plier l'omelette en trois et la déposer dans une assiette.

Garnir d'une branche de persil et de tomates fraîches hachées ou de sauce piquante et de coriandre fraîche hachée.

Servir avec deux tranches grillées de pain de seigle complet et du beurre d'amande.

4 portions protéiques par personne

SALADE DE THON, D'ARTICHAUTS ET DE HARICOTS VERTS

Pour 8 personnes

Vinaigrette
sel et poivre frais moulu
60 ml de vinaigre de vin rouge
60 ml d'huile de noix
60 ml d'huile d'olive
125 ml de persil haché fin
60 ml de ciboulette hachée fin

540 ml de haricots verts (frais ou congelés), cuits
1 litre de pousses de bambou, égouttées et rincées à l'eau froide
1 litre de châtaignes d'eau, tranchées et égouttées
1 boîte de cœurs d'artichauts, égouttés
1 litre de pâtes torsadées, cuites
1 boîte de 720 ml de thon dans l'eau, égoutté
1 laitue Boston
persil haché

Dans un bol en verre, dissoudre le sel dans le vinaigre, ajouter le poivre puis tous les autres ingrédients et bien mélanger. Mettre la vinaigrette de côté.

Cuire les haricots au four à micro-ondes jusqu'à ce qu'ils soient tendres, environ 6 à 8 minutes. Dans une passoire, laisser égoutter les pousses de bambou, les châtaignes d'eau et les cœurs d'artichauts. Rincer à l'eau froide. Égoutter à nouveau et mettre de côté. Cuire les pâtes en suivant les instructions sur le paquet. Égoutter et en mettre 4 tasses de côté. Égoutter le thon et le défaire en morceaux.

Dans un grand bol, mélanger les légumes, les pâtes, le thon et la vinaigrette jusqu'à ce que tous les ingrédients soient bien enrobés. Laisser mariner au moins une heure au réfrigérateur.

Servir dans un grand plat garni de feuilles de laitue. Saupoudrer de persil frais haché. Arroser du reste de la vinaigrette s'il y a lieu.

3 portions protéiques par personne

GUACAMOLE

Les fajitas constituent un excellent moyen de préparer des repas propices à l'atteinte du juste milieu et une excellente façon d'ajouter des gras monoinsaturés (comme le guacamole) à vos repas. Voici pour commencer la recette du guacamole.

1 avocat mûr
jus de citron
sel et poivre blanc frais moulu

Acheter un bel avocat mûr sans tâches brunes. Pour laisser mûrir un avocat, le placer dans un sac de papier pendant 1 ou 2 journées.

Couper l'avocat en deux en longueur. Peler et dénoyauter. Dans un bol en verre, réduire l'avocat en purée. Ajouter le jus de citron, le sel et le poivre et bien mélanger. Couvrir et réfrigérer jusqu'au moment de servir. (Facultatif: ajouter des tomates et de l'oignon hachés si vous le désirez.)

2 portions de gras par 15 ml

FAJITAS AUX CREVETTES

Pour 4 personnes

454 g de crevettes fraîches (32 à 40), décortiquées
90 ml de jus de lime en bouteille
sel et poivre
1 poivron vert coupé en quatre, épépiné et paré
1 poivron rouge, coupé en quatre, épépiné et paré
1 oignon jaune, coupé en rondelles de 6 mm d'épaisseur,
cuit au four à micro-ondes à fréquence élevée pendant 2 minutes,
retourné après une minute.
22,5 ml d'huile d'olive
4 tortillas à fajitas (environ 20 cm de diamètre)

Ingrédients
500 ml de tomates épépinées et hachées (125 ml par personne)
125 ml de salsa (environ 30 ml par personne)
125 ml de guacamole (environ 30 ml par personne)

Mettre les crevettes, le jus de lime, le sel et le poivre dans un plat en verre et recouvrir d'eau. Couvrir d'une pellicule plastique et réfrigérer 3 heures ou jusqu'au lendemain.

Retirer les crevettes du plat. Dans un grand poêlon, sur feu vif, ajouter l'huile d'olive, le liquide des crevettes et faire réduire de moitié. Ajouter les poivrons et l'oignon. Cuire pendant 3 à 4 minutes. Ajouter les crevettes et mélanger jusqu'à ce que les crevettes soient bien chaudes. Ne pas laisser cuire trop longtemps. Retirer du feu et servir immédiatement avec les ingrédients et les tortillas.
    3 portions protéiques par personne

FAJITAS AU POULET

Pour 4 personnes

360 g de poitrines de poulet désossées
90 ml de jus de lime en bouteille
sel et poivre fraîchement moulu
60 ml d'eau ou plus
1 poivron vert coupé en quatre, pelé et épépiné
1 poivron rouge coupé en quatre, pelé et épépiné
1 oignon jaune coupé en rondelles de 6 mm d'épaisseur, cuit 2 minutes
    à haute fréquence au four à micro-ondes, et retourné après 1 minute
4 tortillas à fajitas, environ 20 cm de diamètre

Condiments (par personne)
125 ml de tomates hachées
30 ml de salsa
30 ml de guacamole

Couper les poitrines de poulet en travers, en lamelles de 1,5 cm. Mettre dans un bol en verre avec la salsa, le jus de lime, le sel et le poivre. Ajouter de l'eau jusqu'à ce que le tout soit recouvert. Couvrir le bol d'une pellicule plastique et réfrigérer pendant la nuit.

Dans un grand poêlon, verser le liquide du poulet et faire réduire de moitié à feu vif. Ajouter les lamelles de poulet et, en vous servant d'une grande spatule chinoise ou d'une grande spatule en bois, mélanger fréquemment. Lorsque le poulet commence à blanchir (devenir opaque) sans être complètement cuit, ajouter les poivrons et l'oignon. Poursuivre la cuisson en mélangeant jusqu'à ce que le liquide s'évapore et que le mélange commence à grésiller. Mélanger une dernière fois et retirer du feu. Servir avec les condiments et les tortillas.

3 portions protéiques par personne

MOUSSE DE SAUMON ET SALADE DE CONCOMBRE

Pour 5 personnes

1 boîte de 455 ml de saumon rouge ou rose
90 ml de fromage en crème partiellement écrémé
1 sachet de gélatine sans saveur
15 ml d'aneth frais haché
laitue Boston
olives noires

Laisser égoutter le saumon, puis enlever la peau et les arêtes. Mettre dans un robot culinaire avec le fromage en crème. Mélanger.
Dans un petit bol, saupoudrer la gélatine au-dessus de 60 ml d'eau froide. Mettre au four à micro-ondes à puissance maximale pendant 30 à 40 secondes, jusqu'à ce que la gélatine soit bien dissoute. Verser sur le mélange de saumon et de fromage. Mélanger le tout. Ajouter l'aneth. Procéder à un dernier mélange rapide.

Mettre la mousse dans un petit moule, de préférence en forme de poisson, vaporisé d'huile d'olive. Bien presser pour ôter les bulles d'air. Recouvrir d'une pellicule plastique et réfrigérer trois heures ou jusqu'au lendemain.

Recouvrir le fond d'un plat à poisson de feuilles de laitue, puis démouler la mousse. Mettre deux olives noires en guise d'yeux. Servir avec la salade de concombre.

SALADE DE CONCOMBRE

Donne environ 4 portions de 500 ml

6 concombres
375 ml de vinaigre de cidre
625 ml d'eau tiède
85 ml de sucre
60 ml de sel
30 ml de moutarde
45 ml d'aneth en grains
4 bocaux de conserves d'un demi-litre, à col évasé

Laver soigneusement les concombres et les découper en rondelles très minces. Utiliser, s'il y a lieu, le tranchoir du robot culinaire pour gagner du temps.

Mélanger le vinaigre, l'eau tiède, le sucre, le sel et la moutarde jusqu'à ce que le sucre et la moutarde soient bien dissous.

Mettre une couche de rondelles de concombres dans le fond des bocaux. Arroser quelques grains d'aneth sur le dessus. Continuer à alterner les rondelles de concombre et les grains d'aneth jusqu'à ce que les bocaux soient remplis. Verser 250 ml du mélange de vinaigre dans chaque bocal pour recouvrir. Ajouter de l'eau si nécessaire. Fermer hermétiquement et réfrigérer. La salade peut être consommée après 24 heures. Elle peut être conservée 2 à 3 semaines au réfrigérateur. Servir 500 ml de salade pour chaque portion de mousse au saumon.

3 portions protéiques par personne

L'INFORMATIQUE AU SERVICE DU JUSTE MILIEU

Il est évident qu'il faut du temps pour préparer des repas gastronomiques et c'est le plus grand obstacle pour quiconque suit le régime du juste milieu. Pour vous aider à résoudre ce problème, Envion International Inc., de Nashua au New Hampshire, a conçu un programme informatique ingénieux à partir de mon programme de portions alimentaires, qui offre des menus de plusieurs semaines basés sur le nombre de portions protéiques requis à chaque repas selon les besoins propres à chacun. Habituellement, il faut compter

3 portions protéiques par repas pour les femmes et 4 portions pour les hommes. Vous trouverez ci-après quelques recettes informatisées propices à l'atteinte du juste milieu, contenant chacune 4 portions protéiques.

PETIT DÉJEUNER

Quesadilla du matin
1 tortilla de 15 cm
60 ml de fromage Monterey Jack partiellement écrémé, râpé
60 ml de bacon canadien ou de jambon extra-maigre, haché, avec des oignons, des poivrons verts et des tomates hachés
30 ml de guacamole
250 ml de raisins, en assiette d'accompagnement

Gruau à l'ancienne
170 ml de gruau cuit arrosé de muscade et de cannelle
15 ml d'amandes en lamelles
250 ml de lait partiellement écrémé (1 %)
90 g de bacon canadien extra-maigre
125 ml de bleuets (myrtilles), en assiette d'accompagnement

Huevos rancheros
1 œuf entier
2 blancs d'œufs avec oignons, poivrons verts et tomates hachés, piment rouge en poudre et coriandre
60 g de fromage partiellement écrémé
1 tranche de pain complet
6 ml de beurre d'amande
250 ml de melon miel coupé en dés, en assiette d'accompagnement

Gruau végétarien
170 ml de gruau cuit arrosé de muscade et de cannelle
15 ml de poudre protéique
250 ml de lait de soja
90 ml de compote de pommes non sucrée
4 rondelles de saucisse de soja
1/2 tranche de pain complet
10 ml de beurre d'arachide naturel à l'ancienne

Œufs brouillés florentine
1 œuf entier
4 blancs d'œufs mélangés avec oignons et champignons hachés
335 ml d'épinards sautés
30 ml de fromage mozzarella partiellement écrémé, râpé
250 ml de fruits en conserve dans un sirop léger, en accompagnement

Bagel et saumon
1 bagel
90 g de saumon ou de saumon fumé
15 ml de fromage de fromage en crème léger

Saucisse végétarienne fondante
1 muffin à grains entiers grillé, fourré de 1 1/2 galette de saucisse
    de soya
30 g de fromage partiellement écrémé
6 ml de beurre

DÉJEUNER

Sandwich BLT
1 tranche de pain complet
60 g de bacon canadien extra-maigre avec de la laitue,
    des tranches de tomates et une tranche de cornichon
30 g de fromage partiellement écrémé
125 ml de yogourt nature partiellement écrémé
    avec 85 ml de pêches en conserve, pour le dessert

Sandwich au thon
1/2 pain pita
120 ml de thon en conserve dans l'eau, égoutté, avec de la laitue,
    des tranches de tomates et une tranche de cornichon
20 ml de mayonnaise légère
250 ml de raisins, pour le dessert

Assiette de salade aux œufs «sans œuf»
270 ml de tofu cuit, refroidi et mis en purée
    avec des oignons hachés, du persil, du paprika et du sel d'ail
20 ml de mayonnaise légère
1 pain pita avec de la laitue et des tranches de tomates

125 ml de yogourt nature partiellement écrémé

1 pêche, pour le dessert

Salade césar au poulet grillé

120 g de tranches de poitrines de poulet grillées, servies sur une grosse salade mélangée

15 ml de vinaigrette césar

10 ml de vinaigrette à l'huile d'olive

1/2 baguette

1 pomme, pour le dessert

Hamburger végétarien

1 petit pâté de soja

15 g de fromage partiellement écrémé

1/2 pain hamburger avec de la laitue, des tranches de tomates et une tranche de cornichon

1 grosse salade mélangée

20 ml de vinaigrette à l'huile d'olive

60 ml de fromage cottage partiellement écrémé

1 prune, pour le dessert

DÎNER

Médaillon de porc et pommes

120 g de médaillons de porc sautés avec du romarin, de la moutarde de Dijon et 10 ml de vin blanc

1 pomme en tranches

300 ml de brocoli étuvé

1 grosse salade mélangée

20 ml de vinaigrette à l'huile d'olive

Saumon grillé au citron

180 g de filets de saumon grillés, avec du citron et des champignons émincés

1 tomate grillée coupée en deux, arrosée de 5 ml de fromage parmesan râpé

250 ml de haricots verts, étuvés

1 grosse salade d'épinards

20 ml de vinaigrette à l'huile d'olive

125 ml de raisins rouges pour le dessert

Poulet sauté au gingembre

> 120 g de lamelles de poitrines de poulet sautées, avec des oignons, des poivrons rouges et verts et des champignons hachés, et du gingembre râpé
>
> 300 ml de brocoli haché
>
> 300 ml de chou-fleur haché
>
> 185 ml de pois mange-tout
>
> 6 ml d'huile d'arachide
>
> 250 ml de fraises, pour le dessert

Veau paprika

> 120 g d'escalopes de veau maigre, émincées
>
> Faire revenir les escalopes avec des tranches d'oignon dans une poêle vaporisée d'huile végétale. Assaisonner avec du paprika, de la poudre d'ail, du poivre de cayenne et du sel. Ajouter du vermouth et laisser mijoter à feu doux jusqu'à ce que la viande devienne tendre.
>
> 300 ml d'épinards étuvés
>
> 1 grosse salade mélangée
>
> 20 ml de vinaigrette à l'huile d'olive
>
> 1 pomme, pour le dessert

Tofu sauté

> 360 ml de tofu coupé en dés avec des oignons, des poivrons verts et rouges et des champignons hachés, et de la sauce soja
>
> 625 ml de brocoli haché
>
> 185 ml de pois mange-tout
>
> 6 ml d'huile d'arachide
>
> 85 ml d'eau
>
> 250 ml de cantaloup, coupé en dés, pour le dessert

Crevettes scampi

> 150 g de crevettes sautées, avec des oignons et des poivrons verts hachés, de l'ail, du sel, 85 ml de vin blanc sec et 5 ml de jus de citron
>
> 625 ml de brocoli étuvé
>
> 1 grosse salade mélangée
>
> 20 ml de vinaigrette à l'huile d'olive
>
> 1 orange, pour le dessert

Poulet au cari
> 120 g de tranches de poitrines de poulet sautées, avec de l'ail, des oignons et des poivrons
> 1 tomate coupée en morceaux
> 250 ml de haricots verts
> 1 grosse salade mélangée
> 20 ml de vinaigrette à l'huile d'olive
> 125 ml de raisins pour le dessert

LA CUISINE DE TOUS LES JOURS

Bien sûr, tout le monde n'est pas un grand chef, y compris moi-même. En fait, la plupart de mes techniques de cuisson consistent à mettre le four à micro-ondes en marche puis à l'arrêter. Voici donc quelques repas surgelés pratiques que vous pouvez trouver dans la plupart des grandes chaînes alimentaires et qui, tels quels, sont propices à l'atteinte du juste milieu.

Cuisine minceur/Lean Cuisine
> Dinde et légumes, style maison (*3 portions protéiques*)
> Poulet dans une sauce aux arachides (*3 portions protéiques*)
> Poulet à l'orientale avec légumes (*3 portions protéiques*)

Healthy Choice
> Poulet glacé (*3 portions protéiques*)
> Côtelettes barbecue style maison (*4 portions protéiques*)

Budget Gourmet
> Repas de dinde léger et sain (*3 portions protéiques*)

En pratique, tout repas surgelé peut être propice à l'atteinte du juste milieu en lui ajoutant des protéines additionnelles (si le repas contient plus de portions de glucides que de portions de protéines) ou en lui ajoutant des légumes ou des fruits (si le repas contient trop de portions protéiques par rapport aux portions de glucides). Ces ajouts vous donnent un repas pratique et propice à l'atteinte du juste milieu. Vous trouverez ci-après une liste non exhaustive des ajustements qui vous permettent de faire de tout repas un repas propice à l'atteinte du juste milieu. Cependant, gardez à l'esprit que les repas surgelés ont une faible teneur micronutritive.

Repas à base de dinde

Le Menu — Dinde à l'ancienne: ajouter 85 ml de petits pois, une petite salade mélangée avec 15 ml de vinaigrette italienne (*3 portions protéiques*)

Cuisine minceur/Lean Cuisine — Dinde à la dijonnaise: ajouter 250 ml de brocoli étuvé (*4 portions protéiques*)

Repas à base de bœuf

Cuisine minceur/Lean Cuisine — Lasagne avec sauce à la viande: ajouter 250 ml de brocoli étuvé et une pomme (*4 portions protéiques*)

Cuisine minceur/Lean Cuisine — Bœuf à la mode sichuannaise et nouilles: ajouter 125 ml de haricots verts (*3 portions protéiques*)

Budget Gourmet — Rôti de bœuf minceur: ajouter une petite salade avec 15 ml de vinaigrette à l'huile d'olive et 125 ml de fraises (*4 portions protéiques*)

Le Menu — Tranches d'aloyau: ajouter 125 ml de brocoli et 125 ml de cantaloup (*5 portions protéiques*)

Hormel — Ragoût de bœuf: ajouter une petite salade et 15 ml de vinaigrette italienne (*3 portions protéiques*)

Repas à base de poulet

Stouffer's — Poulet cacciatore: ajouter une salade mélangée et 15 ml de vinaigrette à l'huile d'olive (*4 portions protéiques*)

Cuisine minceur/Lean Cuisine — Poitrine de poulet avec sauce aux fines herbes: ajouter 250 ml de brocoli, une orange et 5 ml de beurre d'amande (*4 portions protéiques*)

Cuisine minceur/Lean Cuisine — Poulet et crevettes à la cantonnaise: ajouter 250 ml de brocoli (*4 portions protéiques*)

Budget Gourmet — Poitrine de poulet et fettucinis: ajouter 250 ml de brocoli et 5 ml de beurre d'amande (*4 portions protéiques*)

Repas à base de poisson

Cuisine minceur/Lean Cuisine — Poisson Divan: ajouter une salade mélangée, 15 ml de vinaigrette à l'huile d'olive et une pomme (*5 portions protéiques*)

Cuisine minceur/Lean Cuisine — Filets de poisson jardinière: ajouter 250 ml de haricots verts, une petite salade et 15 ml de vinaigrette française (*4 portions protéiques*)

LA RESTAURATION RAPIDE *(FAST-FOOD)* ET LE JUSTE MILIEU

Si le fait de mettre le four à micro-ondes en marche est pour vous un dur labeur, vous pouvez quand même prendre un repas relativement propice à l'atteinte du juste milieu dans les restaurants qui servent du *fast-food*. Les menus ont généralement une teneur assez élevée en matières grasses (en particulier les hamburgers), mais il faut faire avec ce qu'on a. Les repas à base de poulet sont toujours plus faibles en gras que les repas à base de bœuf. Bien sûr, il faut complètement oublier les éléments micronutritifs. Voici une liste de suggestions:

Burger King	Sandwich au poulet (*3 portions protéiques*)
	Hamburger simple (*3 portions protéiques*)
McDonald's	Sandwich McPoulet (*3 portions protéiques*)
	Hamburger de luxe (sans fromage) (*3 portions protéiques*)
	McMuffin aux œufs (*2 portions protéiques*)
	Hamburger simple (en prendre 2 et mettre les deux pâtés de viande dans un même pain) (*3 portions protéiques*)
Wendy's	Sandwich au poulet grillé (*4 portions protéiques*)
	Chili (*3 portions protéiques*)
	Hamburger simple (*3 portions protéiques*)

REPAS EXTRA-RAPIDES

Vous n'avez même pas le temps d'aller dans un fast-food? Essayez alors ces repas vite faits à la maison.

Petit déjeuner
> 330 ml de gruau cuit avec 250 ml de fromage cottage partiellement écrémé (*4 portions protéiques*)
> 250 ml de gruau cuit fortifié avec 30 ml de poudre protéique (il faut toujours ajouter la poudre après la cuisson) (*4 portions protéiques*)
> Omelette avec 4 blancs d'œufs et 500 ml de fraises (*2 portions protéiques*)

Déjeuner
> 120 g de poitrine de dinde ou de thon avec 5 ml de mayonnaise et deux tranches de pain de seigle complet (*4 portions protéiques*)

Dîner
> 120 g de poitrine de poulet, 250 ml de brocoli étuvé, 1 orange, 1 grosse salade mélangée avec 15 ml de vinaigrette à l'huile d'olive (*4 portions protéiques*)

LES COLLATIONS

Les collations jouent un rôle important dans la réussite du régime du juste milieu en ce sens qu'elles vous permettent de ne jamais rester plus de cinq heures sans manger. Vous trouverez ci-après quelques collations simples qui offrent les bonnes combinaisons macronutritives.

MUFFINS AU MAÏS FORTIFIÉS DE PROTÉINES

1 paquet de mélange à muffin (180 ml)
105 ml de poudre protéique
2 œufs ou 250 ml de substitut d'œufs
250 ml de lait partiellement écrémé
15 ml d'huile d'olive

Mélanger tous les ingrédients. Remplir à moitié les moules individuels. Cuire à 150 °C de 35 et 40 minutes. Donne environ 20 muffins. (*1 portion protéique par muffin*)

CHOCOLAT MALTÉ

Pour 3 personnes

125 ml de crème glacée (glace) partiellement écrémée
125 ml de lait partiellement écrémé
30 ml de poudre protéique
2,5 ml de cacao sans sucre

Mélanger tous les ingrédients dans le malaxeur, à haute vitesse. (*1 portion protéique par personne*)

Le fromage cottage, les fruits et le yogourt nature sont aussi de bons choix:

60 ml de fromage cottage partiellement écrémé et la moitié d'un fruit (*1 portion protéique*)

250 ml de yogourt nature partiellement écrémé sans fruits ou glucides (*1 portion protéique*)

LES PLAISIRS SANS REMORDS

Vous pouvez même vous accorder le dessert le plus riche et le plus délicieux en ajustant les portions protéiques correspondantes. Vous pouvez le considérer comme un «contrôle des dommages» eicosanoïdaux. Néanmoins, il ne faut pas le faire trop souvent.

125 ml de crème glacée (glace) Häagen-Dazs avec 250 ml de fromage cottage partiellement écrémé ou 120 g de dinde en tranches (*2 portions protéiques*)

Une tablette de chocolat Snickers avec 170 ml de fromage cottage partiellement écrémé ou 60 g de dinde en tranches (*2 portions protéiques*)

Une petite tranche de gâteau Boston avec 250 ml de fromage cottage partiellement écrémé ou 120 g de dinde en tranches (*4 portions protéiques*).

CALCUL DE VOS BESOINS QUOTIDIENS EN PROTÉINES

1. Établissez la masse maigre de votre organisme à partir de l'annexe B.
2. Établissez votre facteur d'activité physique. La liste est présentée ci-après en grammes de protéines par 454 grammes de masse maigre.

   0,5 — sédentaire (aucun sport ou entraînement véritable)
   0,6 — exercice léger, marche par exemple
   0,7 — exercice modéré (3 fois/semaine) ou sports d'équipe
   0,8 — exercices aérobiques ou musculation modérée quotidiennement
   0,9 — exercices quotidiens intenses de musculation
   1,0 — exercices quotidiens intenses de musculation combinés à un entraînement sportif intense ou un entraînement sportif intense deux fois par jour

3. Finalement, calculez votre besoin quotidien en protéines (en grammes) en multipliant votre masse maigre par votre facteur d'activité physique

Le tableau suivant vous donne une liste des besoins protéiques types en fonction de la masse maigre et des facteurs d'activité.

MASSE MAIGRE (KG)	FACTEUR D'ACTIVITÉ (GRAMMES DE PROTÉINES PAR 454 GRAMMES DE MASSE MAIGRE)					
	0,5	0,6	0,7	0,8	0,9	1,0
40	45	54	63	72	81	90
45	50	60	70	80	90	100
50	55	66	77	88	99	110
55	60	72	84	96	108	120
60	65	78	91	104	117	130
65	70	84	98	112	126	140
70	75	90	105	120	135	150
75	80	96	112	128	144	160
80	85	102	119	135	153	170
85	90	108	126	144	162	180
90	95	114	133	152	171	190
95	100	120	140	160	180	200
100	105	126	147	168	189	210
105	110	132	154	176	198	220
110	115	138	161	184	207	230
115	120	144	168	192	216	240

COMPARAISON DES POURCENTAGES DE GRAS CORPOREL

Votre pourcentage de gras corporel est la mesure la plus importante pour vous aider à établir votre progression vers une bonne forme physique. Cependant, pour être significative, cette mesure doit être reliée à la réalité quotidienne. Vous trouverez ci-après une liste de pourcentages de gras corporel pour des athlètes d'élite, ce qui vous permettra de mettre en perspective votre propre pourcentage de gras corporel. Il est important de noter que (1) dans les mêmes groupes de référence, le pourcentage de gras corporel des hommes sera toujours inférieur à celui des femmes et que (2) les groupes de référence sont composés d'athlètes de niveau international ou d'athlètes professionnels. Pour ressembler aux athlètes de niveau international vous devez avoir le même pourcentage de gras corporel qu'eux. Mais tout d'abord, vous devez atteindre le pourcentage de gras corporel qui fera de vous une personne en parfaite santé.

GROUPES DE RÉFÉRENCE — HOMMES	% GRAS CORPOREL
Gymnaste, lutteur	4
Culturiste	5
Centre au basket-ball	7
Skieur de fond, triathlète	8
Joueur de raquetball	9
Avant au basket-ball, joueur de football	10
Nageur	10
Coureur de fond, arrière défensif au football	11
Garde au basket-ball, joueur de ligne arrière au football	12

Arrière offensif au football	13
Homme idéal	15
Haltérophile, lanceur de poids, lanceur de disques	17
Homme américain moyen	23

GROUPES DE RÉFÉRENCE — FEMMES	% GRAS CORPOREL
Anorexique moyenne	10
Gymnaste	14
Joueuse de raquetball	15
Instructrice de danse aérobique	17
Skieuse de fond	18
Nageuse	19
Joueuse de tennis, skieuse	20
Adepte d'athlétisme, de basket-ball, de volleyball	21
Femme idéale	22
Femme américaine moyenne	32

TABLEAUX POIDS ET TAILLE DE LA METROPOLITAN LIFE INSURANCE

1959 vs 1983

La taille est mesurée pieds nus et le poids (en kilos), sans vêtements. Les chiffres entre parenthèses représentent les poids en 1959 et les chiffres en caractères gras représentent les poids en 1983. Vous remarquerez que le poids des femmes a considérablement augmenté.

HOMMES

TAILLE (CM)	PETITE OSSATURE (KILOS)		MOYENNE OSSATURE (KILOS)		GROSSE OSSATURE (KILOS)	
	1983	1959	**1983**	1959	**1983**	1959
154	**55,9 – 60,9**	(48,6 – 52,3)	**57,2 – 61,8**	(51,3 – 56,3)	**60,4 – 65,9**	(55,0 – 61,8)
157	**56,8 – 61,9**	(49,4 – 53,1)	**58,2 – 62,8**	(52,2 – 57,2)	**61,4 – 66,9**	(55,9 – 62,8)
160	**57,7 – 62,9**	(50,2 – 54,0)	**59,1 – 63,8**	(53,0 – 58,2)	**62,4 – 68,0**	(56,8 – 63,8)
162	**58,7 – 63,9**	(51,0 – 54,8)	**60,0 – 64,8**	(53,8 – 59,1)	**63,4 – 69,1**	(57,7 – 64,8)
165	**59,6 – 64,9**	(51,8 – 55,7)	**61,0 – 65,8**	(54,7 – 60,0)	**64,4 – 70,2**	(58,6 – 65,8)
167	**60,5 – 65,9**	(52,6 – 56,6)	**61,9 – 66,8**	(55,5 – 60,9)	**65,4 – 71,3**	(59,5 – 66,8)
170	**61,4 – 66,9**	(53,4 – 57,4)	**62,9 – 67,9**	(56,4 – 61,9)	**66,4 – 72,3**	(60,4 – 67,9)
172	**62,3 – 67,9**	(54,2 – 58,3)	**63,8 – 68,9**	(57,2 – 62,8)	**67,3 – 73,4**	(61,3 – 68,9)
175	**63,2 – 68,9**	(55,0 – 59,1)	**64,7 – 69,9**	(58,1 – 63,7)	**68,3 – 74,5**	(62,2 – 69,9)
177	**64,2 – 69,9**	(55,8 – 60,0)	**65,7 – 70,9**	(58,9 – 64,6)	**69,3 – 75,6**	(63,1 – 70,9)
180	**65,1 – 70,9**	(56,6 – 60,8)	**66,6 – 71,9**	(59,7 – 65,6)	**70,3 – 76,7**	(64,0 – 71,9)
182	**66,0 – 71,9**	(57,4 – 61,7)	**67,6 – 72,9**	(60,6 – 66,5)	**71,3 – 77,7**	(64,9 – 72,9)
185	**66,9 – 72,9**	(58,2 – 62,6)	**68,5 – 73,9**	(61,4 – 67,4)	**72,3 – 78,8**	(65,8 – 73,9)
188	**67,8 – 73,9**	(59,0 – 63,4)	**69,4 – 74,9**	(62,3 – 68,3)	**73,3 – 79,9**	(66,7 – 74,9)
190	**68,7 – 74,9**	(59,8 – 64,3)	**70,4 – 76,0**	(63,1 – 69,3)	**74,3 – 81,0**	(67,6 – 76,0)

FEMMES

TAILLE (CM)	PETITE OSSATURE (KILOS)		MOYENNE OSSATURE (KILOS)		GROSSE OSSATURE (KILOS)	
	1983	1959	**1983**	1959	**1983**	1959
144	**45,0 – 49,0**	(40,4 – 43,1)	**48,1 – 53,6**	(42,2 – 47,2)	**52,2 – 58,1**	(45,9 – 52,7)
147	**45,7 – 49,9**	(41,1 – 43,9)	**49,0 – 54,5**	(43,0 – 48,1)	**53,1 – 59,2**	(46,7 – 53,6)
149	**46,5 – 50,8**	(41,8 – 44,7)	**49,8 – 55,5**	(43,7 – 48,9)	**54,1 – 60,2**	(47,5 – 54,5)
152	**47,3 – 51,6**	(42,5 – 45,4)	**50,7 – 56,4**	(44,5 – 49,7)	**55,0 – 61,2**	(48,3 – 55,5)
154	**48,1 – 52,5**	(43,2 – 46,2)	**51,5 – 57,4**	(45,2 – 50,5)	**55,9 – 62,2**	(49,1 – 56,4)
157	**48,9 – 53,4**	(44,0 – 46,9)	**52,4 – 58,3**	(45,9 – 51,4)	**56,8 – 63,2**	(49,9 – 57,3)
160	**49,7 – 54,2**	(44,7 – 47,7)	**53,2 – 59,2**	(46,7 – 52,2)	**57,7 – 64,3**	(50,7 – 58,2)
162	**50,5 – 55,1**	(45,4 – 48,4)	**54,1 – 60,2**	(47,4 – 53,0)	**58,6 – 65,3**	(51,5 – 59,2)
165	**51,3 – 55,9**	(46,1 – 49,2)	**54,9 – 61,1**	(48,2 – 53,9)	**59,6 – 66,3**	(52,3 – 60,1)
167	**52,1 – 56,8**	(46,8 – 50,0)	**55,7 – 62,1**	(48,9 – 54,7)	**60,5 – 67,3**	(53,1 – 61,0)
170	**52,8 – 57,7**	(47,5 – 50,7)	**56,6 – 63,0**	(49,6 – 55,5)	**61,4 – 68,3**	(53,9 – 61,9)
172	**53,6 – 58,5**	(48,2 – 51,5)	**57,4 – 63,9**	(50,4 – 56,4)	**62,3 – 69,4**	(54,7 – 62,9)
175	**54,4 – 59,4**	(48,9 – 52,2)	**58,3 – 64,9**	(51,1 – 57,2)	**63,2 – 70,4**	(55,5 – 63,8)
177	**55,2 – 60,2**	(49,6 – 53,0)	**59,1 – 65,8**	(51,9 – 58,0)	**64,1 – 71,4**	(56,3 – 64,7)
180	**56,0 – 61,1**	(50,3 – 53,7)	**60,0 – 66,8**	(52,6 – 58,8)	**65,1 – 72,4**	(57,1 – 65,6)

INDICE GLYCÉMIQUE DES GLUCIDES

Inducteurs rapides d'insuline
Indice glycémique supérieur à 100 %
    Aliments à base de céréales
        Riz soufflé
        Blé soufflé
        Millet
        Riz instantané
        Purée de pomme de terre instantanée
        Pomme de terre au four à micro-ondes
        Pain français
    Sucres simples
        Maltose
        Glucose
    Collations
        Crème glacée (glace) au tofu
        Galettes de riz soufflé

Indice glycémique courant = 100 %
        Pain blanc

Indice glycémique entre 80 et 100 %
    Aliments à base de céréales
        Pain de blé entier
        Son d'avoine
        Purée de pomme de terre instantanée
        Riz blanc
        Riz brun
        Müesli
        Shredded wheat

Légumes
    Carottes
    Navets
    Maïs
Fruits
    Banane
    Raisins secs
    Abricots
    Papaye
    Mangue
Collation
    Crème glacée (à teneur réduite en matières grasses)
    Croustilles de maïs
    Craquelins de seigle

Inducteurs modérés d'insuline
Indice glycémique entre 50 et 80 %
    Aliments à base de céréales
        Spaghetti (blanc)
        Spaghetti (blé entier)
        Pâtes alimentaires
        Pain de seigle noir
        Céréale All-Bran
    Fruits
        Orange
        Jus d'orange
    Légumes
        Pois
        Haricots pinto
        Haricots (en conserve)
        Haricots cuits
        Petits haricots blancs
    Sucres simples
        Lactose
        Sucrose
    Collation
        Tablette de friandises*
        Croustilles de pommes de terre (avec matières grasses)*

Sécrétion réduite d'insuline
Indice glycémique entre 30 et 50 %
    Aliments à base de céréales
        Orge
        Gruau (cuisson lente)
        Pain de seigle complet
    Fruits
        Pommes
        Jus de pomme
        Compote de pommes
        Poires
        Raisins
        Pêches
    Légumes
        Haricots
        Lentilles
        Doliques à œil noir
        Pois chiches
        Haricots secs
        Haricots de lima
        Soupe aux tomates
    Produits laitiers
        Crème glacée/glace (riche en matières grasses)*
        Lait (écrémé)
        Lait (entier)
        Yogourt

Indice glycémique inférieur à 30 %
    Fruits
        Cerises
        Prunes
        Pamplemousse
    Sucres simples
        Fructose
    Légumes
        Germes de soja*
    Collation
        Arachides*

---

* Une teneur élevée en matières grasses retarde l'absorption des glucides par l'organisme.

TABLE DES MATIÈRES

Cet ouvrage a été achevé d'imprimer
au Canada en août 2001.

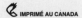 IMPRIMÉ AU CANADA